U0353530

新时代中国

大健康产业发展报告

陈秋霖 李明强 主编

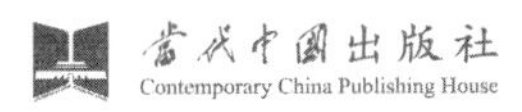

图书在版编目(CIP)数据

新时代中国大健康产业发展报告 / 陈秋霖，李明强主编. -- 北京：当代中国出版社，2024. 11. -- ISBN 978-7-5154-1455-3

Ⅰ. R199.2

中国国家版本馆 CIP 数据核字第 2024HY5760 号

出 版 人　蔡继辉
责任编辑　宋卫云
责任校对　贾云华　康　莹
印刷监制　刘艳平
封面设计　鲁　娟
出版发行　当代中国出版社
地　　址　北京市地安门西大街旌勇里 8 号
网　　址　http://www.ddzg.net
邮政编码　100009
编 辑 部　（010）66572264
市 场 部　（010）66572281　66572157
印　　刷　北京盛通印刷股份有限公司
开　　本　710 毫米 × 1000 毫米　1/16
印　　张　22.75 印张　305 千字
版　　次　2024 年 11 月第 1 版
印　　次　2024 年 11 月第 1 次印刷
定　　价　136.00 元

本书编撰单位与人员

主　　编　陈秋霖　李明强

研创单位　中国社会科学院健康业发展研究中心

支持单位　泰康长寿时代研究院

参与单位　中国社会科学院人口与劳动经济研究所

中国老龄科学研究中心

劳动经济学会

浙江工商大学大健康产业与绿色发展研究院

泰康保险集团股份有限公司

泰康在线

泰康人寿

企研数据科技（杭州）有限公司

艾社康（上海）健康咨询有限公司

统筹人员　谈佳辉　王梦真　刘梦嗣　李璟媛

序一　中国式现代化与大健康产业

中国式现代化进程中的健康议题

在世界文明演进的历史长河中，人类对疾病的抗争、与社会的交互、向环境的适应、同内心的和解，归根结底反映的是对健康的永恒追求。中国文化将健康长寿列为“五福”之首，“一曰寿、二曰富、三曰康宁、四曰修好德、五曰考终命”（出自《尚书·洪范》）。西方哲学家叔本华则提出：“身体的健康价值无比，它构成了我们幸福的最首要和最关键的因素。”习近平总书记在考察福建三明时指出：“人民的幸福生活，一个最重要的指标就是健康。健康是1，其他的都是后边的0。”由此可见，健康与民生福祉之间相互依存、互为表里的紧密联系，二者辩证统一于中国共产党领导的中国式现代化进程。

从新民主主义革命时期免费救治军民，到新中国成立初期将“卫生工作与群众性卫生运动相结合”，到计划经济时期逐步建立城乡三级医疗预防保健网，再到改革开放后深化医药卫生体制改革，以及新时代实施“健康中国”战略，充分诠释了“人民健康是社会主义现代化的重要标志”。党的二十大报告指出，当前我国现代化进程中面临人口规模巨大、全体人民共同富裕、物质文明与精神文明相协调、人与自然和谐共生、走和平发展道路五个显著特征，为新时代坚持健康优先发展把握本质、指明方向。

人口规模巨大的现代化，需要确保全人群全周期健康。人口总量首先构成了健康产品和服务总需求的庞大基数，人群间的需求差异也意味着需要多层次多样化的健康供给与之匹配，这就要求在健康中国建设的过程中，既不能漏掉任何一个人，也要考虑每个人的健康诉求。

全体人民共同富裕的现代化，需要健康保障的均等化。没有全民健康，就没有全面小康。在决定和导致贫困的众多影响因素中，疾病是最主要的风险，通过健康保障制度来避免因病致贫、返贫是实现共同富裕的关键前提。同时，更应把握“全民”和“共同”的前置概念，从维护健康权益的公平正义出发，推进广大人民群众共享改革发展成果。

物质文明和精神文明相协调的现代化，需要提升全民健康素养。精神层面的全民健康，不仅包括个体的心理健康，更有赖于全社会健康理念的树立和健康素养的提升。“每个人都是自己健康的第一责任人”，每个人都有必要在观念和行为上自觉、主动地维护健康，而预防已被证明是最经济有效的健康策略。

人与自然和谐共生的现代化，需要防控环境健康风险。将健康融入美丽中国战略和生态文明建设，不仅需要形成对重大环境健康风险因素的监测、评估和干预机制，更需要坚持和创新爱国卫生运动，将环境治理与健康治理有机结合，才能在充分利用生态优势的基础上塑造健康环境。

走和平发展道路的现代化，需要构建人类卫生健康共同体。面对百年未有之大变局，对内守住民生安全底线、防范和化解系统性健康风险，是应对发展中各种挑战和不确定性的必然选择；对外为全球健康治理贡献中国方案和中国力量，是构建和平、发展、合作、共赢的新型大国外交关系的重要路径。

大健康产业是中国式现代化的战略布局

要把握健康这一时代性议题，就必须重视健康趋势引起的产业变革，这不仅是维护人民健康、增进民生福祉的本质要求，更是出于中华民族伟大复兴战略全局的必然需要。

从社会需要的角度看，大健康产业是应对人口老龄化和疾病谱转型的“压舱石”。我国人口老龄化呈现出的绝对规模大、进程加速快、慢病化失能化叠加等阶段性特征，直接导致养老服务体系供给侧与需求侧不匹配的矛盾日益显著，健康需求倍增的乘数效应首先直接体现在医疗、健康、文旅、教育等方面，其次间接体现在养老服务上下游产业链如制药、医疗器械、社会养老机构与设施建设方面。同时，健康改善和老龄化是伴生现象，随着预期寿命的增长和消费倾向的转变，老年人口的消费增长将主要集中在健康领域。

从产业发展的角度看，大健康产业是引领产业升级和前沿科技创新的“主引擎”。经济学家保罗·皮尔泽预测，在经历土地革命、工业革命、商业革命和信息网络革命后，将迎来作为“财富第五波”的健康革命，而未来的人类财富驱动产业正是大健康产业。一定意义上，健康变革是不会结束的时代，健康产业将永远是朝阳行业。大健康产业中的养老服务管理、互联网医疗等新业态，将持续引领产业整体的转型升级，创新药、高端医疗器械、精准医疗技术等前沿行业，则为“新质生产力”的形成和发展提供了广阔空间。

从国家安全的角度看，大健康产业是化解重大风险挑战和不确定难预料因素的“牛鼻子”。大健康产业提供的产品和服务性质，使其成为参与公共卫生危机应急处置与管理的战略储备产业，大健康产业的发展韧性，使其成为统筹健康维护、国家安全和经济发展的着力点。另外，大健康产业的发展也有利于夯实国家安全的实力基础，塑造有利于经济社会发展的安全环境，使我国在变局中保持定力，在危机中把握主动。

新发展理念与大健康产业

党的二十大报告指出：“高质量发展是全面建设社会主义现代化国家的首要任务。”大健康产业作为关系到国计民生、经济发展和国家安全的战略性新兴产业，其产业内涵包括所有维护、改善和促进人民群众健康的生产活动，产业边界仍在技术进步和创新应用中不断拓展，产业参与者及产品、服务形态趋于多元化，产业内部的协同关系、竞合关系与利益关系则趋于复杂化，在此背景下，要实现大健康产业的高质量发展，就需要深刻理解和全面贯彻新发展理念，解决大健康产业潜在的发展乏力、运行失范和市场失灵等问题。

大健康产业的充分发展取决于创新理念。从供给侧来看，创新驱动是大健康产业区别于其他行业的显著特征；从需求侧来看，创新是满足人民群众对美好生活向往的内在要求。可见，大健康产业已经成为新质生产力支撑和推动人民生活高质量发展的关键领域。既要以现代化治理推动技术创新、机制创新乃至监管创新，也要以大健康相关要素、组织、产业的创新配置和优化组合推动我国现代化经济体系向形态更高级、分工更优化、结构更合理阶段演进。

大健康产业的均衡发展立足于协调理念。对于产业的区域布局，要因地制宜考虑资源禀赋、产业链基础和潜在需要等多个方面，与经济、社会、人口、环境等多个要素相协调。在产业的功能布局上，应在统筹满足全民需要、补足服务体系的同时，重点培育生物医药、数字健康领域的核心竞争力。

大健康产业的可持续发展得益于绿色理念。绿色本身意味着良好的生态、人居环境和公共卫生治理成效，既有利于涵养自觉促进健康的风尚，引导群众形成长期、刚性的健康需要，也有利于产业与生态的进一步融合，为医疗、康复和养老服务的有机融合提供持续的自然资源基础。

大健康产业内外联动发展有赖于开放理念。在单边主义和贸易保护主义持续影响世界产业格局的当下，越发需要我国大健康企业以产品、服务的比较优势参与全球产业分工协作，依托跨国交流合作推进前沿技术的转化和市场准入，利用富有韧性的产业链供应链协助各国应对健康挑战。

大健康产业最终惠及人民群众依托于共享理念。人民群众既是健康的价值创造主体，也理所应当是大健康产业成果的享受主体。全民共享是社会主义制度下大健康产业发展的本质要求，而维护和保障最广大人民群众的生命安全和健康福祉，正是大健康产业的根本价值所在。

本书综合了政策实践者、学术研究者及行业参与方对大健康这一战略性新兴产业的丰富观点，尝试在以下三个方面为大健康产业领域研究作出边际贡献：

第一，首次对新时代这十年的大健康产业政策体系与行业实践作出综合性论述和规律性总结。

第二，运用政策分析、案例分析与定量分析相结合的方法对大健康产业发展特征和特定问题作出讨论，并得出相应的政策建议。

第三，广泛吸纳多方研究成果，尝试弥合政策制定、学术研究与行业实践之间的鸿沟，为大健康产业领域的科学决策与行业创新提供借鉴。

陈秋霖

2024 年 8 月

序二　这十年的大健康产业：以人为本，蓬勃生长

大健康产业快速发展的一个大背景，是长寿时代的来临。随着科技的发展和知识的进步，人们战胜疾病的能力不断提升，预期寿命持续延长，好消息是百岁人生将成为可能，坏消息是“长期带病生存”也成为大部分人无法回避的现实。健康成为个体关注的第一要素和最宝贵的财富，这带来了强烈的健康需求。健康改善和老龄化是伴生现象，换句话说，长寿时代必然带来健康时代，长寿经济与大健康产业都将迎来广阔的增长空间。

大健康产业发展的另一个背景，是人们的健康观念改变带来了多元化的健康需求。直观来讲，人们的心态从“我不要生病”转向“我要更健康”“我要更健康的长寿”。需求端的变化也导致供给端的关口前移，大健康产业的发展从传统的以疾病治疗为主、以患者为主，转变为以促进健康为主、以风险干预为主，并延伸到全人群、全生命周期。大健康产业的每一个细分业态和细分市场，都在这个转型过程中得到了快速的发展。

从概念来讲，“大健康产业”是对健康产业的拓展和丰富。国家统计局对“健康产业”有明确的范围划分，“大健康产业”的界限则更加宽泛，内容也更加丰富。例如一家传统的养老服务机构，当它开始提供医养结合的服务，能够有效提升老年客群的健康状况，它就从传统服务业迈向了大健康产业。

总结而言，大健康产业可以理解为健康的上下游，上游是决定健康的因素，下游是健康带来的产出。其中，长寿就是健康的最大产出。大健康的核心是以人为本，是全生命周期，是迈向健康的长寿。在上述背景下，我国大健康产业的边界持续拓展、逐渐形成生态，成为中国迈向高质量经济发展、实现中国式现代化的新引擎。

从 2013 年开始，中国社会迈入了新时代，大健康产业也迈入了发展的快车道和黄金期。新时代这十年，有三驾马车拉动了大健康产业的发展，分别是政策、技术和人口。

首先，我国大健康产业的发展具有明显的政策导向，从企业进入态势来看，我国大健康领域的创业热潮节点出现在 2013 年和 2017 年，进入大健康产业的比例数从过去的不到 4% 增长到近年的 16%，增长了 4 倍。2013 年，国务院发布了《关于促进健康服务业发展的若干意见》《关于加快养老服务业发展的若干意见》，2016 年《“健康中国 2030”规划纲要》的发布，进一步推动了这一波创业热潮。新冠疫情后，大健康产业更是逆势增长，占全国市场主体总数的比重明显提升，充分体现出其在面临重大冲击时具备更强的复苏韧性和成长弹性。大健康产业成了经济的“稳定器”。

其次，我国大健康产业具有明显的技术引领趋势。过去这十年，精准医学、基因编辑、生物工程与新材料等领域的关键技术突破，为健康产业新兴业态的出现奠定了基础。人工智能、大数据和远程医疗技术也带来了产业结构和资源空间布局的变革，多元化的市场主体、专业化的产业平台不断涌现。现代网络技术的广泛应用、医疗健康与信息技术的加速融合，也让数字健康的发展走向规模化，派生了众多场景和商业模式，继而推动了大健康产业的产业链整合。

最后，长寿时代和健康时代的交叠，引发了我国大健康产业的爆发式增长。过去这十年，我国的人口老龄化存在绝对规模大、进程加速快、深度老龄化、未富先老等阶段性特征。2021 年，我国 65 岁及以上的老年人达到 2 亿，占人口比例达到 14.2%，标志着中国正式进入老龄社会。预计 2040 年这一比例将达到 28%。日本老年人口占比从 14% 到 28% 用时 23 年，而我国可能仅需要 19 年。与此同时，疾病谱也在人口老龄化的背景下发生了重大转变，老年人的慢病比例不断提高，30 年前造成全球主要死因的原因还是新生儿疾病、肠道呼吸道感染、结核病等传染性疾病，30 年后导致死亡的主因已经变成心血管疾病、癌症和阿尔茨海默病等慢性疾病。

由此，新时代这十年的服务需求直接促进了医疗养老服务业的发展，也间接激活了长寿经济上下游的产业链。我国的大健康产业，正在尝试回答“如何让人们实现更健康的长寿”这一长寿时代的核心命题。

除了广为人知的大健康产业的服务端和产品端，大健康产业的支付端同样值得关注。实现长寿健康的生活是每个家庭对幸福生活的终极追求，必须要有充足的资金准备。由于预期寿命快速提升，“带病长期生存”成为常态，慢性病、身体功能丧失、失能失智成为老年人及其家庭的沉重负担，健康支出需求超过以往的任何时期。从提供保障的需求来看，长寿时代也意味着人们需要更全面的综合保险服务，来保障更长寿、健康的人生。健康支付不仅包括在政府端的医保、企业端的员工福利，在个人端也具有巨大的成长机会，商业健康保险已经成为构建多层次医疗保障体系的重要力量。

作为医疗健康服务的第三方支付，商业健康保险是医疗产业的重要参与者，也与养老、健康产业有着天然的交集。在社会基本医疗保险的基础上，商业保险可以提升保障的力度，扩大保障的范围，同时增加高端医疗保障的可及性，对提升民众整体健康水平有着积极的影响。

另外，健康保险产业也呈现出与产业上下游融合发展的趋势。健康保险可以与健康管理服务、前沿医疗技术、数字化健康科技等实现多维度的结合，这将能够助力全民健康，也将助力先进医疗创新和产业化发展。新时代这十年，中国的健康保险是人身险领域发展最快的板块，各类保险公司都在通过不同方式融入大健康生态，也产生了百万医疗险、特药险这些重大的创新。未来，包括保险在内直接或间接影响健康的产业，都将成为大健康产业的一部分，在巨大的需求带动下迎来蓝海。

本书也是在大健康产业的高速发展和加速创新中应运而生。本书由中国社会科学院健康业发展研究中心和泰康长寿时代研究院合作编写，在书中，我们邀请了多位行内专家贡献各自研究领域的独到见地，并对新时代这十年大健康产业发展的政策变迁与发展态势进行了系统性回顾。本书的内容涵盖了过去十年大健康产业发展的情况，包括专题研究、行业实践、调研数据等，对互联网医疗、商业健康保险、老龄服务和社会办医专题等重大话题也进行了深入的探讨。希望这本书能够为政策制定提供经验依据，为学界研究提供观察视角，也为大健康产业的利益相关方和从业者提供参考。

李明强

2024 年 8 月

目　录

第一部分　大健康产业格局

第二部分　产业创新与规范发展

第一部分
大健康产业格局

新时代大健康产业发展述评：政策变迁与行业发展

一、新时代大健康产业的形势、机遇与挑战

我国大健康产业的发展，内蕴于党领导的中国式现代化进程，是关乎治理体系与治理能力现代化、经济社会高质量发展的重要布局。党的二十大报告指出，我国发展进入战略机遇和风险挑战并存、不确定难预料因素增多的时期，各种“黑天鹅”“灰犀牛”事件随时可能发生。因此，在传染病疫情新发频发、人口加速老龄化、疾病谱转型等健康风险与深层次体制机制问题交织的新时期，构建能够满足人民日益增长的健康需求的大健康产业新格局，成为防范和化解系统性健康风险、建设现代化经济体系的重要议题。

（一）中国式现代化指明健康导向

习近平总书记指出：“我们党从成立起就把保障人民健康同争取民族独立、人民解放的事业紧紧联系在一起”。[①] 土地革命时期，党领导建设为军民提供免费医疗服务的红军医院。抗日战争时期，党领导边区政府千方百计救治伤员和患者，同步开展生产运动和防疫防病的清洁卫生运动。新中国成立初期，在缺医少药条件下党和政府

① 《把人民健康放在优先发展战略地位　努力全方位全周期保障人民健康》，《人民日报》2016 年 8 月 21 日。

依靠群众深入开展爱国卫生运动。计划经济时期，党和政府尤其注重基层及医疗服务体系建设，创建了城乡三级医疗预防保健网。改革开放以后，党和政府充分发挥市场机制作用增加医疗服务供给，形成以公益性为导向的“新医改”方案。进入新时代，党和国家更重视健康优先发展，实施“健康中国”战略，逐渐形成具有中国特色和人民底色的卫生健康现代化道路。中国式现代化进程的嬗变，正体现出党根据国情卫情不断自发调整卫生健康工作路线、主动推进健康领域改革，将“一切为了人民健康”的理念内化于行动。

健康是人类全面发展的必然要求和经济社会发展的基础条件，也是国家富强和民族复兴的重要标志。迄今为止，我国只有教育和人民健康从总体上被提高到“优先发展”的战略位置，充分体现出人民健康是发展的根本目的，是全体人民的共同追求。因此，面临新发展阶段的诸多风险挑战，大健康产业的高质量发展，正是我国高效应对健康风险、持续推进健康治理的重要保证，是实现“全方位、全生命周期保障人民健康”的必然要求。

（二）人口老龄化、疾病谱转型引发健康需求

在人口老龄化加速期与社会主义现代化强国建设期形成重叠的关键历史阶段，我国人口老龄化出现了绝对规模大、进程加速快、深度高龄化、慢病化失能化叠加、抚养比上升、未富先老等阶段性特征，无疑将对我国经济运行、社会结构、民生保障、社会治理等多个方面产生深刻影响。与此同时，疾病谱也在人口老龄化的背景下发生了巨大转变，老年人慢性病如心脑血管疾病、糖尿病等的发生率不断提高，慢性病流行与人口老龄化的叠加效应成为当前的主要问题。

在此背景下，养老服务体系供给侧与需求侧不匹配的矛盾日益显著。服务需求倍增的乘数效应首先直接体现在医疗、健康、文旅、教育等方面，其次间接体现在养老服务上下游产业链如制药、医疗器械、社会养老机构与设施建设方面，同时这些需求也体现出个体

化、细分化的明显特点，基本的养老服务已经难以满足大部分老年群体的需求预期。

在长寿时代，健康和养老密不可分。人口预期寿命的提高是老龄化的重要原因，因此健康改善和老龄化是伴生现象，随着人们年龄的增长，老年人口的消费增长将主要集中在医疗卫生和健康相关领域。由此可以推断，医养结合将在人口老龄化趋势下成为重要的社会需求和政策内容，养老服务则会成为大卫生、大健康的重要内容。从这个角度来看，持续推进医养结合工作，重点关注困难、失能和特殊老年人的生活保障待遇，夯实养老服务的公共设施建设基础，以及加强养老服务行业乃至大健康产业的发展，都将成为我国健康治理工作的重点。

（三）“百年未有之大变局”和世纪疫情共同呼吁健康安全

从世界局势来看，大国实力对比变化、新一轮科技革命和产业变革、多边关系瓦解与重建等，都给我国和平稳定发展带来诸多风险和不确定性。同时，新冠疫情在全球范围内尚未平息，国内疫情态势仍有反复，不仅暴露出了国际层面经济、政治、文化、安全、健康理念的差异和矛盾，更显现出我国卫生健康领域的深层次体制机制问题。因此，新冠疫情构成了对我国健康治理能力、健康产业发展水平的集中考验。在此背景下，习近平总书记多次在国际国内重大场合提出“携手共建人类卫生健康共同体”[①]这一先进理念，呼吁健康治理和公共卫生安全方面的国际合作。

一方面，我国作为负责任大国，理应在携手应对全球公共卫生危机方面起到重要引领作用，倡导全球公共卫生治理体系改革、维护全球公共卫生安全，以自身健康产业优势服务全球健康需求，凭借健康产业的逆势增长拓宽国际健康消费市场，不断提升我国大健

① 习近平：《携手共建人类卫生健康共同体——在全球健康峰会上的讲话》，《人民日报》2021年5月22日。

康产业在全球产业链中的地位。另一方面，在“以国内大循环为主体，国内国际双循环相互促进”的新发展格局下，必须将大健康产业作为关系国计民生、经济发展和国家安全的战略性产业，对大健康产业供给侧进行存量、增量和质量改革，激发人民对健康服务、健康生活方式的深层次需求，形成需求牵引供给、供给创造需求的更高水平动态平衡。当然，在提升“健康内循环”能力的同时，也应当将维护人民生命安全与健康福祉的关键“卡脖子”技术牢牢掌握在自己手里，让人民群众有更多安全感。

二、产业发展相关政策体系逐步形成并日趋完善

随着人口老龄化进程的加速和人民群众多元健康需求的增长，重视大健康产业在推动经济增长、缓解公共资源压力中的战略性作用，并据此完善产业发展相关配套政策、塑造服务于人群健康全周期的产业链条，成为构建新发展格局的题中应有之义。十年来，在各部门各地方的积极推动和布局下，围绕大健康产业发展的政策体系和中长期行动路径逐步形成，日趋完善。（详见表 1）

表 1　新时代十年大健康领域关键产业政策一览

发布时间	政策文件	发布机构
2013 年 9 月	《关于促进健康服务业发展的若干意见》	国务院
2013 年 9 月	《关于加快发展养老服务业的若干意见》	国务院
2014 年 8 月	《关于加快发展现代保险服务业的若干意见》	国务院
2014 年 9 月	《关于加快推进健康与养老服务工程建设的通知》	国家发改委等
2014 年 11 月	《关于推动养老服务产业发展的指导意见》	商务部
2015 年 2 月	《关于鼓励民间资本参与养老服务业发展的实施意见》	民政部等
2015 年 4 月	《中医药健康服务发展规划 (2015—2020 年)》	国务院办公厅
2016 年 11 月	《关于促进中医药健康旅游发展的指导意见》	国家旅游局等
2016 年 3 月	《关于促进医药产业健康发展的指导意见》	国务院办公厅
2016 年 6 月	《关于促进和规范健康医疗大数据应用发展的指导意见》	国务院办公厅

续表

发布时间	政策文件	发布机构
2016年10月	《关于加快发展健身休闲产业的指导意见》	国务院
2016年10月	《“健康中国2030”规划纲要》	中共中央、国务院
2016年12月	《关于全面放开养老服务市场提升养老服务质量的若干意见》	国务院办公厅
2017年2月	《智慧健康养老产业发展行动计划（2017—2020）》	工信部等
2017年6月	《“十三五”健康产业科技创新专项规划》	科技部等
2017年6月	《关于支持社会力量提供多层次多样化医疗服务的意见》	国务院办公厅
2017年5月	《关于促进健康旅游发展的指导意见》	国家卫计委等
2018年4月	《关于促进“互联网+医疗健康”发展的意见》	国务院办公厅
2019年7月	《健康中国行动（2019—2030年）》	国家卫健委
2019年9月	《促进健康产业高质量发展行动纲要（2019—2022年）》	国家发改委等
2019年12月	《关于促进老年用品产业发展的指导意见》	工信部等
2020年12月	《关于促进养老托育服务健康发展的意见》	国务院办公厅
2021年2月	《关于加快中医药特色发展的若干政策措施》	国务院办公厅
2021年6月	《“十四五”优质高效医疗卫生服务体系建设实施方案》	国家发改委等
2022年2月	《“十四五”健康老龄化规划》	国家卫健委等

数据来源：国务院政策文件库。

政策和制度环境的持续优化完善是我国大健康产业高质量发展的坚实基础。自2013年《关于促进健康服务业发展的若干意见》《关于加快发展养老服务业的若干意见》发布后，关于我国大健康产业各细分领域、行业的指导意见和行动规划陆续出台，为明确产业发展路径、构建政策支持体系作出了前瞻性布局。2016年出台的《“健康中国2030”规划纲要》作为我国健康领域的首部综合性中长期行动纲领，以单独篇章重点提出了发展健康产业的工作要点，涉及优化多元办医格局、发展健康服务新业态、积极发展健身休闲运动产业、促进医药产业发展各方面。2019年颁布的《促进健康产业高质量发展行动纲要（2019—2022年）》对我国大健康产业体系、产业集群、产业质量、产业竞争力提出短期目标。在一系列积极政策引导下，政策端的逐步推进与行业端的创新探索形成良性互动局面，大健康产业面临前所未有的发展机遇。

在顶层设计的指导下，我国各地方也纷纷出台产业规划和行动计划，为大健康产业的区域布局和转型发展提供政策支撑和保障。如浙江省在2015年发布了《浙江省健康产业发展规划（2015—2020年）》，形成将健康产业“培育成为经济转型升级的新引擎和国民经济的支柱产业”的发展目标，明确将医疗服务、健康养老、健康管理、健康信息、健康旅游和文化、医疗装备和器械、药品和健康食品、体育健身等八大领域作为健康产业的发展重点。贵州省在2018年印发了《贵州省大健康产业发展新一轮六项行动计划（2018—2020年）》，对大健康产业链条作了进一步明确，即以“医”为支撑的健康医药医疗产业、以“养”为支撑的健康养老产业、以“健”为支撑的健康运动产业、以“管”为支撑的健康管理产业、以“游”为支撑的健康旅游产业、以“食”为支撑的健康药食材产业等六大部分。除此之外，海南、广西、广东、湖南、河北等地也相继出台文件明确大健康产业作为“战略性新兴产业”“战略性支柱产业”的重要定位。

三、关键技术突破引领行业创新发展

新时代这十年，我国大健康产业具有明显的政策导向发展趋势。从企业进入[①]的态势来看，我国大健康领域创业热潮的节点出现在2013年和2017年，正好与2013年《关于促进健康服务业发展的若干意见》《关于加快发展养老服务业的若干意见》和2016年10月以后《“健康中国2030”规划纲要》《关于加快发展健身休闲产业的

① 企业进入，指境内企业在工商部门依法办理注册手续，成为合法企业组织，即用新增工商企业注册数量来度量企业进入指标。

指导意见》等鼓励性政策出台的节奏相呼应。而在新冠疫情以后大健康企业创业呈现逆势增长，占全国市场主体总数的比重明显提升，又充分体现出大健康产业在面临重大冲击时具备相对更强的复苏韧性和成长弹性，是当之无愧的经济增长“新引擎”。（详见图 1）

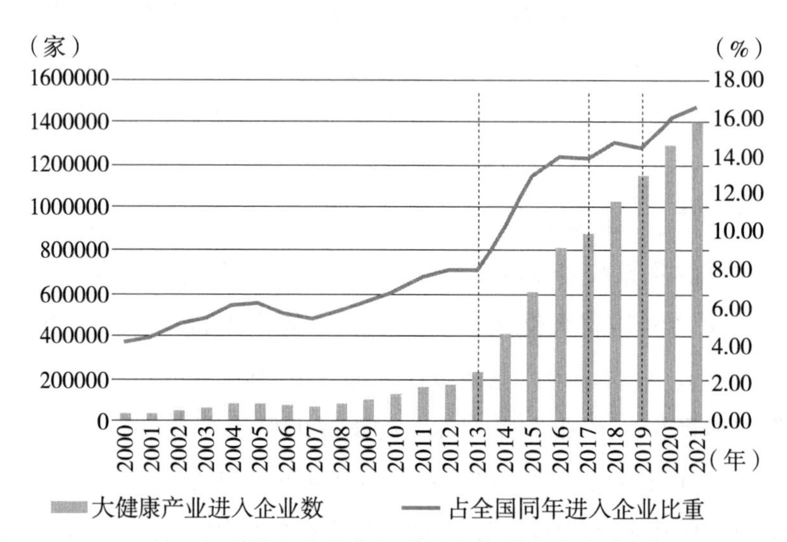

图 1　2000—2021 年大健康产业进入企业数规模及其占全国进入企业比重

新时代这十年，我国大健康产业具有明显的技术引领发展趋势。精准医学、基因编辑、生物工程技术与新材料等领域的关键技术突破，为健康产业新兴业态和新兴服务模式创新发展提供了基础和保障。人工智能、健康大数据和远程医疗技术的进步也带来产业结构和医疗卫生资源空间布局的变革，多元的市场创新主体和专业化的产业平台组织不断涌现，现代网络信息技术的广泛应用，推动了医疗健康与信息技术的加速融合，也让数字健康（包含互联网健康服务、医药智能制造）在产业发展窗口时期形成了诸多重要的应用场景和商业模式，进而推动了大健康产业链、供应链和价值链的重塑。

习近平总书记在 2023 年 12 月的中央经济工作会议上强调“要以科技创新推动产业创新，特别是以颠覆性技术和前沿技术催生新产业、新模式、新动能，发展新质生产力”。新质生产力的内涵决定了其既是解决健康问题的有效手段，也是健康产业创新中最为活跃的力量。一是依托新质生产力调节供给与需求的矛盾，凭借生产要素的创新配置赋能高质量供给，凭借消费动力、消费对象和消费方式的转变形成新需求，形成需求牵引供给、供给创造需求的更高水平动态平衡。二是利用新质生产力统筹好安全和发展的关系，提升我国健康产业在全球价值链的位置，建立安全、自主可控的现代化健康产业体系，摆脱在生物医药领域核心技术上受制于人的问题，赢得在国际竞争中的战略主动。

（一）互联网医疗取得突破性进展

“互联网 + 医疗健康”是信息化时代医疗健康要素与网络信息技术要素交互构成的活动集合。过去的十年里，互联网医疗行业在政策端和行业端取得了突破性进展，逐渐形成具有鲜明价值逻辑和丰富应用场景的发展路径。行业、政策、用户三重动力协同助推互联网医疗全面发展。2018 年以前，互联网医疗监管政策尚未明确，我国互联网医疗的发展主要由先行企业和一些走在前沿的医疗机构推动。2018 年，互联网领域相关政策导向逐渐明确，对社会需求作出积极响应，积极的政策信号助推形成了互联网医疗发展的多重利好，驱动且规范了互联网医疗的发展，行业的创新开拓和政府规范之间呈现一种交互式的状态。2020 年新冠疫情暴发，必要的社交隔离措施客观上为互联网医疗发挥无接触、快速响应、突破地理空间壁垒等功能提供了契机。

经过这十年的探索与发展，“互联网 +”医疗行业正从“野蛮生长”走向“规范发展”。2020 年中国移动医疗健康市场规模达到 544.7 亿元，预计 2024 年超过 800 亿元。与此同时，“互联网 +”医药和医保也获得了显著发展，2020 年医药电商市场交易规模已经超过 1800 亿元、互联网健康险实现规模保费 374.8 亿元。中国互联网医疗行业已经生长为一个涵盖各项健康服务要素、集成各医疗服务领域的较为完整的生态。

（二）商业健康保险势头强劲

新时代这十年正是全社会对健康投资和消费需求日趋旺盛的十年，消费结构升级为大健康产业创造了更加广阔的发展空间，商业健康保险进入了重要的战略机遇期，自身发展强劲，参与国家治理的广度深度也在不断增强，已经成为构建多层次医疗保障体系的重要力量，为保障和改善民生作出了贡献。

这十年，我国商业健康保险成为人身险领域发展最快的板块。主要呈现以下特点：一是自身保费收入持续增长；二是保费增速大幅高于其他人身险板块；三是在行业保费收入中的占比逐年稳步提升；四是健康险深度、密度不断提升；五是内部结构发生改变，重疾险、医疗险的比例发生变化；六是健康险赔付支出持续增加。同时，商业健康险在经营理念、产品创新、科技应用、消费者保护、社会治理等方面也取得了显著成效，在制度层面上推动了“健康保险＋健康管理”理念的发展，结合国内环境形成了层次丰富、范围广泛、样式多元的产品服务体系，在消费者保护领域越来越重视专业化约束工具的价值，广泛、深入地参与到社会治理活动中，健康保险的科技赋能开始从运营管理端向客户端的健康管理延伸。

（三）老龄服务产业蓬勃发展

老龄服务产业是积极应对人口老龄化、增加经济新增长点、满足人民晚年生活需求的战略性产业，也是引领老龄产业发展的主导产业。新时代以来，老龄服务产业在发展环境、发展主体、发展机制、开发布局等方面呈现出巨大的发展潜力和蓬勃的发展前景。发展环境方面，我国老龄服务产业政策环境不断改善、治理力度有所提升、发展氛围日益包容。发展主体方面，我国老龄服务产业组织主体更加多元，不仅包括传统医疗护理、生活家政等相关企业，国企、外资企业纷纷布局，品牌化发展特征和国际化趋势日益显现。发展模式方面，老龄文化、体育和教育产业凸显发展潜力，“健康＋

养老”产业模式发展迅速加快。

与此同时，我国老龄服务产业也在以下领域呈现出明显的增长潜力和发展趋向：第一，老年人及其家庭老龄服务需求释放，服务购买意愿提高，中等收入群体的老龄服务需求引领行业发展的趋势明显；第二，社区居家老龄服务事业与产业的政策重视程度明显提高，相关服务产业厚积薄发；第三，老龄服务产业的发展进一步刺激产业内的分工与合作，与老龄金融产业、老龄用品产业、老龄宜居产业之间的融合与发展更加明显；第四，未来老龄服务产业领域的市场竞争将更加激烈，市场的集中度将会进一步提升，专业化、品牌化的龙头企业逐渐出现；第五，随着老年人的精神文化需求日益旺盛，老龄文化娱乐产业潜力巨大；第六，随着科技信息化水平的不断发展、政策的扶持与引导，智能化老龄服务市场将加速发展；第七，注重老年人的需求以及多元化特征，为其提供更加人性化的服务，将是未来老龄服务产业发展的重要趋势。

（四）社会办医稳步提质

社会办医是指市场主体利用非财政经费举办医疗机构并提供医疗卫生服务。作为我国医疗服务体系的重要组成部分，社会办医是优化医疗服务供给、推动“健康中国”建设的重要力量。过去的十年中，社会办医格局的构筑离不开顶层设计的支持推动和地方政策的鼓励引导，更离不开行业主体的积极参与。政策基调从简单的“促进加快”转变为可持续的“健康规范”，不断对社会办医表示肯定和认同，政策重点逐渐聚焦于放宽社会办医准入、社会办医与公立医疗机构平等监管、培养社会办医的差异化竞争优势，积极推动鼓励、支持和引导社会办医的政策体系基本形成。行业主体从与公立医疗机构相对竞争的市场主体转变为提供多层次多样化医疗服务的补充性社会力量，在行业主体进入热情和资本投入规模持续高涨的进程中，各个主体的投资和举办逻辑也渐趋回归理性，社会办医的新兴业态和行业形态逐渐清晰，呈现出专业化、规模化、服务化的明显趋势，“多元化发展、差异化竞争”的市场格局正在形成。

进入新时代以来，我国社会办医规模稳步增长，服务能力显著提升。社会办及个人办医疗机构数量、民营医院数量不断增长；社会办医院服务能力和吸引力实现显著提升，入院人数、就诊人数不断增加。社会办医在疫情中承担了部分防控救治、监测筛查、医疗支援、物质保障和技术保障工作，与公立医疗机构医务人员一道在疫情防控和救治工作中发挥了重要作用。可见，在过去十年的有序发展和世纪疫情的重大考验下，社会办医本质上逐渐走向差异化竞争和规模化发展，呈现新的发展机遇和增长潜力。

四、进一步促进大健康产业高质量发展的政策展望

（一）自觉重视大健康产业在经济增长中的战略地位

第一，政策导向型明显、市场主体活跃的大健康产业更需要政府与市场的协同治理。大健康产业兼具公共属性和市场属性，其运作发展必然需要政府与市场力量的结合。因此，既要毫不动摇地保障民营经济在大健康产业发展中的主体地位，也要在关键公益性民生领域加大政府投入和发挥国有经济作用，同时还要破除社会资本、风险机构进入某些可由市场提供服务领域的隐形政策壁垒。

第二，应清楚认识我国大健康产业规模与发达国家相比仍有较大差距。一些研究认为我国大健康产业占国内生产总值比重为 10%左右，一些行业机构出具的报告则称这一比重仅为 4%—5%，而美国的这一占比早已超过 15%。大健康产业作为全球“财富第五波”，在我国已经体现出强大生命力和增长潜能，必须把握这一战略机遇，支持其成为“经济支柱性产业”和“创新引领性产业”。

第三，应将大健康产业作为应对突发公共卫生危机和人口老龄化趋势的战略储备产业来对待。一方面，药品与医药器械制造业的有效运转将极大程度上缓解突发公共卫生危机带来的物资短缺情况，社会办医和线上诊疗也会在一定程度上缓解公立医院的战时诊疗压

力；另一方面，健康养老服务的市场供给能力是健全我国养老保障体系的重要支撑，可以缓解老龄化带来的社会压力。

（二）顶层设计、统筹规划，优化全国大健康产业空间布局

总的来说，就是要从顶层设计层面进一步统筹产业发展，明确各地区健康产业总体功能定位，构建全国各地区各有侧重、优势互补的错位发展格局，形成多个区域“健康增长极”，进一步带动资源在更大范围和更高层面上的优化配置，加快构建完整丰富的大健康产业链条。

具体地，应当鼓励和要求各个地区因地制宜，制定符合自身资源禀赋特点、发展要求和承载能力的大健康产业促进政策与发展规划。一是积极引导城市区域健康服务业高质量发展，提供以“预防为中心”的多层次、多样化的健康服务，提高健康产品附加值；二是在中心城市建设区域性检验质控中心、健康大数据中心，围绕个性化健康检测、咨询和远程医疗等服务构建全生命周期的健康管理与健康促进服务业态；三是充分支持中西部城市承接健康制造业企业的分支研发、生产机构设立与转移，通过拓宽投融资渠道等方式降低企业经营压力、提升产业集聚水平；四是鼓励具有产业功能基础的地区通过引进手段补足大健康产业链缺环，发挥外来企业的“鲇鱼效应”，通过市场竞争和创新模仿机制提升产业整体；五是要充分利用现有产业基础，如山区林地积极开发中草药种植资源，生态旅游区充分利用环境资源开展医疗康养服务，特色农产品产地推进构建休闲旅游、生物农业与健康食品融合发展新业态。通过打造健康特色小镇、健康产业集群等方式探索解决大健康产业地区分布不均衡、行业结构性失衡问题的两全路径。

（三）顺势而为、因事为制，指导政策须结合发展特征与发展方向

第一，把握产业结构优化升级机遇，顺势解决健康制造业产业基础薄弱的问题。既要培养一批社会急需的健康前沿技术企业，也

要重点扶持现有中小健康制造业企业上规上限，以扩大产业规模、调整产业结构为抓手，打造提升医药制造业核心竞争力。同时，通过企业动态评价机制加大研发创新支持力度，形成一批具有行业影响力的大健康制造领域典型示范企业。

第二，把握疫情冲击及多元化健康需求增加带来的产业发展契机，从人才、金融、政策等多个维度发力优化大健康产业成长环境。一是做到精准引才、以智引智，通过建立大健康产业重点行业领域需求人才名录，以引进奖励、项目经费、人才评级等激励机制带动优质健康产业项目落地；二是在高等院校加强健康相关学科建设，形成产教融合、以市场需求为导向的人才培养生态；三是加大金融支持力度、落实财税扶持政策，对满足条件的部分大健康企业提供股权融资便利和税收优惠；四是扶持与监管并行，特别是创新互联网医疗监管理念与方式，规范社会办医职业行为与服务质量，强化对健康食品、保健产品的安全与监管。

第三，顺应大健康企业技术能力亟待释放的趋势，发挥企业的创新主体作用。首先，应支持关键领域中小企业参与核心技术攻关，搭建校企产学研协同平台，推进更多健康领域科技成果转化与产业化；其次，通过建立和动态更新大健康产业与高新技术企业交叉名录库等方式，针对原创生物医药、高端医疗器械制造、智慧健康技术服务企业及时制定一系列引进奖励和创新激励措施；最后，积极进行大健康产业平台的示范试点，探索公共健康领域政府主导、企业支撑、社会应用的新模式。

总体来看，应当通过健康扶持政策和行业监管政策两套体系把握大健康产业发展“质”与“量”的平衡，在不遗余力地支持引导新兴产业创业创新的同时，坚守大健康产业特有的“公共”属性和“健康”属性，才能实现大健康产业的高质量运行和可持续发展。

（作者：陈秋霖，中国社会科学院健康业发展研究中心副主任）

中国大健康产业基本格局与发展趋势分析：基于“量”和“质”的双重视角

继互联网产业之后，大健康产业成为全球发展空间巨大的朝阳产业，美国著名经济学家保罗·皮尔泽（Paul Pilzer）曾将其称为世界“财富第五波”。2016年，“健康中国”正式被确立为国家战略。根据学者估算，当年中国大健康产业增加值约为7.3万亿元，占国内生产总值的9.8%，与发达国家相比，还存在一定的差距。如何制定科学的发展战略，激发大健康产业的市场发展潜力，缩小与发达国家之间的差距，使其真正成为中国经济增长的新引擎，是未来相当长一段时间政府、学界和业界都高度关注的问题。

要制定正确的发展战略和有针对性的产业政策，就必须充分研究中国大健康产业的历史结构变迁和当前的发展格局。本文利用全国大健康产业全量企业微观数据，从企业数量规模、技术创新和品牌建设等方面入手，深度分析中国大健康产业的发展历程，揭示该产业在不同地域、不同行业间的时空分布及演变特征，为研判中国大健康产业的发展态势和相关产业政策的制定提供基本的事实依据。

一、中国大健康产业的基本格局

企业是经济活动的微观主体，其进入退出行为密切关系到整个产业的更新迭代与可持续发展。这里从企业进入退出的角度讨论我国大健康产业的基本格局，并分地区比较健康产业的成长状态。

（一）数据库与指标介绍

健康产业是一个随着健康理念延伸而形成的关联产业发展的集合概念。根据国家统计局权威发布的《健康产业统计分类（2019）》的国家标准（以下简称"健康产业分类标准"），健康产业是指以医疗卫生和生物技术、生命科学为基础，以维护、改善和促进人民群众健康为目的，为社会公众提供与健康直接或密切相关的产品（货物和服务）的生产活动集合；其范围包括13个大类（下文中分别用H01–H13对应表示）、58个中类和92个小类，涉及健康农林牧渔业、健康制造业和健康服务业的方方面面。①

基于此标准，本研究综合利用相关行政监管平台的公示信息，工商企业的名称、经营范围和行业门类等可用来识别其健康产业的属性信息，构建了全国大健康产业全量企业微观数据库。根据13个行业大类标准，我们定义：健康农林牧渔业包括中药材种植、养殖和采集（H13）；健康制造业包括医药制造（H09），医疗仪器设备及器械制造（H10），健康用品、器材与智能设备制造（H11），医疗卫生机构设施建设（H12）；健康服务业包括医疗卫生服务（H01），健康事务、健康环境管理与科研技术服务（H02），健康人才教育与健康知识普及（H03），健康促进服务（H04），健康保障与金融服务（H05），智慧健康技术服务（H06），药品及其他健康产品流通服务（H07），其他与健康相关服务（H08）。另外，识别出大健康企业时，结合每家企业所包含健康属性信息，将其对应到健康产业分类标准中的《国民经济行业分类（GB/T 4754–2017）》四位代码，最后利用分类表中的行业说明进行核实，发现这种筛选方法具有较高准确

① "健康产业"具体内涵和分类标准等细节，参见国家统计局《健康产业统计分类（2019）》。

率。[①]

经统计，截至2018年末，全国大健康产业拥有工商登记注册企业共计595.06万家，占全国设立企业总数的10.13%，拥有的企业存续数量[②]共计468.97万家，占全国企业存续数量的12.60%。

（二）整体情况

表1展示了2018年全国大健康产业的企业进入、退出和存续数量与相应的占比情况。整体来看，我国大健康产业属于相对高成长型产业。一方面，大健康企业进入和退出的数量，对应分别占全国所有企业进入与退出数量的16.02%和11.42%，可见大健康产业是企业进入相对较多，退出相对较少的朝阳产业；另一方面，2018年全国大健康产业新设立企业达112.71万家，进入数高出退出数，净增量达83.86万家[③]，占全国企业净增量的比重接近20%，远高于存量企业中的比重。

① 需要补充的是：部分大健康企业识别，出自国家药品监督管理局公示名单，像药品、医疗器械、化妆品和营养保健品等，这些符合国家相关法律法规规定的企业需取得生产或经营的许可（备案），并在监管平台进行公示；另一部分大健康企业主要通过其经营范围中所包含健康属性的关键信息进行识别，辅以企业名称和行业门类来判别，最后利用分类表中的行业说明进行核实得到。

② 本文相关企业状态的定义可参见2013年国家工商总局企业注册局、信息中心公布的《全国内资企业生存时间分析报告》。企业进入是指境内企业在工商部门依法办理注册手续，成为合法企业组织，即用新增工商企业注册数量来度量企业进入指标。企业退出是指工商企业依法办理注销登记手续或被工商部门依法吊销营业执照后，不再从事经营活动，即用注、吊销工商企业数量来度量企业退出指标。企业存续是指企业在工商部门注册成立至统计时点仍旧存活（未被注、吊销企业）的累计数量，即至观察时点每年净增加企业数量的累值。

③ 企业净增加量是指企业进入数量减去退出数量，反映企业存量的累增状态。

表 1　2018 年大健康产业企业数量与比重统计（单位：万家，%）

类别		企业进入		企业退出		企业存续	
		数量	比重	数量	比重	数量	比重
全国大健康企业数量及占比		112.71	16.02	28.85	11.42	468.97	12.60
大健康产业的比重分布							
不同性质企业（所有制）	国有	0.17	0.15	0.19	0.66	2.85	0.61
	私营	105.98	94.03	27.55	95.49	433.62	92.46
	外资	0.85	0.75	0.25	0.87	5.18	1.10
不同注册规模企业（注册资本）	100 万元以下	63.24	59.72	17.81	66.70	255.98	58.97
	100 万—1000 万元	37.88	35.77	7.86	29.44	151.71	34.95
	1000 万元以上	4.77	4.50	1.03	3.86	26.40	6.08

数据来源：国家企业信用信息公示系统，由企研数据整理所得。表格中，“全国大健康企业数量及占比”一栏为大健康产业占全国所有企业的比重情况；“不同性质企业”和“不同注册规模企业”中的“比重”为大健康产业内部分类指标各自在大健康产业中所占的比重。

分所有制[①]类型看，我国大健康产业的市场主体以私营企业居多，且比重仍在提升，是我国大健康产业发展的基础力量。首先，2018 年全国大健康产业私营企业存续数量为 433.62 万家，占全国大健康产业企业存续总量的 92.46%，这比全国所有企业中私营企业存续数量占比高出 2.57 个百分点。此外 2018 年大健康私营企业数量规模还在不断扩张，当年净增加企业 78.43 万家，占全国私营企业净增加数的 18.10%。其次，2018 年大健康产业国有企业存续数量为 2.85 万家，但净增量是 –0.02 万家。其中，大健康产业中国企存量份额为 0.61%，同全国所有企业中国企存量份额相比，要少 0.74 个百分点。最后，2018 年大健康产业外资企业存续数量为 5.18 万家，比重为 1.10%，对比全国所有企业中外资企业存量比重，多 0.08 个百分点，也就是几乎持平。

① 根据国家统计局对企业在工商部门登记注册类型进行划分为标准，本文仅重点关注国有企业、私营企业和外资企业，不包括其他类别企业。其他类别企业的进入、退出和存续量占比分别为 5.07%、2.98% 和 5.83%。

从注册资金的规模[①]来看，大健康产业主要以小企业（注册规模在100万元以下的企业）为主，其存续数量达255.98万家，占大健康产业企业存续问题的58.97%，这与全国企业中小企业存续数量占比水平相比，要高出1.43个百分点。大健康产业中小企业比重较高，主要体现在进入门槛不高的健康服务行业[②]。2018年，注册资本在100万—1000万元的中企业进入数量为37.88万家，退出数量为7.86万家，存续数量为151.71万家，相应均占整个大健康产业企业存续总量的30%—50%左右；注册资本在1000万元以上的大企业进入数量为4.77万家，比退出数量高出3.74万家，存续数量为26.40万家，约占大健康产业企业存量的6%。

（三）地区分布

2018年，不论是企业进入、退出还是存续的数量上，从地区分布来看，均存在较大的空间差异，即沿着“胡焕庸线”[③]，东南分布多，西北占比少。

首先，从企业进入特征来看，大健康产业发展的活跃程度受经济发展水平的影响。图1描述了2018年全国大健康企业进入数量分布特征，可发现：2018年全国新设立大健康企业数量最多的是广东省，进入数量为14.85万家，占全国大健康产业新设立企业总数的13.18%。紧跟其后的是浙江和山东，大健康企业进入数量均超过

---

① 根据企业注册资本的大小，本文将之分为三类：注册资本在100万元以下的，为小企业；注册资本在100万—1000万元之间的，为中企业；注册资本在1000万元以上的，为大企业。需要说明的是，自商事制度改革以来，公司注册资本由实缴制改为认缴制，注册资本虽再难以切实反映企业的经营规模，但仍承担着对债权人的信用担保。为了简便，依然按照上述标准进行分类。在剔除注册资本缺失和异常情况后，发现得到的企业样本数量比原来的要少，即企业进入、退出和存续量分别为105.89万家、26.70万家和434.09万家，对应的样本减少了7%左右。

② 注册资本在100万元以下的大健康企业存量中，来自健康服务业的有234.38万家，占比91.56%。

③ 胡焕庸线，是指北起黑龙江省黑河，一路向着西南延伸，直至云南腾冲，即“黑河—腾冲一线”。

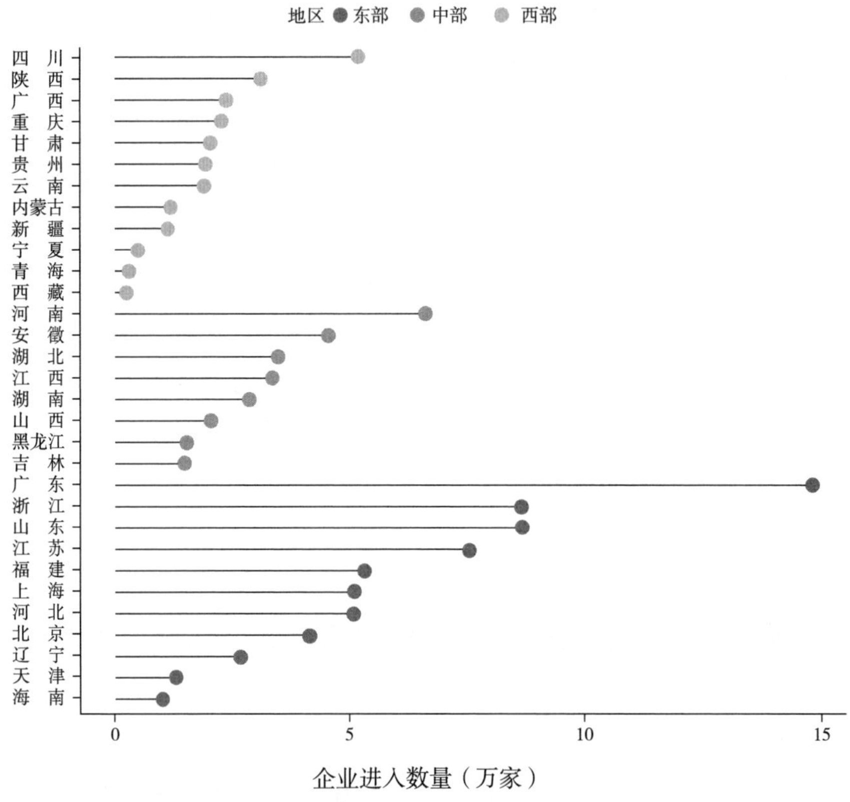

图 1　2018 年全国大健康企业进入数量地区分布

8 万家，分别占全国大健康产业新设立企业总数的 7.76% 和 7.69%。以上这三个健康产业集聚效应强、创业活力高的“大省”均为东部地区的经济发达省份。值得关注的是四川，它是西部地区健康产业创业活力最突出的省份，其新设立大健康企业数达 5.22 万家，以占比全国大健康产业新设立企业总数的 4.63%，居全国第七位，这可能与当地养老产业迅速发展有关。民政部社会服务统计数据显示，截至 2019 年 1 季度，全国养老机构共 29272 家，而四川拥有养老机构最多，为 2262 家，占全国的 7.73%。此外，中部地区吸引新设立大健康企业最多的是河南省，进入数量为 6.64 万家，占全国大健康产业新设立企业总数的 5.89%。

若分三大区域来看，东部地区新设立大健康企业数量最多，其比重超过一半，中部地区比重为 22.98%，西部地区仅为 19.72%。可见经济发达的东部地区大健康产业的创业活力显著高于经济欠发达的中西部地区。

其次，从企业退出特征来看，企业退出与进入存在着关联效应，“一进一出”体现地区高流动性和高“淘汰率”。图2展示了2018年全国大健康企业退出数量分布特征，可知：2018年大健康企业退出数量排在前三位的依次是北京、广东和上海，对应的退出数量为2.50万家、2.49万家和2.30万家，三省合计约占全国大健康产业企业退出总数比重的25%。若从退出率[①]看，这三省退出率也不小，平均为6.70%，与整个大健康产业退出率相比，还要高0.31个百分点。除此之外，东部的山东、江苏、浙江和河北，中部的湖北和河南以及西部的四川，大健康企业退出数量同样异常惊人，均在1万家以上，相当于每省平均

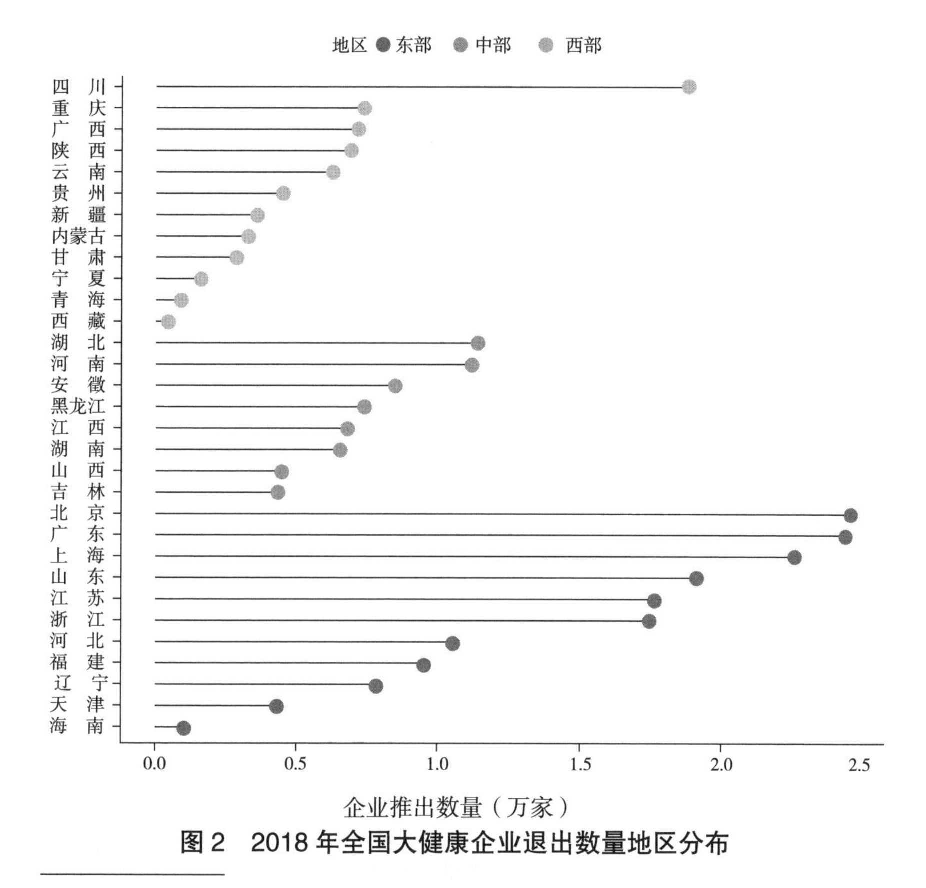

图2　2018年全国大健康企业退出数量地区分布

① 退出率=企业退出数量/企业存续数量。

每天退出 40 多家企业。以上这些省份不仅新设立企业数量多，退出数量也较多，这说明地区企业的进入与退出之间存在着一种对称流动关系，这未必是坏事，新企业意味着新产品和新技术，可提供持续的增长机遇与市场竞争，通过创造性破坏作用引起在位企业的退出。

最后，从企业存续数量来看，大健康企业存量“东南众、西北寡”的特征明显，体现了区域发展不平衡。图 3 显示了 2018 年全国大健康企业存续数量的分布特征，可发现：截至 2018 年底，全国大健康企业主要集中在广东、山东、江苏、浙江、北京和上海六地，其企业存量均在 30 万家以上，依次为 57.39 万家、35.78 万家、32.58 万家、30.57 万家、30.54 万家和 30.39 万家，这六省合计占全国大健康产业企业存量总数的 46.32%。其中，仅广东一省企业存量就接近 60 万家，占比 10% 以上，遥遥领先全国各地。相对而言，

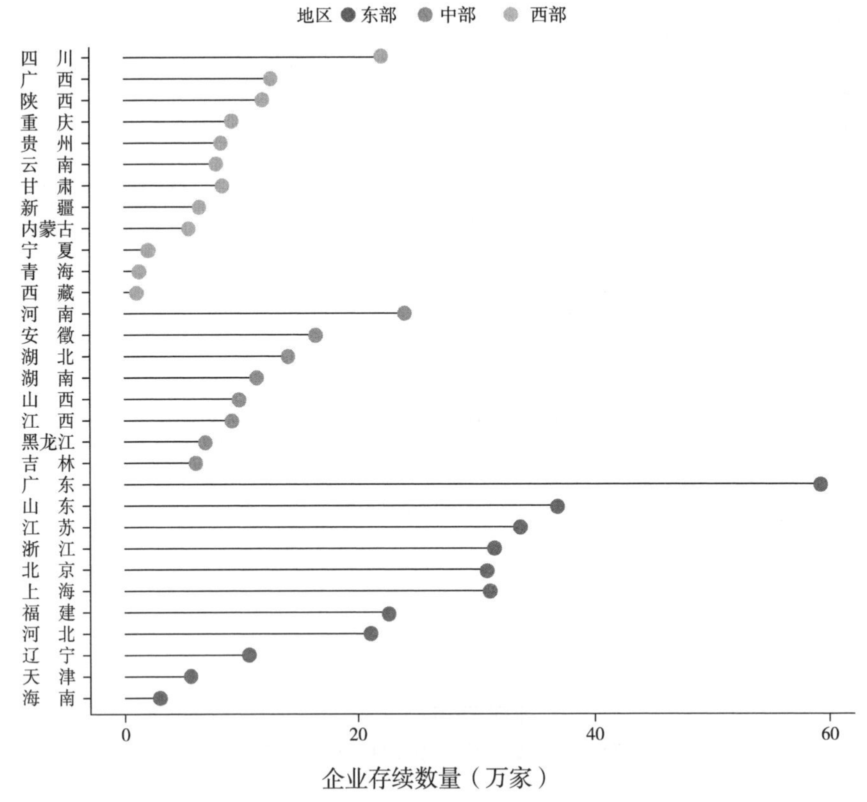

图 3　2018 年全国大健康企业存续数量地区分布

大健康产业发展严重滞后的三个省均出自西部地区，依次是宁夏、青海和西藏，其大健康企业存量合计占全国大健康产业企业存量总数的比重不足1%。另外，东部、中部和西部大健康产业的企业存量各自占比分别为59.50%、20.45%和20.05%，差距比较明显。

（四）行业分布

2018年，不论是企业进入、退出还是存续的数量上，从行业大类分布来看，如图4，“药品及其他健康产品流通服务”占比最高，均超过全行业的60%。首先，从企业进入看，2018年新设立大健康企业数量最多的行业是药品及其他健康产品流通服务，进入数量为74.64万家，占大健康全行业的63.56%，同时它在健康服务业中表现最抢眼，原因是这一行业的企业主要从事的是药品及器材批发与零售业务，准入门槛相对较低。而包括医药制造，医疗仪器设备及器械制造，健康用品、器材与智能设备制造，医疗卫生机构设施建设在内的健康制造业，需要大量投入，门槛较高，新设立企业数量合计占比达1.84%，比健康农林牧渔业低4.90个百分点。其次，从企业退出看，药品及其他健康产品流通服务仍然是退出数量最多的行业，体现了该行业的高流动性特点。2018年，该行业企业退出数量为21.38万家，占大健康全行业的74.13%。健康农林牧渔业退出数量占大健康全行业的4.02%，比健康制造业高2.50个百分点。

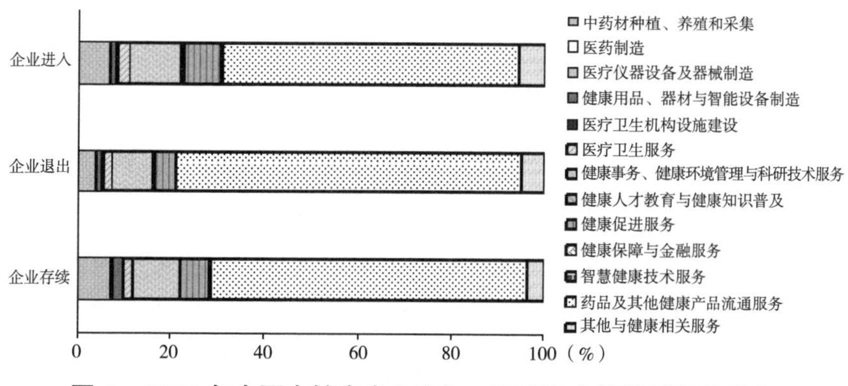

图4　2018年全国大健康企业进入、退出和存续数量行业分布

分三大行业来看，健康农林牧渔业、健康制造业和健康服务业的企业存量分别为 33.41 万家、13.04 万家和 422.52 万家。可见，健康服务业所占比重最大，全行业占比 90.10%。其中，药品及其他健康产品流通服务行业共 318.56 万家，占健康服务业的 75% 以上，约占大健康全行业的 70%。

图 5 以 2018 年全国大健康存续企业为观测样本，展示了它们在 13 个行业和企业存续量分布最多的 10 个省市自治区之间的交叉分布情况。大健康存续企业的行业分布向药品及其他健康产品流通服务（H07）集中，向经济实力排名第一的广东省积聚。

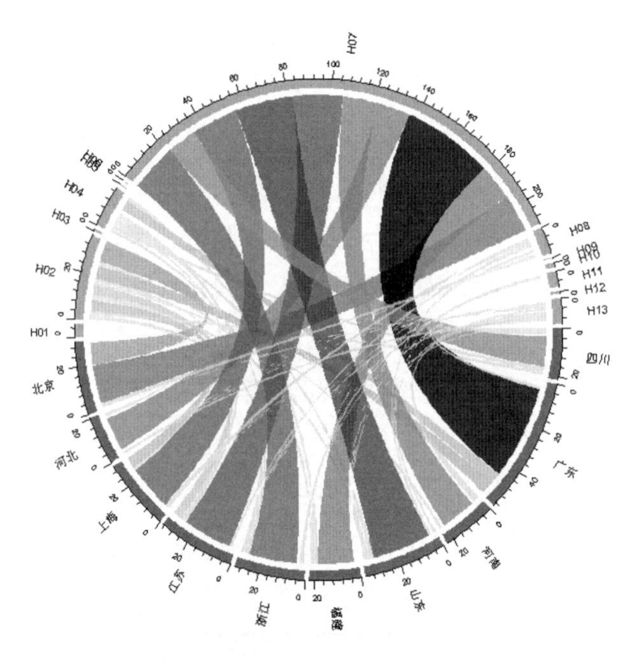

图 5　2018 年大健康企业存量的行业与地区交叉分布

结合图 5，针对每一行业，如果我们定义其中拥有大健康存续企业数量占比最高的省份为该行业的示范引领地区，那么，北京是健康事务、健康环境管理与科研技术服务（H02）和医疗卫生机构设施建设（H12）两个行业的示范城市；上海则是其他与健康相关服务（H08）行业的示范城市；浙江成为医疗仪器设备及器械制造（H10）和健康用品、器材与智能设备制造（H11）两大行业的示范省份；山东是健康人才教育与健康知识普及（H03）行业的示范省份；河南是中药材种植、养殖和采集（H13）行业的示范省份；广东是医疗卫生服务（H01）、健康促进服务（H04）、健康保障与金融服务（H05）、智慧健康技术服务（H06）、药品及其他健康产品流通服务（H07）、医药制造（H09）等六大行业的示范省份。

二、中国大健康产业格局的动态演化

健康产业的发展与人们日常生活息息相关。随着中国经济和人口规模的快速增长，以及人们生活水平的日益提高，在满足日常衣食住行的条件下，人民群众对健康的需求更加多样化和迫切化，直接推动了健康产业的迅猛发展。大健康产业的格局，正是在这样的机制下演进的。

（一）整体发展趋势

图 6 反映了 1990—2018 年中国大健康产业的整体发展趋势，不论是从企业进入数量还是存续数量的变化来看，1990 年以来，中国大健康产业一直处于茁壮成长期。分时期来看，2009 年以前，大健康企业进入和存量增幅都不大，平均每年进入 4.95 万家，存量达 26.48 万家。2009 年及以后，均快速上升，企业进入数量由 2009 年的 12.02 万家上升至 2018 年的 112.71 万家，年均增速 29.75%；企业存续数量由 2009 年的 70.22 万家累增至 2018 年的 468.97 万家，增加了近 6 倍，年均增速达 22.59%。特别是 2016 年“健康中国”战略提出以后，大健康企业存量年均增速接近 30%。

那么，随着健康需求的增加，大健康产业相对规模是否也会扩大？我们用大健康企业存量占全国企业存量的比重变化来揭示大健康产业相对规模的变化，如图 7 所示。在近 30 年的时间里，大健康企业占全国企业存量的比重由 1990 年的 2.25% 上升至 2018 年的 12.06%，年均增长率为 6.18%。按照这个增长率变化，预计 2025 年

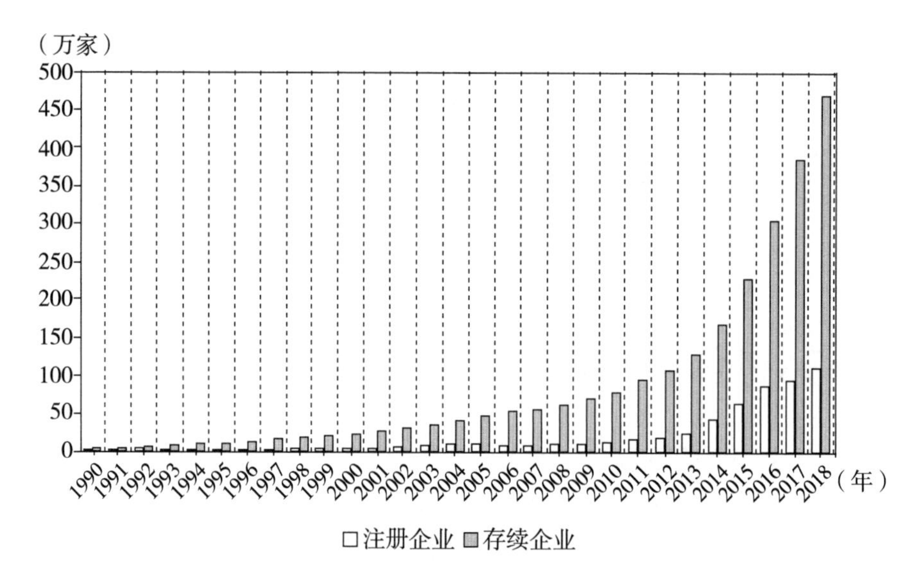

图 6　1990—2018 年大健康产业企业进入和存续的数量变化

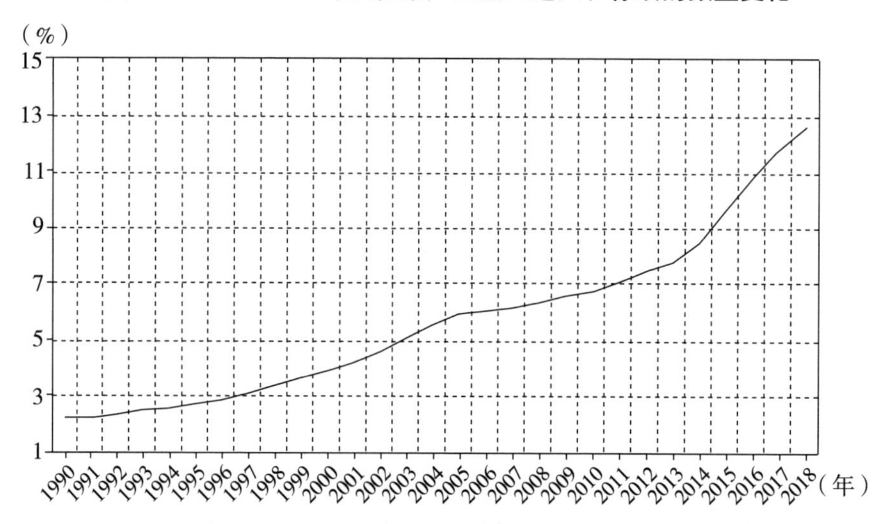

图 7　1990—2018 年大健康企业存量占全国企业存量的比重

大健康产业比重可达 20% 左右。分阶段观察，2014 年以前，大健康产业刚步入引入阶段，整个产业规模不大，其比重在 8% 以下；2014 年及以后，大健康产业进入成长阶段，这一时期，随着大健康企业数量的快速扩张，整个产业随之繁荣起来，五年内比重提高了 4.09 个百分点。

综合上述数据来看，目前我国大健康产业尚处在发展初期，按照发达国家的历史经验，未来应该仍有扩张的潜力。那么，大健康产业下一步发展的动力何在？下面继续从不同所有制和不同注册规模两个层面，分析大健康产业发展趋势背后的特征。

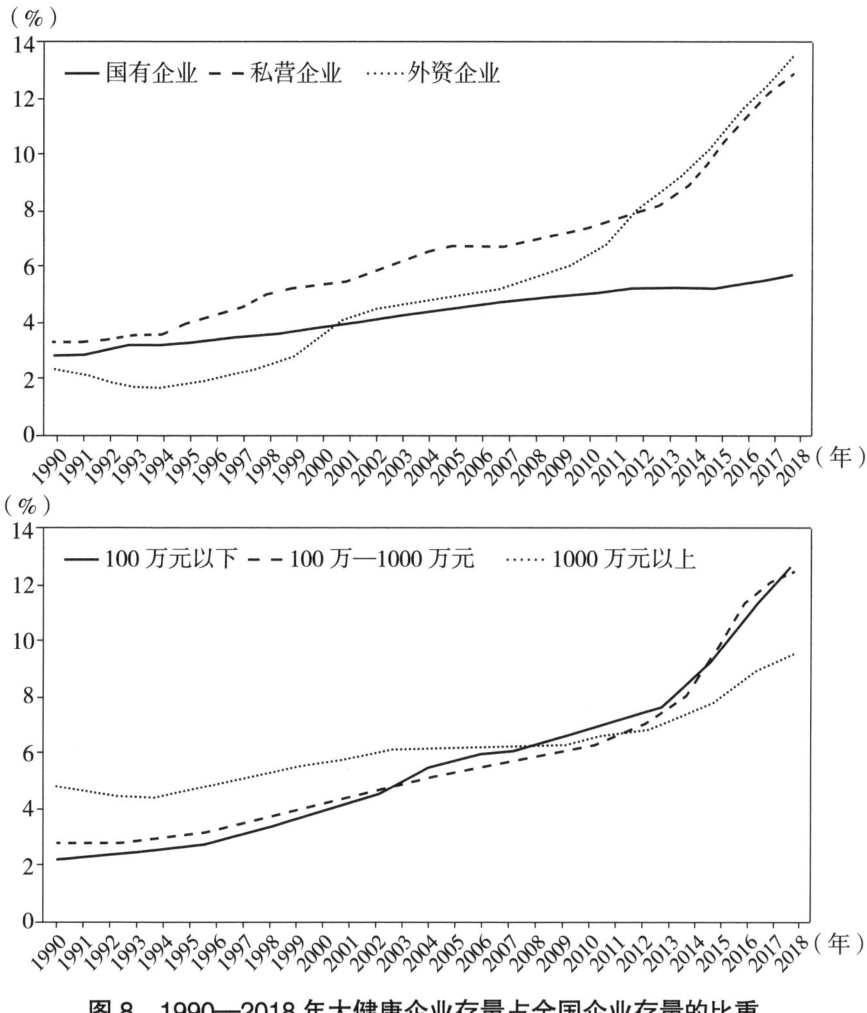

图 8　1990—2018 年大健康企业存量占全国企业存量的比重（分所有制与注册规模）

从所有制来看，私营企业的活动主导了整个大健康产业的发展。如图 8 上图所示，大健康私营企业存量占全国所有企业中私营企业存量的比重，同大健康企业存量占全国所有企业存量的比重的变化趋势几乎一致，由 1990 年的 3.28% 上升至 2018 年的 12.96%，高于同期大健康企业存量占全国所有企业存量的比重。与此同时，大健康国有企业存量占全国所有企业中国有企业存量的比重平稳上升，整个时期上升了2.83个百分点。值得注意的是，大健康外资企业存量占全国所有企业中外资企业存量的比重于2001年、2012年分别超过大健康国有企业存量占全国所有企业中国有企业存量的比重，以及大健康私营企业存量占全国所有企业中私营企业存量的比重。这说明，大健康产业可能是未来外资进入相对偏爱的行业，这也预示着大健康产业的发展潜力。

从不同注册规模来看，支撑大健康产业发展的主要参与者是注册规模不大的中小企业。如图8下图所示，与大健康企业存量占全国所有企业存量的比重变化趋势相一致的是大健康小企业存量占全国所有小企业存量的比重和大健康中型企业存量占全国所有中型企业存量的比重，两者的相应比重均由1990年的2%左右增加至2018年的12%左右；而大健康大企业存量占全国所有大企业存量的比重在4%—10%之间平稳提升。

（二）区域分布演变

上述对全国大健康产业的整体发展趋势进行了大致的描述，那么，不同地区大健康产业规模发展又有什么显著的差异呢？我们基于大健康企业存量这一指标，选取2009—2018年数据[①]进行观察。

图9展示了2009—2018年31个省的大健康企业存量占全国大健康企业存量的比重变化趋势，来反映省际大健康产业规模发展的差异特征。不难发现，大健康企业数量规模的发展存在着地区间的不平衡。

首先，大健康产业集中分布在北京、上海、江苏、浙江、山东和广东等省，十年里这六个地区的大健康企业存量占全国大健康企业存量的比重均超过5%。其中，广东是大健康产业的“领头羊”，其拥有的大健康企业存量占比约10%。相反的，内蒙古、海南、西藏、青

① 之所以选取观察企业数据时间段为2009—2018年，主要原因是这十年企业进入和退出数量变化很大，企业“一进一出”体现地区企业流动性较强，企业存续数量波动十分明显。

海和宁夏等地区拥有的大健康企业存量最少，五省合计占比也不超过5%。其次，从趋势来看，部分经济发展水平较好地区的大健康企业存量在全国大健康企业存量的占比出现了明显的下滑，像北京、黑龙江和上海，十年分别下降了3.21个百分点、1.31个百分点和4.23个百分点；而河北、安徽、福建、山东、河南和广东等地区的大健康企业存量占全国大健康企业存量的比重，十年间出现了不小的上涨，对应分别提升了1.04个百分点、1.29个百分点、1.80个百分点、1.05个百分点、0.99个百分点和3.20个百分点。最后，其他省份大健康企业存量在全国大健康企业存量占比在整个期间变化相对稳定。

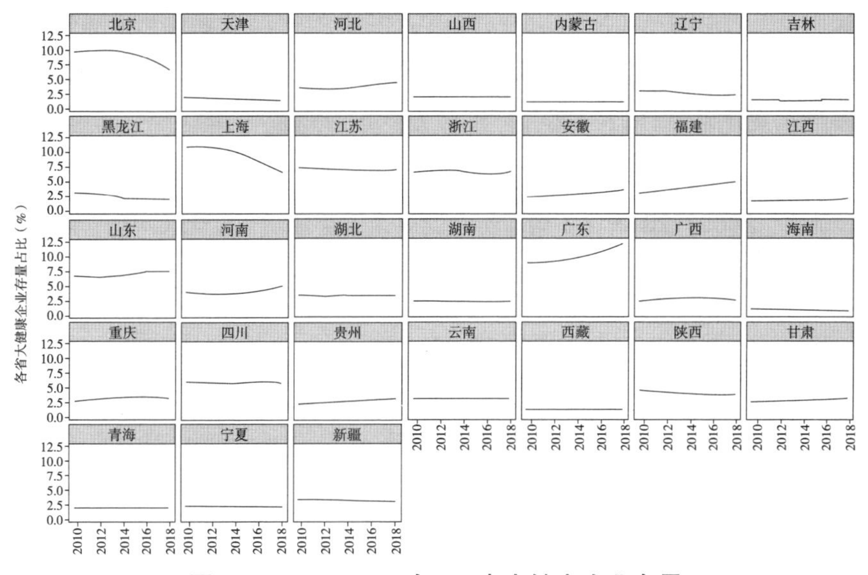

图9　2009—2018年31省大健康企业存量占全国大健康企业存量的比重变化

由此可见，地区间大健康产业比重的差异与增减变化亦有所不同，一方面说明了大健康产业发展的区域不平衡，另一方面反映了大健康产业的区域性调整。那么，是什么原因导致了这种变化呢？下面从各省的大健康企业存量增速变化来进行分析。

表2是2009—2018年31个省大健康企业存量增速变化值。结合图9，我们发现：十年来，大健康企业存量增速最快的是贵州和福建，每年增速均高于全国大健康产业整体增速水平，其对应的平

均增速分别为 30.40% 和 29.11%，这说明两省的大健康产业都处于高速发展阶段。而大健康企业存量增速最慢的是黑龙江和上海，历年增速几乎低于全国大健康产业整体增速水平，其对应的平均增速分别为 15.22% 和 16.31%，这也就解释了这些年来两省的大健康企业存量占全国大健康产业的份额正在急剧收缩。令人担忧的是，部分地区不仅大健康企业存量占全国大健康产业的比重不高，而且平均增速也低于全国大健康产业整体增速值，比如海南和新疆，其平均增速分别为 17.93% 和 17.34%。最后，经过统计，全国共有 17 个省的大健康企业存量平均增速超过全国大健康产业整体增速水平，数量占一半以上。总之，不同地区大健康产业发展速度的差异，引致了各自存量占比的增减变化，一部分地区正在追赶，小部分地区维持原来比重，还有一部分经济较发达的地区在下滑。

表 2　2009—2018 年不同省份大健康企业存量增速变化（单位：%）

类型	省际十年增速平均水平					
高速增长	贵州（30.40）	福建（29.11）	西藏（29.07）	安徽（28.63）	甘肃（27.40）	江西（26.55）
	广东（26.46）	河北（26.27）	河南（26.11）	广西（26.02）	重庆（25.35）	
中高速增长	山东（24.65）	青海（24.56）	内蒙古（23.56）	宁夏（22.97）	吉林（22.92）	浙江（22.81）
中低速增长	云南（22.52）	山西（22.29）	湖南（21.93）	江苏（21.91）	四川（21.87）	湖北（20.79）
低速增长	辽宁（19.86）	陕西（19.67）	北京（18.47）	海南（17.93）	天津（17.89）	新疆（17.34）
	上海（16.31）	黑龙江（15.22）				

注：括号内是各省大健康产业 2009—2018 年企业存量增速平均值，具体结果详见附表 1。全国大健康产业这十年的企业存量整体增速平均值为 22.59%，我们定义高速增长的增速区间为 25% 以上，中高速增长的增速区间为 22.59%—25%，中低速增长的增速区间为 20%—22.59%，低速增长的增速区间为 20% 以下。

进一步分东部、中部和西部地区来考察：从三大区域的大健康企业存量占全国大健康企业存量的比重来看，2009—2018 年，经济发达的东部地区拥有的大健康企业存量最高，其比重超过 50%，且始终高于经济欠发达的中、西部地区。尽管如此，东部地区所拥有的大健康企业存量的比重正在逐渐减小，由 2009 年的 61.57% 下降至 2018 年的 59.61%；而中、西部地区所拥有的大健康企业存量的比重不断增大，中部地区由 2009 年的 19.39% 上升至 2018 年的 20.44%，西部地区由 2009 年的 19.05% 上升至 2018 年的 20.05%。整个大健康产业的比重在三大区域之间的增减变化特征，反映了大健康产业区域分布正经历区域性调整。

这一区域性调整过程，可通过各自大健康企业存量的增速变化来说明，如图 10 所示。从三大区域的大健康企业存量增速来看，历

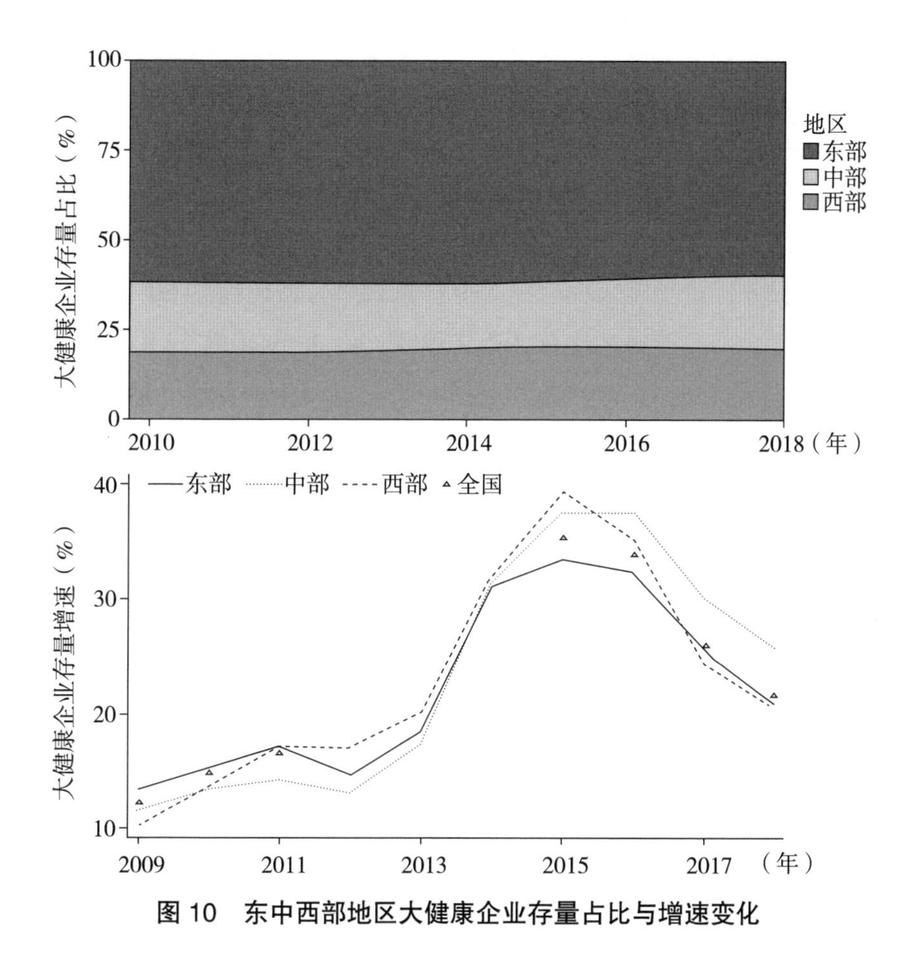

图 10　东中西部地区大健康企业存量占比与增速变化

年东部、中部和西部地区的增速大小围绕着全国大健康产业整体增速水平同步波动，其趋势均先增后减，说明它们的大健康产业发展步伐协调一致。有所不同的是，2014—2018年东部地区发展速度放缓，且增速始终低于全国大健康产业整体增速水平，这也是导致东部地区大健康企业存量占比出现下滑的重要原因。而中部地区大健康产业2014—2018年发展态势最好，平均增速比全国大健康产业整体增速高2.80个百分点，企业存量占比提高了1.78个百分点。西部地区在2011—2016年这段时间表现较佳，增速明显快于东、中部，大健康企业存量占比提升了1.56个百分点。总之，中、西部地区大健康企业存量相对比重的提高，依赖于其更快的发展速度，这也反映了随着经济的发展，中、西部地区对健康产品和服务的需求正在逐渐释放。

（三）行业结构变迁

图11展示了2009—2018年大健康产业内部13个行业大类企业存量占比的变化趋势。可以看出，从绝对值上，药品及其他健康产品流通服务行业历年来拥有的企业存量最多，占比超过60%。但就趋势而言，该行业所占比重在逐年递减，由2009年的74.84%下降至2018年的69.93%，下降了4.91个百分点。无独有偶，属于健康制造业的企业占比大多出现了小幅下滑，包括医药制造，医疗仪器设备及器械制造，健康用品，器材与智能设备制造等行业，分别下滑0.81个百分点、1.16个百分点和1.89个百分点。

相对应的，比重有所增加的行业包括中药材种植、养殖和采集，健康事务、健康环境管理与科研技术服务，健康促进服务，其他与健康相关服务四个，整个时期分别上涨了4.76个百分点、2.72个百分点、1.43个百分点和2.28个百分点。其他几个行业的企业存量占全国大健康企业存量的比重较小，历年变化比较稳定。

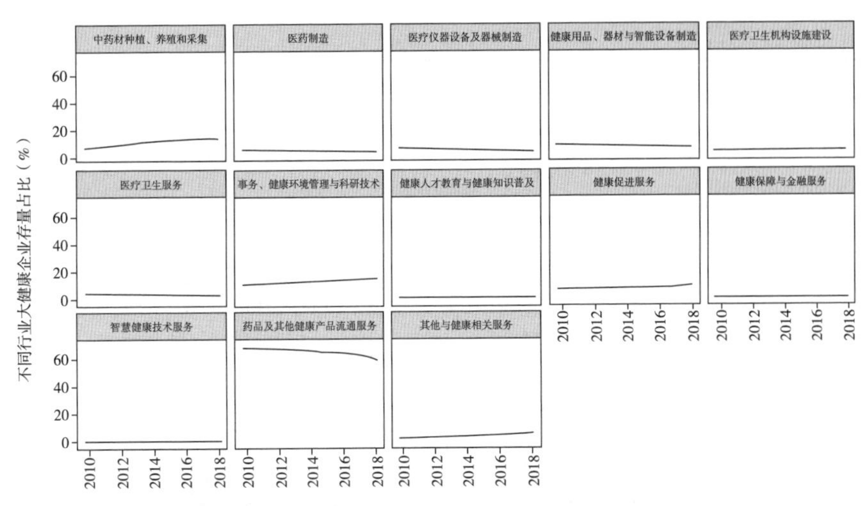

图 11　2009—2018 年不同行业大健康企业存量占全国大健康企业存量的比重变化

我们可以通过观察每个行业企业存量增速变化来印证行业结构的变化。表 3 是 2009—2018 年大健康产业 13 个行业大类企业存量增速情况。可见，中药材种植、养殖和采集，健康人才教育与健康知识普及、智慧健康技术服务是这十年企业存量增速最快的行业，平均增速均在 40% 以上，说明中药原材料、人才培养与知识普及，以及技术支撑是推动大健康产业发展的热点领域。同时，医疗卫生机构设施建设，健康事务、健康环境管理与科研技术服务，健康促进服务，其他与健康相关服务等行业平均增速超过全国大健康产业整体增速水平，说明它们正处于快速扩张阶段。而医药制造和医疗仪器设备及器械制造等是国家管控的重点行业，其企业存量规模和增速均明显较小。

表 3　2009—2018 年各行业大类大健康企业存量增速变化（单位：%）

类型	行业间十年增速平均水平	
高速增长	健康人才教育与健康知识普及（43.97）	智慧健康技术服务（43.87）
	中药材种植、养殖和采集（40.30）	其他与健康相关服务（36.37）

续表

类型	行业间十年增速平均水平	
中高速增长	医疗卫生机构设施建设（28.44）	健康事务、健康环境管理与科研技术服务（27.27）
	健康促进服务（26.32）	
中低速增长	健康保障与金融服务（21.58）	药品及其他健康产品流通服务（21.33）
低速增长	医疗卫生服务（17.99）	健康用品、器材与智能设备制造（13.26）
	医疗仪器设备及器械制造（8.00）	医药制造（2.46）

注：括号内是各行业大健康产业 2009—2018 年企业存量增速平均值，具体结果详见附表 2。全国大健康产业 2009—2018 年企业存量整体增速平均值为 22.59%，与省际间定义略有不同，这里我们调整高速增长的增速区间为 30% 以上，中高速增长的增速区间为 22.59%—30%，中低速增长和低速增长的增速区间不变。

若将上面 13 个行业大类归入三大产业类型，即对应到健康农林牧渔业、健康制造业、健康服务业进行分析，可以发现：从大健康企业存量占比来看，如图 12 上图所示，健康服务业占比最高，历年在 80% 以上，且波动不大。健康农林牧渔业占比呈逐年上升趋势，由 2009 年的 2.36% 升高至 2018 年的 7.12%，而健康制造业占比则由 2009 年的 6.50% 下滑至 2018 年的 2.78%。

如图 12 下图所示，比较三大产业间企业存量的增速发现，2009—2018 年健康农林牧渔业增速最快，并高于全国大健康产业整体增速水平，增速最高点在 2013—2014 年，之后逐渐放缓，接近全国大健康产业整体增速水平。健康制造业企业存量增速长年低于全国大健康产业整体增速水平，这导致其占比在整个时期下滑了 3.72 个百分点。而健康服务业增速十分接近全国大健康产业整体增速，所以其企业存量占比变化稳定。

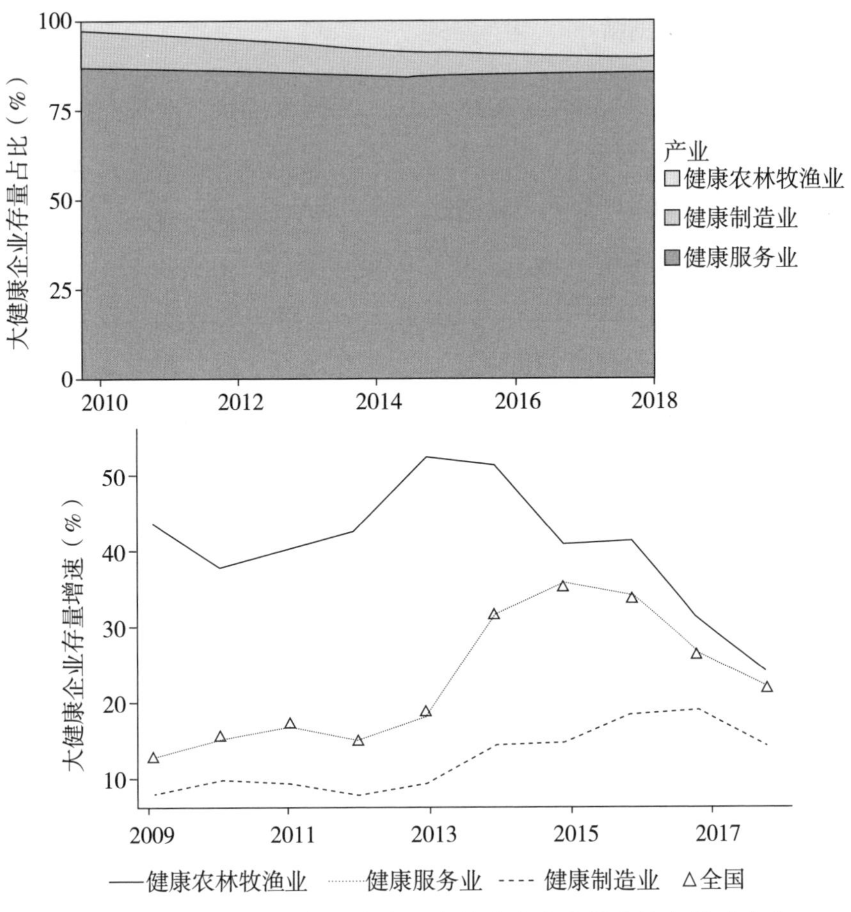

图 12　2009—2018 年三大产业大健康企业存量占比与增速变化

三、中国大健康产业的高质量发展趋势

本部分从创新和品牌化两个角度来考察中国大健康产业的高质量发展趋势。专利是企业的主要创新产出，是现代企业保护知识产权的主要手段，最能代表企业的技术创新状况。商标是企业保护自身品牌价值的主要途径，一个行业商标注册的情况，反映了该行业发展的成熟程度。下文将用专利授权①和注册商标两项指标，分析中国大健康产业地区企业的高质量发展情况和变化趋势。

① 专利包括发明专利、实用新型专利和外观设计专利三类。专利授权，即授权并公开发布的专利，在这里我们仅选用最能体现创新效用的发明专利这一维度。

（一）技术创新

统计结果显示，截至2018年底，全国大健康产业拥有的发明专利授权累计量[①]为52.80万件，占全国发明专利授权累计总量的11.21%；拥有的发明专利授权密度[②]平均为0.1126件/家，与全国发明专利授权密度水平[③]相比，低了0.0140件/家。

分行业来看，如图13，健康事务、健康环境管理与科研技术服务（H02）行业拥有的发明专利授权在全行业累计量最多，占整个大健康产业拥有的发明专利授权累计总量的37.11%。而医药制造（H09）行业拥有的发明专利授权密度在全行业水平最高，达到10.9765件/家，远远高于整个大健康产业的平均水平。

专利在行业间分布主要取决于行业特性，整个健康制造业的技术创新实力优势明显，除了医疗卫生机构设施建设（H12）行业略显不足外，其余三个行业，即医药制造（H09）行业、医疗仪器设备及器械制造（H10）行业，健康用品、器材与智能设备制造（H11）行业，无论是在发明专利授权数量上还是密度上，均表现突出。

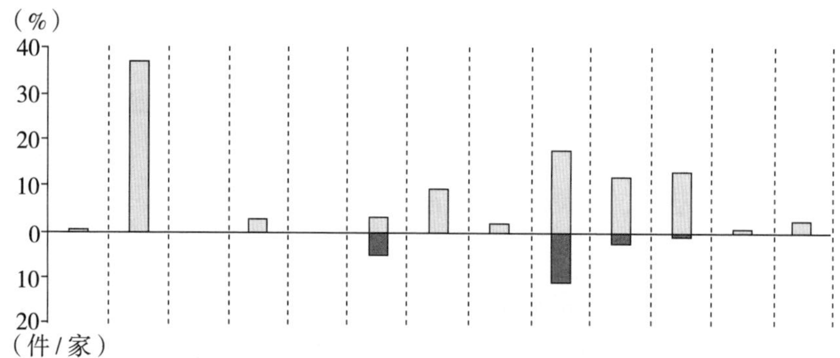

图13　2018年大健康产业拥有发明专利授权数量和密度的分行业分布

数据来源：专利数据来源于国家知识产权局，经企研数据整理。

---

① 专利授权累计数量指每年新增专利授权数量的累计求和值。

② 发明专利授权密度=发明专利授权累计量/企业存续数量。

③ 截至2018年底，全国拥有发明专利授权密度平均为0.1266件/家。

分地区来看，如图 14，不论是从发明专利授权累计量上看还是从密度上看，北京均处在全国领先地位，是大健康产业技术创新高

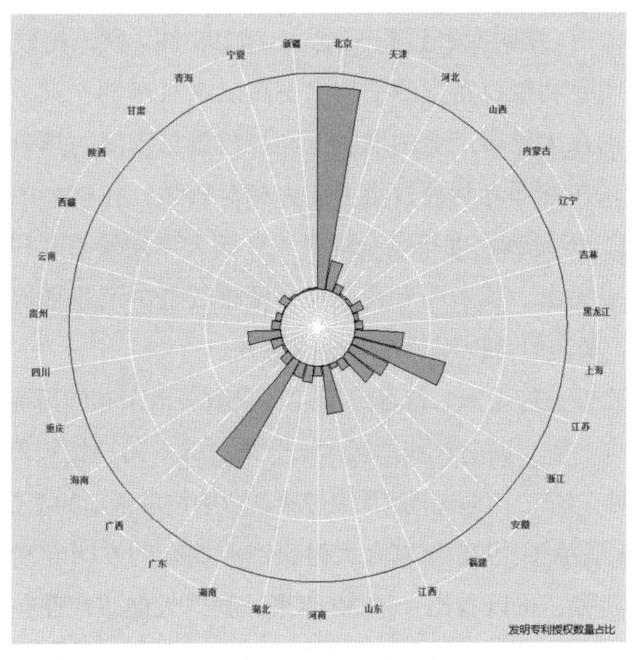

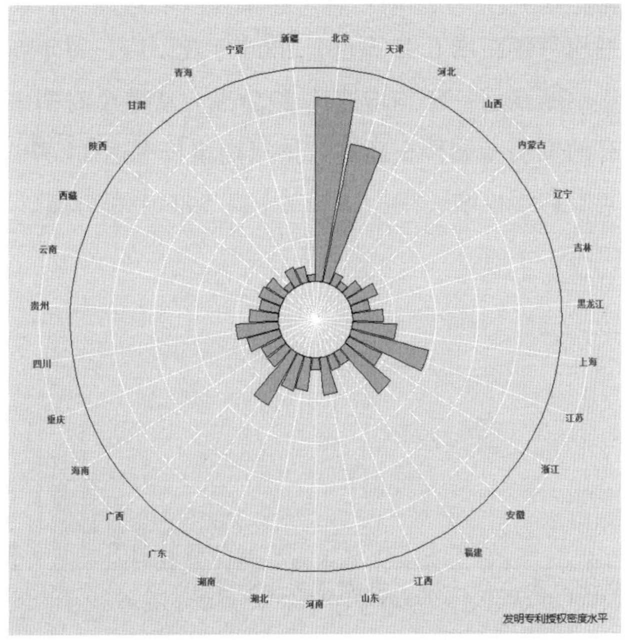

图 14　2018 年大健康产业拥有发明专利授权数量和密度的分省分布

地。这是因为北京是健康事务、健康环境管理与科研技术服务行业的示范引领地区，高技术企业集聚效应强。其中，该地区发明专利授权累计量达 13.13 万件，在大健康产业发明专利授权累计总量占比为 24.87%；发明专利授权密度达 0.4299 件 / 家，相较整个大健康产业发明专利授权密度的平均水平高出 0.3173 件 / 家。广东和天津两地分别在大健康产业的发明专利授权量与密度的排名中居全国第二，广东在发明专利授权量上实力相对较强，在整个产业的占比为 15.23%，但是其密度排名全国第五；而天津在发明专利授权密度上能力相对突出，其发明专利授权密度相较整个产业平均水平高出 0.2172 件 / 家，但是授权量排名全国第九。

除此之外，像上海、江苏、浙江、安徽、山东和四川等地，技术创新表现也不俗。以上这些地区大部分来自珠三角、长三角和京津冀地带，可见，这三个区域仍然是大健康产业中技术创新的主要聚集地。

图 15 展示了 1990 年以来大健康产业拥有的发明专利授权新增数量变化趋势，可以看出：近 30 年来，我国大健康产业技术创新成果不断凸显。在 2005 年以前，整个产业拥有的发明专利授权新增数量不大，平均每年新增 0.05 万件；2005 年及以后，每年新增发明专利授权数量不断高涨，年均增速达 29.96%。从整个时期来看，大健康产业拥有的发明专利授权新增数量年均增长率达 34.47%，比同期全产业发明专利授权增长率（28.61%）高 5.86 个百分点。

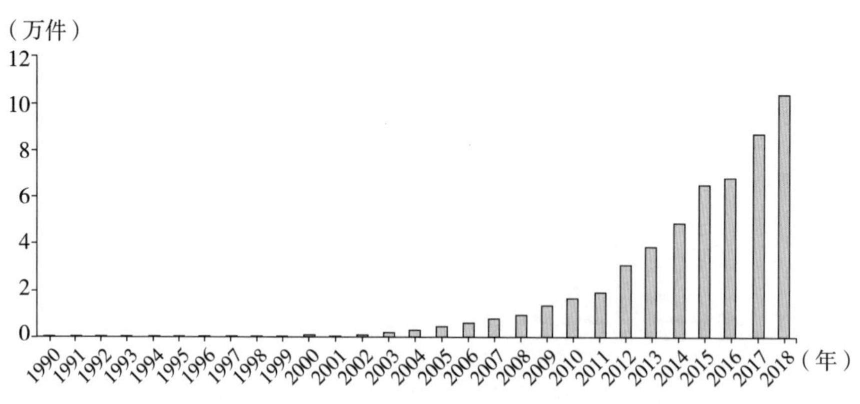

图 15　1990—2018 年大健康产业的发明专利授权新增数量

为了进一步展示全国大健康产业创新产出的分布演变情况，我们对 2009—2018 年的发明专利授权累计数量在各行业间结构变化进行分析。图 16 展示的是这十年全国大健康产业中每个行业大类所拥有的发明专利授权累计数量分别占整个大健康产业专利授权累计总量的相对比重变化情况，可以看出：健康事务、健康环境管理与科研技术服务行业在健康服务业中拥有的发明专利授权累计数量在全行业长年占比超过 25% 且仍在不断上升，从 2009 年的 27.89% 上升到 2018 年的 37.11%，表明该行业发明专利创新绩效逐年相对提升。而健康制造业，虽然发明专利创新成果总体较强，但相对趋于衰弱，医药制造行业，医疗仪器设备及器械制造行业，健康用品、器材与智能设备制造行业等拥有的发明专利授权累计数量占比均在下滑，整个时期分别下滑了 4.64 个百分点、10.55 个百分点和 1.97 个百分点，原因是这些行业发明专利授权累计量增速有所放缓，十年增速平均值分别低于全行业 3.71 个百分点、6.30 个百分点和 2.59 个百分点。（详见附表 4）此外，中药材种植、养殖和采集行业，智慧健康技术服务行业，药品及其他健康用品流通服务行业等拥有的发明专利授权累计数量的份额有所上涨，分别提升了 2.11 个百分点、2.35 个百分点和 4.57 个百分点。

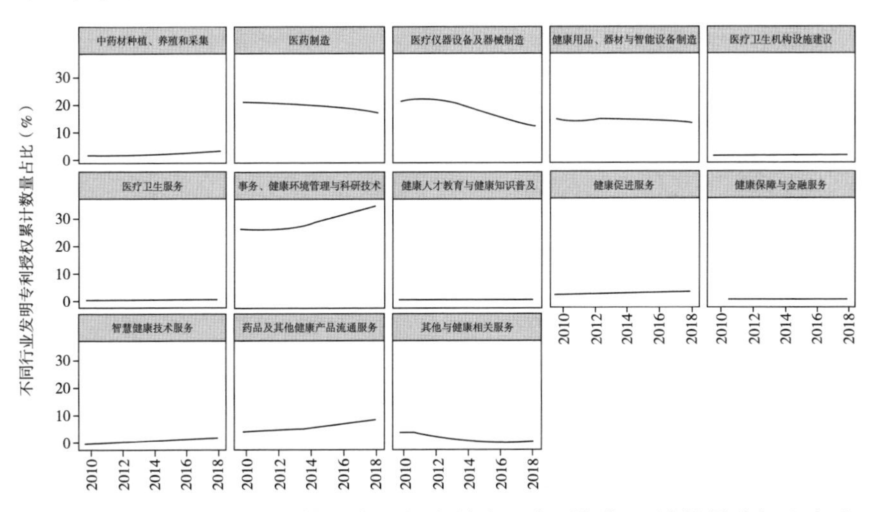

图 16 2009—2018 年大健康产业拥有的发明专利授权累计数量分行业占比

分地区来看，图 17 描绘了 2009—2018 年全国 31 个省的大健康产业所拥有的发明专利授权累计数量占整个大健康产业的发明专利授权累计总量比重情况，不难发现：长期以来，在大健康产业中，北京是拥有发明专利授权累计数量最多的省份，占全国大健康产业的 20% 以上。广东表现也“不俗”，拥有的发明专利授权累计数量占比在 10% 以上，但是呈下滑趋势，原因是十年来广东技术创新速度变缓，平均增速为 25.04%，低于全行业增速水平 5.78 个百分点。（详见附表 3）

除此之外，整个时期，大健康产业拥有的发明专利授权累计数量相对占比出现显著下滑的省份有天津和上海，分别下降了 1.17 个百分点和 2.95 个百分点；而大健康产业拥有的发明专利授权累计数量相对占比出现明显增幅的省份有江苏、浙江、安徽、山东和四川等省，其比重分别提升了 5.70 个百分点、1.43 个百分点、3.87 个百分点、1.25 个百分点和 0.86 个百分点。最后，经统计，全国共有 8 个省份的大健康产业所拥有的发明专利授权累计数量长期占比不超过 1%，分别是山西、内蒙古、海南、西藏、甘肃、青海、宁夏和新疆，但西藏、甘肃、青海、宁夏和新疆正在追赶，拥有发明专利授权累计量增速均值高于全产业水平。

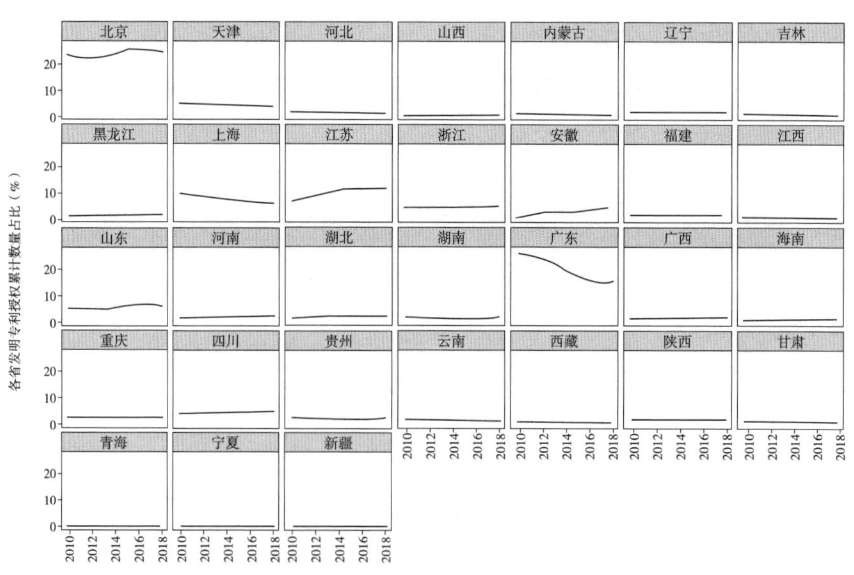

图 17　2009—2018 年大健康产业拥有的发明专利授权累计数量分省占比

（二）品牌建设

截至 2010 年，全国大健康产业拥有的注册商标累计数量为 261.73 万个，占全国注册商标累计数量的 19.21%，远超企业存量的占比。拥有注册商标的大健康企业存量有 43.66 万家，占大健康产业企业存量的 9.31%，这一结果与全国拥有注册商标企业存量的比重（7.35%）相比高 1.96 个百分点。可见与全国其他行业相比，大健康产业的品牌化建设水平相对较高，这与该行业的产品和服务供求双方存在很大的信息不对称有关，而品牌建设可以降低这种信息不对称对交易和产业发展的不利影响。

图 18 对比了大健康产业拥有注册商标累计数量和企业存量的地理分布，可以看出两者分布特征具有很强的一致性。2018 年，全国大健康产业拥有注册商标累计数量和企业存量最多的是广东省，其拥有注册商标累计数量和企业存量分别为 49.01 万件和 7.83 万家，占整个大健康产业相应总数的 18.73% 和 17.93%。除此之外，长三角地区的浙江、上海、江苏，以及京津冀地区的北京也表现出不错的高质量发展的软实力，这些地区拥有的注册商标累计数量和企业存量均较多。

分行业看，如图 19 所示药品及其他健康产品流通服务（H07）行业拥有的注册商标累计数量和企业存量最多，分别占整个大健康产业相应总数的 50.78% 和 62.16%。健康事务、健康环境管理与科研技术服务（H02）行业表现也不错，高质量发展软实力也相对突出。

图 20 是大健康产业拥有的注册商标新增数量变化趋势图。可知 1990—2018 年，整个大健康产业品牌建设快速发展。2009 年以前，新增注册商标数量变化不大，平均每年新增数量达 7.25 万个；2009 年及以后，新增注册商标数量增长明显，年均增速为 28.45%。整个时期看，大健康产业拥有的注册商标累计数量平均增长率达 34.08%，比同期全产业注册商标增长率（19.58%）高

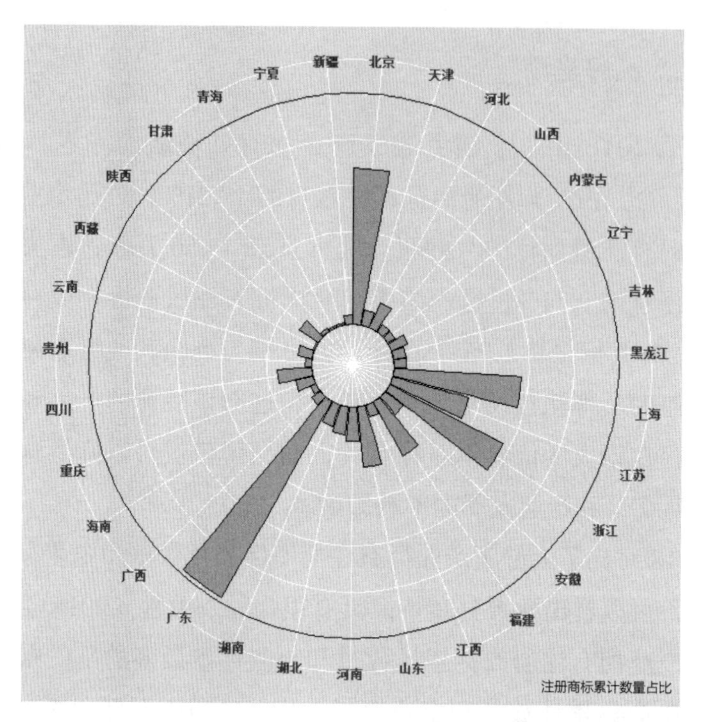

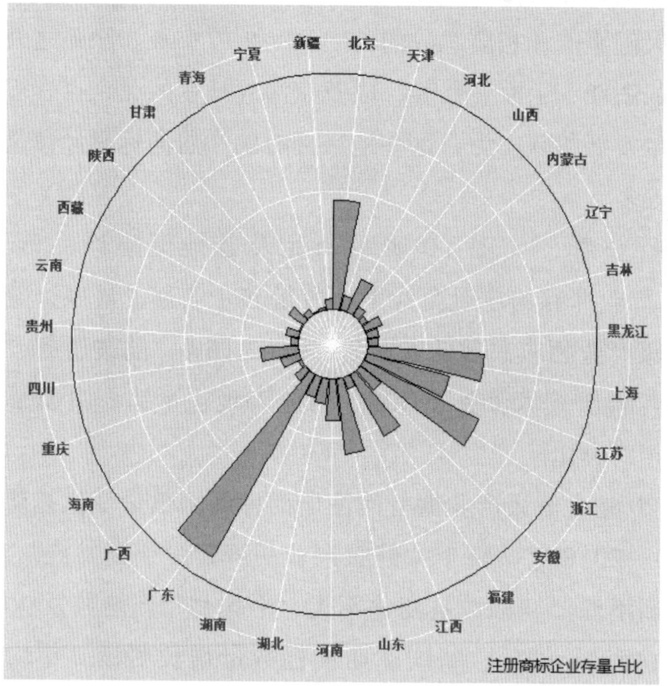

图 18　2018 年大健康产业拥有注册商标累计数量和企业存量分省占比

数据来源：商标数据源于国家知识产权局，经企研数据整理。

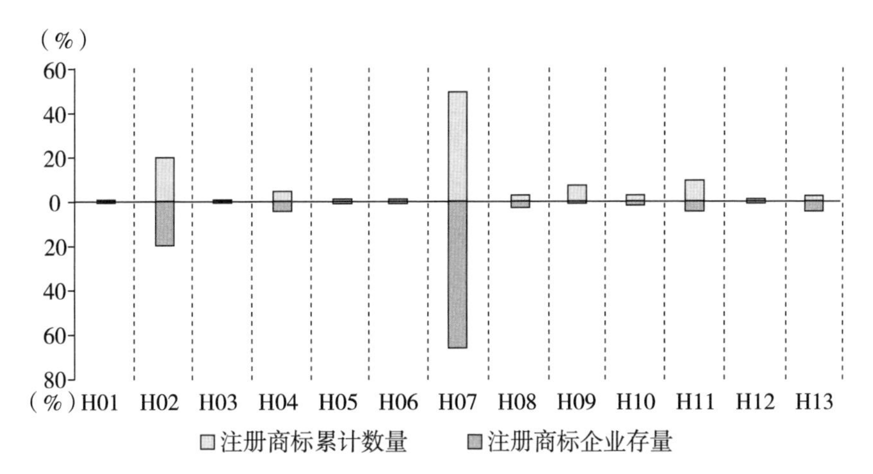

图 19　2018 年大健康产业拥有注册商标累计数量和注册商标企业存量分行业占比

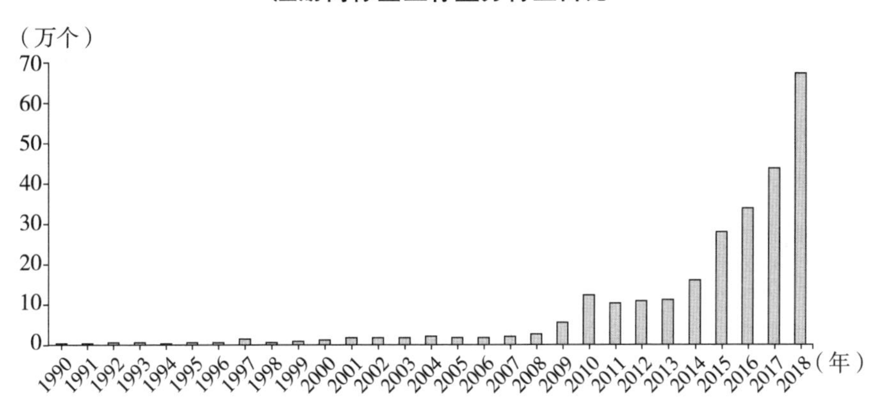

图 20　1990—2018 年大健康产业注册商标新增数量

14.50 个百分点。

图 21 展示了各地大健康企业拥有的注册商标累计数量占全国大健康产业注册商标累计总量的比重变化趋势。由图可知：广东是历年拥有注册商标数量最多的记录保持者，拥有的注册商标累计数量占全国注册商标累计总量的 15% 以上。北京、上海、江苏、浙江、福建、山东等地也是大健康产业品牌建设大户，拥有的注册商标累计数量占比在 5%—15% 之间，属于第二梯队。其中，北京和上海两市，历年注册商标累计数量占比不断提高，高质量发展软实力不断增强。

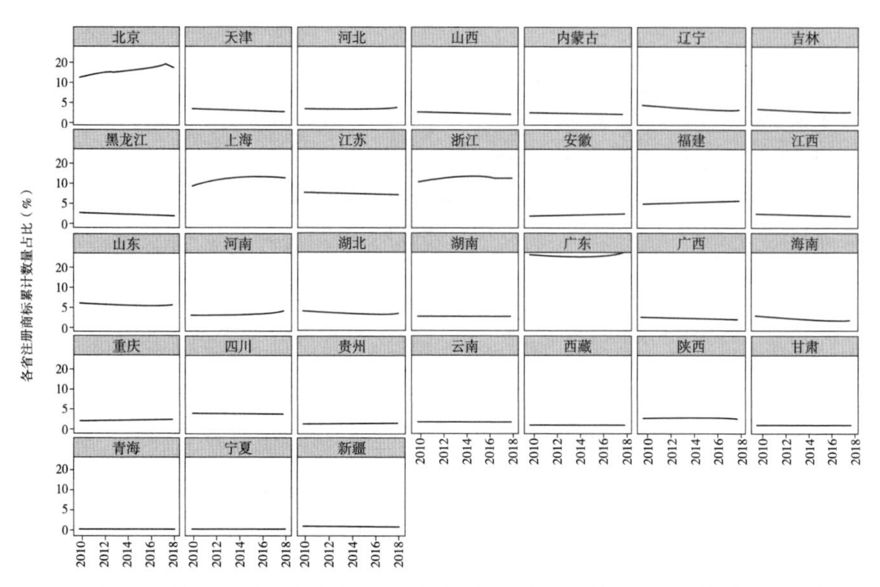

图 21　2009—2018 年大健康产业拥有的注册商标累计数量分省占比

另有近三分之一的省份拥有的注册商标累计数量占全国大健康产业注册商标累计总量的比重均出现不同程度的下滑，是大健康产业品牌建设的低速增长地区（详见附表 5），如天津、山西、内蒙古、辽宁、吉林、黑龙江、江西、湖北、广西和海南等，整个时期分别下降了 0.76%、0.43%、0.36%、1.21%、0.87%、0.88%、0.68%、0.85%、0.40% 和 1.20%。最后，像贵州、西藏、甘肃、青海、宁夏和新疆等拥有的注册商标累计数量占比常年在 1% 以下，品牌发展落后，其中，西藏和宁夏两省在追赶，增速高于全产业平均水平。

图 22 反映了全国大健康 13 个行业拥有的注册商标累计数量占全国大健康产业注册商标累计总量的比重变化情况。可以看出：药品及其他健康产品流通服务行业拥有的注册商标累计数量最多，且占全国的份额不断上升，是品牌建设高速增长行业，由 2009 年的 33.66% 升高至 2018 年的 50.78%。除此之外，拥有注册商标累计数量占比呈现上升趋势的行业还有中药材种植、养殖和采集行业，健康事务、健康环境管理与科研技术服务行业，其他与健康相关服务行业，整个时期分别提升了 0.87%、9.56% 和 1.63%。相反地，医药制造，医疗仪器设备及器械制造，健康用品、器材与智能设备制造

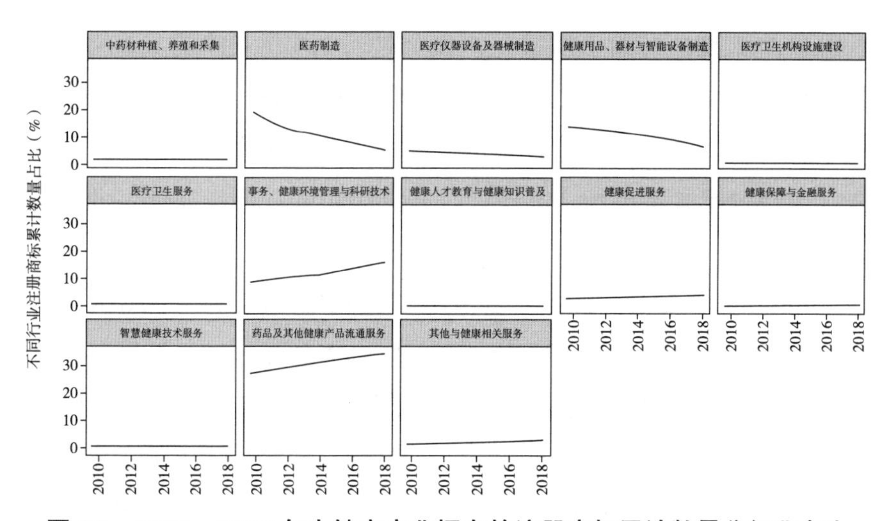

图 22　2009—2018 年大健康产业拥有的注册商标累计数量分行业占比

等行业相对占比出现了不同程度的下滑趋势，相应下滑了 18.16%、3.38% 和 9.63%，可见，健康制造业的品牌建设实力逐渐减弱。最后，是剩下的几个行业，历年拥有的注册商标累计数量占比较小，长年变化不大，发展相对滞后。

四、总结

本文利用全国大健康产业企业微观大数据，从企业数量规模、发明专利和商标注册三个维度，从数量和质量上全面考察了中国大健康产业的现状和发展趋势，以及地区、行业分布的演变历程。分析表明，现阶段我国大健康产业仍处于快速成长期，企业数量的扩张、创新产出的发展和品牌建设的进步，反映出我国大健康产业既有“量”的发展，还有“质”的进步。考虑到经济发展会带来对健康相关产品与服务需求的进一步上升，该产业对中国未来整体经济的贡献仍有很大提升空间。

从量的角度来看，截至 2018 年末，全国大健康产业企业存续数量占全国企业存续数量的 12.60%。其特点是整个产业以规模较小的私营企业为主。放眼 30 年前，大健康产业企业存量从占全国企业总量的2.25%开始不断攀升，整个时期年均增长率为6.18%。若按此增速发展，预计2025年大健康产业比重可达20%左右。分地区来看，2018年，大健康产业的企业数量分布格局是东南多，西北少，区域分布并不均衡。其中，广东、山东、江苏、浙江、北京和上海等地是大健康企业的聚集地，六省大健康产业企业存量合计占全国总数的46.32%，其中广东占比接近10%，且2009—2018年年均增速达26.46%，领先全国同期增速3.87个百分点。从行业层面看，2018年药品及其他健康产品流通服务行业拥有的企业存续数量在全行业中占比最高，达60%以上，但长期趋势趋于下滑，主要原因是增速放缓，平均增速低于全国1.26个百分点。相反，中药材种植、养殖和采集，健康人才教育与健康知识普及和智慧健康技术服务等行业成为十年来发展速度最快的行业，平均增速均在40%以上，说明原材料、人才和技术将可能是近期推动大健康产业发展的主要力量。

在高质量发展方面，截至2018年末，大健康产业拥有的发明专利授权累计数量和注册商标累计数量分别占全国发明专利授权累计总量的10%和全国注册商标累计总量的20%。相较技术创新而言，大健康产业更胜于品牌软实力建设。这与大健康产业提供的产品和服务存在供求双方信息不对称的问题有关。更长时期而言，全国大健康产业拥有的发明专利授权和注册商标的累计数量不断创历史新高，高质量发展成绩斐然。分地区看，北京是技术创新大省，也是健康事务、健康环境管理与科研技术服务行业的引领示范区，每年拥有发明专利授权累计数量最多，占全国的比重在20%以上；而广东是品牌建设大省，是以健康服务行业为主的引领示范区，每年拥有的注册商标累计数量最多，占全国的份额在15%以上。行业间，健康事务、健康环境管理与科研技术服务行业和药品及其他健康产品流通服务行业在发明专利授权和注册商标的创新绩效上各有所长，这可能与它们在整个产业链上所处的位置有关，前者的产业分工和竞争优势依赖于技术创新，后者的发展则更依赖于品牌建设。

（作者：叶武威，企研数据科技（杭州）有限公司研究员；何年华，企研数据科技（杭州）有限公司研究员；杨奇明，浙江理工大学经济管理学院讲师、企研数据科技（杭州）有限公司 CEO）

附表：

附表 1　2009—2018 年不同省份大健康企业存量增速变化（单位：%）

省份	2009	2010	2011	2012	2013	2014	2015	2016	2017	2018	平均值
北京	**19.82**	**16.98**	**17.77**	14.77	16.76	29.26	28.16	23.41	12.10	5.67	18.47
天津	**14.16**	10.85	11.19	9.43	10.92	22.80	32.07	30.99	18.78	17.66	17.89
河北	12.08	12.07	15.00	**17.06**	**26.00**	**39.23**	**42.83**	**45.38**	**28.39**	**24.68**	**26.27**
山西	10.16	12.06	16.46	**15.76**	**21.13**	31.01	**36.39**	33.62	25.97	20.36	22.29
内蒙古	7.69	**17.14**	**17.07**	12.50	16.67	**36.51**	**45.35**	**37.20**	**26.53**	18.89	**23.56**
辽宁	12.22	**17.33**	13.92	9.63	12.84	22.16	28.43	28.44	**32.69**	20.94	19.86
吉林	**16.87**	**15.46**	14.29	11.72	18.18	30.18	**37.27**	**38.41**	**26.79**	20.00	**22.92**
黑龙江	**14.79**	13.40	10.91	2.46	4.80	17.18	24.43	32.20	19.21	12.79	15.22
上海	11.24	**15.96**	15.60	12.90	14.59	25.23	23.52	18.15	15.78	10.15	16.31
江苏	11.04	13.45	15.29	13.11	15.02	29.78	**35.66**	**34.81**	**29.44**	21.48	21.91
浙江	**13.35**	**17.33**	**20.27**	14.33	**19.42**	28.72	25.36	30.45	**29.26**	**29.59**	**22.81**
安徽	11.19	**20.13**	**17.88**	**20.85**	**24.31**	**39.12**	**46.26**	**42.95**	**34.49**	**29.11**	**28.63**
福建	**15.25**	**20.10**	**23.67**	**20.13**	**23.35**	**43.21**	**48.52**	**38.95**	**33.16**	**24.73**	**29.11**
江西	**15.73**	14.56	**16.95**	**18.84**	**21.34**	31.16	**37.55**	**34.26**	**33.61**	**41.46**	**26.55**
山东	**13.51**	**16.23**	**17.13**	**15.90**	**19.75**	**34.59**	**42.55**	**37.73**	25.96	**23.12**	**24.65**
河南	**14.46**	9.75	11.84	10.88	18.04	**43.82**	**45.00**	**42.67**	**33.46**	**31.13**	**26.11**
湖北	5.48	14.29	16.29	**15.96**	**20.22**	23.83	30.57	33.24	27.87	20.10	20.79
湖南	8.33	13.02	13.09	12.96	12.70	29.45	**36.52**	**36.21**	**32.33**	**24.66**	21.93
广东	11.80	13.70	**19.81**	**16.76**	**23.56**	**36.70**	**37.98**	**43.46**	**33.34**	**27.45**	**26.46**
广西	**30.51**	**31.82**	**23.65**	**19.52**	**18.67**	28.37	**39.82**	30.83	20.57	16.47	**26.02**
海南	10.53	11.11	11.43	11.54	16.09	16.83	34.74	9.43	9.20	**48.42**	17.93
重庆	**13.13**	**22.32**	**26.28**	**23.70**	**21.96**	**37.16**	34.92	32.30	21.91	19.77	**25.35**
四川	5.52	11.08	14.96	14.22	**20.46**	**32.57**	**42.27**	**36.12**	23.12	18.34	21.87
贵州	**16.67**	**15.71**	**25.93**	**39.22**	**29.58**	**38.04**	**35.83**	**48.99**	**31.71**	**22.30**	**30.40**
云南	11.61	11.20	15.11	**15.63**	16.76	**34.26**	**42.76**	**34.54**	24.60	18.73	22.52
西藏	0.00	**33.33**	12.50	**22.22**	**27.27**	**35.71**	31.58	**68.00**	**33.33**	**26.79**	**29.07**
陕西	11.17	5.94	11.21	13.18	12.67	24.62	32.68	29.23	**28.73**	**27.29**	19.67
甘肃	10.67	**15.66**	**18.75**	**17.54**	**38.06**	**41.08**	**42.91**	**39.68**	23.20	**26.48**	**27.40**
青海	6.25	**17.65**	15.00	8.70	**24.00**	**35.48**	**38.10**	**55.17**	**28.89**	16.38	**24.56**

续表

省份	2009	2010	2011	2012	2013	2014	2015	2016	2017	2018	平均值
宁夏	**14.29**	12.50	16.67	**16.67**	**22.45**	**36.67**	**60.98**	22.73	9.88	16.85	**22.97**
新疆	–4.62	9.68	11.03	11.92	14.20	23.83	32.22	33.86	**27.19**	14.13	17.34
全国	12.37	14.94	16.70	14.83	18.56	31.41	35.36	33.93	26.09	21.75	22.59

注：“全国”指全国大健康产业企业存量整体增速值。上述表格中数值加粗均表示当年大健康企业存量各省增速高于全国大健康产业企业存量整体增速值。

附表 2　2009—2018 年各行业大类大健康企业存量增速变化（单位：%）

行业大类	2009	2010	2011	2012	2013	2014	2015	2016	2017	2018	平均值
中药材种植、养殖和采集	**43.48**	**37.58**	**39.65**	**42.59**	**52.43**	**51.23**	**40.60**	**40.96**	**30.65**	**23.83**	**40.30**
医药制造	4.48	2.86	5.56	1.32	5.19	1.23	1.22	3.61	4.65	–5.56	2.46
医疗仪器设备及器械制造	7.34	6.84	7.20	5.22	7.09	7.28	8.02	10.86	11.34	8.80	8.00
健康用品、器材与智能设备制造	8.12	11.07	9.25	8.47	9.31	16.76	16.94	19.52	19.36	13.82	13.26
医疗卫生机构设施建设	**13.33**	**23.53**	**19.05**	**16.00**	**20.69**	**40.00**	32.65	**44.62**	**40.43**	**34.09**	**28.44**
医疗卫生服务	3.17	4.62	6.86	8.72	11.39	19.32	29.21	32.92	**32.90**	**30.74**	17.99
健康事务、健康环境管理与科研技术服务	18.75	**19.30**	**19.44**	**18.06**	**20.05**	**36.68**	**38.91**	**40.37**	**33.94**	**27.20**	**27.27**
健康人才教育与健康知识普及	**25.00**	0.00	0.00	**20.00**	16.67	**71.43**	**66.67**	**95.00**	**71.79**	**73.13**	**43.97**
健康促进服务	**14.74**	**16.21**	**17.11**	14.83	**19.77**	31.37	34.70	**38.23**	**39.48**	**36.73**	**26.32**
健康保障与金融服务	**20.00**	**16.67**	**28.57**	11.11	**30.00**	**38.46**	33.33	20.83	13.79	3.03	21.58

续表

行业大类	2009	2010	2011	2012	2013	2014	2015	2016	2017	2018	平均值
智慧健康技术服务	**100**	0.00	**50.00**	0.00	**33.33**	25.00	**40.00**	**42.85**	**60.00**	**87.50**	**43.87**
药品及其他健康产品流通服务	11.55	14.46	16.51	13.84	17.13	30.35	**35.51**	32.42	22.75	18.73	21.33
其他与健康相关服务	**18.29**	**22.68**	**20.17**	**23.08**	**26.70**	**52.91**	**49.56**	**53.14**	**56.72**	**40.44**	**36.37**
全国	12.37	14.94	16.70	14.83	18.56	31.41	35.36	33.93	26.09	21.75	22.59

注："全国"指全国大健康产业企业存量整体增速值。上述表格中数值加粗均表示当年大健康企业存量各省增速高于全国大健康产业企业存量整体增速值。

附表 3　2009—2018 年不同省份大健康产业拥有发明专利授权累计量增速均值（单位：%）

类型	省际间十年增速平均水平					
高速增长	安徽（61.91）	宁夏（47.18）	青海（45.83）	江苏（41.31）	黑龙江（41.27）	广西（39.92）
	福建（39.18）	湖南（38.02）	新疆（37.71）	河南（37.31）	甘肃（37.20）	浙江（36.03）
	湖北（35.92）					
中高速增长	山东（34.53）	西藏（34.29）	四川（34.03）	重庆（32.87）	陕西（32.73）	北京（31.02）
中低速增长	山西（29.86）	辽宁（28.27）	天津（27.28）	海南（26.69）	河北（26.32）	上海（25.78）
	广东（25.04）					
低速增长	贵州（24.38）	内蒙古（24.24）	云南（21.90）	吉林（21.05）	江西（18.72）	

注：括号内是各省大健康产业 2009—2018 年拥有发明专利授权累计量增速平均值。全国大健康产业这十年发明专利授权累计总量整体增速平均值为 30.82%，我们定义高速增长的增速区间为 35% 以上，中高速增长的增速区间为 30.82%—35%，中低速增长的增速区间为 25%—30.82%，低速增长的增速区间为 25% 以下。

附表 4　2009—2018 年各行业大健康产业拥有发明专利授权累计量增速均值（单位：%）

类型	行业间十年增速平均水平	
高速增长	智慧健康技术服务（52.24）	医疗卫生机构设施建设（50.47）
	中药材种植、养殖和采集（46.98）	医疗卫生服务（43.05）
中高速增长	健康促进服务（38.79）	药品及其他健康产品流通服务（38.67）
	健康事务、健康环境管理与科研技术服务（35.16）	
中低速增长	健康保障与金融服务（28.83）	健康用品、器材与智能设备制造（28.23）
	健康人才教育与健康知识普及（27.38）	医药制造（27.11）
低速增长	医疗仪器设备及器械制造（24.52）	其他与健康相关服务（19.98）

注：括号内是各行业大健康产业 2009—2018 年拥有发明专利授权累计量增速平均值。全国大健康产业这十年拥有的发明专利授权累计总量整体增速平均值为 30.82%，与省际间定义略有不同，这里我们调整高速增长的增速区间为 40% 以上，中高速增长的增速区间为 30.82%—40%，中低速增长和低速增长的增速区间不变。

附表 5　2009—2018 年不同省份大健康产业拥有注册商标累计量增速均值（单位：%）

类型	省际间十年增速平均水平					
高速增长	安徽（36.51）	河南（34.67）	宁夏（32.11）	北京（31.86）	福建（31.20）	上海（31.04）
	重庆（30.78）					
中高速增长	浙江（29.90）	河北（29.83）	湖南（29.54）	西藏（29.11）	广东（28.80）	云南（28.46）
中低速增长	山东（28.06）	甘肃（27.07）	江苏（26.98）	四川（26.71）	陕西（26.60）	贵州（26.45）
	新疆（25.87）					

续表

类型	省际间十年增速平均水平					
低速增长	内蒙古（24.96）	青海（24.35）	湖北（24.09）	江西（23.88）	广西（23.62）	山西（23.31）
	天津（22.25）	黑龙江（20.72）	吉林（20.62）	辽宁（20.61）	海南（15.53）	

注：括号内是各省大健康产业2009—2018年注册商标累计量增速平均值。全国大健康产业这十年注册商标累计总量整体增速平均值为28.45%，我们定义高速增长的增速区间为30%以上，中高速增长的增速区间为28.45%—30%，中低速增长的增速区间为25%—28.45%，低速增长的增速区间为25%以下。

附表6　2009—2018年各行业大健康产业拥有注册商标累计量增速均值（单位：%）

类型	行业间十年增速平均水平	
高速增长	健康人才教育与健康知识普及（75.64）	医疗卫生服务（40.61）
	智慧健康技术服务（38.03）	健康保障与金融服务（38.03）
	健康事务、健康环境管理与科研技术服务（37.86）	中药材种植、养殖和采集（37.34）
	其他与健康相关服务（37.27）	
中高速增长	药品及其他健康产品流通服务（34.02）	健康促进服务（33.07）
中低速增长	医疗卫生机构设施建设（24.87）	
低速增长	健康用品、器材与智能设备制造（18.65）	医疗仪器设备及器械制造（18.20）
	医药制造（11.72）	

注：括号内是各行业大健康产业2009—2018年注册商标累计量增速平均值。全国大健康产业这十年注册商标累计总量整体增速平均值为28.45%，与省际间定义略有不同，这里我们调整高速增长的增速区间为35%以上，中高速增长的增速区间为28.45%—35%，中低速增长的增速区间为20%—28.45%，低速增长的增速区间为20%以下。

互联网医疗：从“野蛮生长”到“规范创新”

进入新时代，“互联网 +”成为赋能与重塑医疗健康体系的关键创新要素。过去的十年里，在政策端和行业端取得的突破性进展中，互联网医疗从“野蛮生长”到“规范创新”，逐渐形成具有鲜明价值逻辑和丰富应用场景的发展路径。而在新冠疫情冲击带来的重大变局中，中国互联网医疗行业充分把握客观发展机遇，通过集聚服务资源、优化服务效率、提升用户体验、推进健康治理，充分发挥出破除资源约束、降本增效、方便快捷等价值效能，逐步形成聚焦“以人民健康为中心”的行业价值共识。

“互联网 + 医疗健康”是信息化时代医疗健康要素与网络信息技术要素交互构成的活动集合。广义的“互联网 +”医疗是指借助互联网、物联网、大数据等载体和技术实现个体健康的全生命周期覆盖，并与咨询、诊疗、康复、保健、预防等全流程深度融合，进而形成的一种基于新型业态的健康服务体系。

在政策、行业和用户形成三重动力的过程中，我国逐渐形成了政策端适时响应、行业端回归理性、用户端认知转变的基本格局，这为互联网医疗围绕用户真实需求、建立以健康为中心的长效发展机制提出了新要求和新挑战。而相关监管细则的出台和行业自律的实践则为互联网医疗行为回归医疗本质指明路径，“规范”和“创新”成为新时代互联网医疗发展的关键词。

一、三重动力助推互联网医疗全面发展

在行业、政策与用户形成三重动力的当下，中国互联网医疗行业充分抓住发展机遇，政策端适时响应，在鼓励中推动规范；行业端回归理性，在规范中谋求发展；用户端认知转变，在体验中提出服务需求，三者共同助推我国互联网医疗行业全面发展。

（一）行业动力：自发探索与模式创新

2018 年以前，在互联网医疗监管政策尚未明确的背景下，我国互联网医疗的发展主要由先行企业和一些走在前沿的医疗机构推动，互联网医疗相关主体进行自发探索和创新是这一阶段的基本特征。

这一阶段，我国互联网医疗市场规模快速扩张、覆盖范围不断扩大。以移动医疗为例，2013 年，我国移动医疗市场规模为 19.8 亿元，2017 年增长至 230.7 亿元。翻了近 11 倍。（详见图 1）2013—2015 年是互联网医疗的高速发展阶段，投融资比重显著增加。特别是 2014 年，各大机构对互联网医疗企业的投资总额超过 40 亿美元，几乎相当于 2011—2013 年的投资总和[①]；互联网医疗行业融资事件 103 起，融资额高达 14 亿美元。

服务内容方面，这一阶段互联网医疗行业相关企业实现了从提供信息查询服务到发展医药电商服务，从挂号服务到提供轻问诊咨询服务，并进一步探索更深层次医疗服务的转变。一方面，在线问诊日益成为互联网医疗行业的热门领域。如好大夫、丁香园、春雨医生、微医等平台纷纷进入在线问诊领域，致力于提高诊疗效率、改善就医体验、满足患者异地问诊的需求；另一方面，互联网医院也在这一阶段开始萌芽，越来越多的互联网医院如雨后春笋般迅速发展壮大。2015 年 12 月，我国第一家互联网医院——乌镇互联

① 赵平：《41 亿美元的投资新高　Rock Health2014 互联网医疗投资年度回顾》，动脉网，2015 年 1 月 7 日，https://www.vbdata.cn/8792。

网医院在浙江乌镇正式落地，开启了互联网医疗健康的全新探索模式。据统计，截至 2016 年 11 月，全国互联网医院已有 36 家，其中以“互联网企业共建互联网医院模式”与“信息技术服务商共建模式”为主。[①] 由于这一阶段互联网医疗行业的业务范围尚未接触太多真实的医疗问题，因此政府部门的监管力度也相对较小。同时，百度、阿里、腾讯、360 等很多互联网巨头纷纷涉足互联网医疗领域。海量流量渗入，行业发展迎来新纪元。

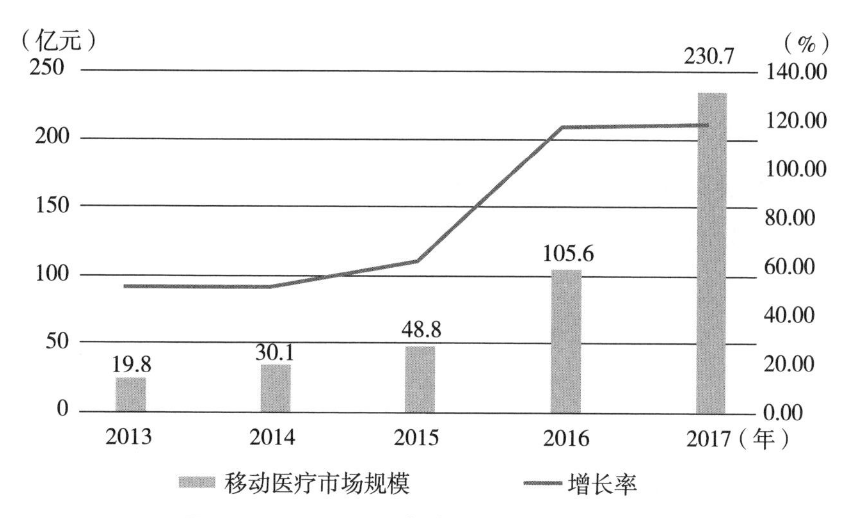

图 1　2013—2017 年中国移动医疗市场规模

数据来源：芮晓武主编：《中国互联网健康医疗发展报告（2017）》，社科文献出版社 2017 年版。

（二）政策动力：行业迎来发展利好

2018 年，互联网领域相关政策导向逐渐明确，积极的政策信号助推形成互联网医疗发展的多重利好，被称为互联网医疗的“政策元年”。国务院办公厅发布的《关于促进“互联网 + 医疗健康”发展的意见》（下称《意见》）就健全服务体系、完善支撑体系、加强行业监管和安全保障三方面提出具体要求，既是对社会需求作出的积

① 芮晓武主编：《中国互联网健康医疗发展报告（2017）》，社科文献出版社 2017 年版。

极响应，也是对互联网企业、医疗机构和地方政府创新探索经验的阶段性总结和提升，鼓励创新、包容审慎的政策导向既是互联网医疗的驱动器也是制动器。

同年9月,《互联网诊疗管理办法（试行）》《互联网医院管理办法（试行）》《远程医疗服务管理规范（试行）》三个互联网医疗试行规范的发布使重点领域的政策框架日益清晰。2019年，国家医保局发布的《关于完善“互联网+”医疗服务价格和医保支付政策的指导意见》，确定了监管要求和政策归属，以及首诊、处方药等存在风险的服务红线。这一阶段，国家卫健委还批复同意与宁夏共同建设全国首个“互联网+医疗健康”示范区，打破了我国互联网医疗行业发展医保支付缺位的瓶颈。同时，山东、陕西、海南、浙江等地相继发布互联网医疗发展相关行动计划，进一步优化了各地区互联网医疗政策环境。

此外，政府部门还出台了一系列配套措施保障互联网医疗的信息安全。如2018年先后发布了《国家健康医疗大数据标准、安全和服务管理办法（试行）》和《关于进一步推进以电子病历为核心的医疗机构信息化建设工作的通知》，在保障信息安全的条件下提高医疗数据的互联互通水平，明确了相关单位及个人在健康医疗大数据方面的权责，对规范数据管理、保障数据安全、提高数据利用效率等方面具有重要意义。

在积极的互联网政策引导下，我国互联网医院也迎来建设高潮。2019年我国共建设互联网医院148家，超过了2014—2018年互联网医院的建设总和。互联网医院的建设与发展，不仅为患者提供了全方位的，覆盖诊前、诊中、诊后全流程的健康服务保障，而且为医生提供了更大的发挥个人价值的平台。

2019年以后，行业的规模化增长和新冠疫情的发生共同促进医保支付政策与“互联网+”医疗服务相衔接。2019年8月国家医疗保障局《关于完善“互联网+”医疗服务价格和医保支付政策的指导意见》在价格项目管理、形成机制和支付政策方面给出明确意见。

为响应疫情期间形成的大量远程就医需求，2020 年 2 月《关于推进新冠肺炎疫情防控期间开展“互联网 +”医保服务的指导意见》允许互联网医院或经批准开展互联网诊疗活动的定点医疗机构为参保人员提供的常见病、慢性病线上复诊服务纳入医保基金支付范围。2021 年 9 月《关于“十四五”全民医疗保障规划的通知》将完善“互联网 + 医疗健康”医保管理服务作为工作要点，通过医保管理服务优化线上医疗行为，形成比较完善的“互联网 + 医疗健康”医保政策体系、服务体系和评价体系。

（三）用户动力：危机中凸显价值

新冠疫情的暴发以及必要的社交隔离措施，客观上为互联网医疗发挥无接触、快速响应、突破地理空间壁垒等功能提供了契机。而形成互联网医疗发展机遇的核心规律，在于数字经济本身具备的便捷性、可及性特征能够为防范和化解疫情重大风险提供助力，发挥其调动和运用最广泛资源的作用。

从需求端来看，社交隔离带来了用户线上就医的客观需要，从线上就医体验中，用户获得了新的认知，新的认知则将使用户逐步形成持续使用线上医疗服务的习惯，从而对其长期使用行为起到推动作用。同时，新的互联网医疗认知会助推用户形成新的服务需要和需求，给行业创新带来新思维和新机遇。疫情期间，无论是在发热等疑似症状的线上问诊方面，还是在慢性病管理咨询方面，用户需求成为引导互联网医疗提供相应服务的第一动力，也成为长期助推互联网医疗提供更多便民创新服务的内生动能。

从供给端来看，一是互联网医疗平台企业积极参与疫情防控，履行社会责任。例如，众多互联网医疗健康企业，第一时间开通抗疫专项服务通道或抗疫电话专线，提供面向疫区及全国的线上医疗咨询服务。2020 年 1 月 26 日至 4 月 30 日，京东健康互联网医院累计免费服务用户超 1000 万人次，日均问诊量达 12 万，从平台在线问诊数据看，可以发现疫情催生的服务需求确实给平台问诊数量带来明显提升，疫情相关科室的问诊量增长则更为显著；丁香园为方便公众查询疫情实况提供全国疫情地图和动态播报服务；好大夫在线与超过200家“线上社区”打通接口，将医生服务输送到更广泛的需求端；医联联合公立医院进行专科咨询服务，推出呼吸专科咨询绿色通道，截至2020年2月集结全国慢病专科医生5万余人，累计服务患者56万人。诸多平台企业共同努力，形成了一道抗击疫情的互联网防线。据前瞻产业研究院数据显示，2020年春节期间互联网医疗在线问诊领域独立App日活峰值达到671.2万，较2019年同比增长31%，充分体现疫情期间用户的在线诊疗参与度获得较大程度提升。二是公立医院积极运用互联网技术投入防控，并加快入场开发建设自营互联网诊疗服务平台。如台州医院搭建了集成在线图文咨询、视频咨询、远程会诊、电话热线、微信小程序等互联网医疗方法的“新冠肺炎防治专线”，并通过商会等渠道参与企业复工复产的防疫指导工作，累计服务8万余次，从随访服务人员中发现6例确诊病例和1990例疑似病例，体现出在病例诊断和流行病控制方面的重要作用。平台企业和公立医院对线上载体与线下医疗资源进行结合的诸多努力，直接使互联网医疗成为抗疫“第二战场”。

在疫情催化互联网医疗加速发展和人民健康服务需求进一步加强的背景下，相关政策的价值导向也逐渐明晰。2021年政府工作报告明确指出，促进“互联网＋医疗健康”规范发展；同年10月，国家卫健委发布《关于互联网诊疗监管细则（征求意见稿）》公开征求意见的公告，延续了全程追溯、责任倒追的监管原则，明确了互联网诊疗回归医疗服务的根本定位，保障医疗质量和安全，同样体现了始终服务于人民（用户）健康需求的核心要义。

进入推动“互联网＋医疗健康”高质量发展的新阶段，通过行业自律和监管规范让互联网诊疗回归“严肃医疗”本质成为政府、市场和患者的共同呼吁。2022年2月，经过多次征求意见的《互联网诊疗监管细则（试行）》发布，强调了医疗机构的主体责任，明确了互联网诊疗行为的监管同线下诊疗行为相一致，这一细则结合现实情况提出了针对互联网医疗作为新服务的监管要求，同时适应了互联网监管的新形势，突出了信息安全以及运用信息手段监管的重要性，纳入了处方审核、隐私保护、诊疗质量安全等社会关注的监管要点，有利于“互联网+医疗健康”从业者明确运营和管理互联网医疗平台的边界。

总而言之，在政策、行业和用户的共同作用下，互联网医疗聚焦“以人民健康为中心”越来越成为行业价值共识，平台企业积极应对变局、响应人民需求的社会责任价值得到充分体现。

（四）互联网医疗发展现状与规模

经过十余年的探索与发展，中国互联网医疗行业已经生长为一个涵盖各健康服务要素、集成各医疗服务领域的较为完整的生态。

首先，在线医疗已具备一定市场规模且增长势头正盛。根据沙利文咨询数据显示，疫情前我国互联网医疗市场稳步增长，2019年市场规模230亿元；疫情暴发后，互联网医疗行业呈现井喷式增长，市场规模达到470亿元，相较于上年增长104%。而据艾媒咨询《中国互联网医疗行业发展白皮书》更为乐观的测算，2020年中国移动医疗健康市场规模达到544.7亿元，预计2024年超过800亿元。其次，在线医疗已初步形成用户基础，疫情催生的健康服务需求正在释放。据中国互联网信息中心《中国互联网络发展状况统计报告》数据显示，截至2021年6月，我国在线医疗网民规模高达2.39亿，较2020年12月增长2453万，占整体网民的23.7%。相应的，国家卫健委数据显示，已经有超过20%的中国医生进入互联网医疗平台提供在线医疗服务，7700余家二级以上医院提供相应的网上诊疗服务。而互联网医院作为一种开展线上问诊的重要依托主体，正在发挥着重要的作用。据国家卫健委不完全统计，截至2021年6月，全国互联网医院已达1600余家。据国家远程医疗与互联网医学中心《2021中国互联网医院发展报告》数据显示，综合医院成为互联网医院建设的主体，占比近七成，此外专科医院、中医医院也在加速

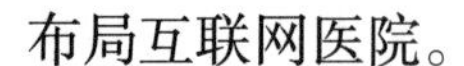

布局互联网医院。

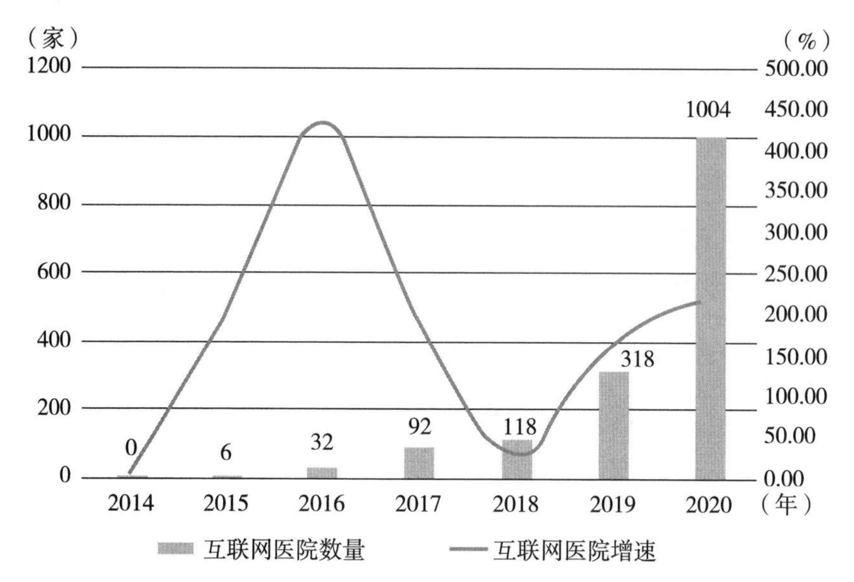

图 2　2014—2020 年全国累计互联网医院数量及增速

数据来源：国家卫生健康委员会、艾媒数据中心（不完全统计）。

与此同时，“互联网 +”医药和医保也获得了长足发展。医药方面，根据《2020 互联网医疗行业研究报告》显示，截至 2020 年我国已发放互联网药品交易服务牌照 992 张，网上药品交易服务趋于成熟。据药链圈数据显示，医药电商市场交易规模在 2020 年已经超过 1800 亿元，同比增长超过 90%。互联网健康险则对基本医疗保障形成了重要的补充作用，如大病众筹、网络互助险等均为满足个性化的健康管理服务需求提供了丰富的产品形式。据《2020 年互联网人身保险市场运行情况分析报告》数据，互联网健康险实现规模保费 374.8 亿元，同比增长 58.8%，成为增速最快的险种之一。

二、突破：政策驱动互联网医疗规范创新

（一）突破性政策

2018 年被称为互联网医疗“元年”。4 月，国务院办公厅发布的《关于促进“互联网 + 医疗健康”发展的意见》明确了鼓励发展的

政策导向。随后，国家卫健委出台了关于互联网诊疗、互联网医院、远程医疗的三个试行管理规范，定义了互联网医院和实体医疗机构的关联、互联网医院的法律责任、互联网医疗活动的准入程序管理以及首诊、处方药等存在风险的服务红线。这些相关规范的出台使我国在互联网医疗服务监管领域走在了世界前列，对促进我国互联网医疗发展有着积极的作用。以 2018 年为起点，全国层面进一步在“互联网 + 医疗服务”药品、医疗服务价格、医保支付、项目技术规范等方面出台了相应的政策，以支撑并完善“互联网 + 医疗服务”的发展。尤其在新冠疫情期间，国家卫健委先后发布了若干重要文件，要求充分利用疫情之中“互联网 + 医疗”的优势，“互联网 + 医疗服务”得到了前所未有的重视。

突破一：2018 年 4 月 28 日，国务院办公厅印发《关于促进“互联网 + 医疗健康”发展的意见》，指出要推进互联网与医疗健康的深度融合，缓解看病就医难题，提高人民健康水平。该意见释放了很多市场期待已久的政策，比如允许依托医疗机构发展互联网医院；允许在线跟踪部分常见和慢性病患者的病情；支持有资质的第三方机构搭建互联网信息平台，开展远程医疗；对线上开具的常见病、慢性病处方药经药师审核后，医疗机构和医药经营企业可以委托有资质的第三方机构进行配送；推进人工智能新技术的研发和应用；等等。总体而言，该意见明确要求发展“互联网 + 医疗健康”，特别是对互联网企业给予相关的支持和鼓励，对市场是利好。

突破二：2018 年 9 月 14 日，国家卫生健康委员会和国家中医药管理局组织制定了《互联网诊疗管理办法（试行）》《互联网医院管理办法（试行）》和《远程医疗服务管理规范（试行）》，将“互联网 + 医疗服务”按人员和服务方式分为三类：远程医疗、互联网诊疗活动和互联网医院；阐明互联网医院的性质及其与实体医疗机构的关系；定义互联网医院和互联网诊疗活动准入监管；明确互联网的法律责任关系。这四点体现了责任可追查的基本原则，能更加明晰地分类管理，利用创新的监管手段，同时也可以激发互联网医疗行业的创新活力。三个文件发布后，上海市、宁夏回族自治区、吉林省、安徽省、江西省、四川省、海南省等多个省市卫健委也结合各地区实际情况制定了相应的互联网诊疗及互联网医院管理办法。

突破三：为促进互联网与医保协同，2019 年 8 月 30 日，国家医保局发布了《关于完善“互联网 +”医疗服务价格和医保支付政策的指导意见》，明确了互联网医疗纳入医保支付的整体性原则，主要体现在三大方面：一是明确了“互联网 +”医疗服务价格项目的管理原则，二是提出了“互联网 +”医疗服务价格的形成机制，三是明确了“互联网 +”医疗服务的医保支付政策。

突破四：2022 年 3 月，针对互联网诊疗监管中面临的突出问题，国家卫健委制定了《互联网诊疗监管细则（试行）》，适用于开展互联网诊疗活动的医疗机构中明确了互联网诊疗的医药、医疗、技术等监管要求，强调了实体医疗机构在互联网诊疗中的核心地位，致力于让互联网诊疗回归诊疗本质，推动互联网诊疗进入高质量发展阶段。

突破五：2020 年 11 月，国家医保局出台了《关于积极推进“互联网 +”医疗服务医保支付工作的指导意见》，标志着我国互联网医疗纳入医保支付正式进入实践阶段。在早前互联网医疗支付相关文件的基础上，该意见明确了我国“互联网 +”医疗服务医保协议管理的范围、医保定点的申请条件及结算对象范围，进一步完善了总额预算的管理办法，回答了“互联网 +”医疗服务怎样纳入医保支付、如何支付的问题，同时对监管提出了更高的要求。

突破六：随着我国电子商务的快速发展，网络销售活动也日趋活跃。为完善“互联网 +”药品供应保障服务，2022 年 9 月 1 日，市场监管总局发布了《药品网络销售监督管理办法》，对药品网络销售管理、第三方平台管理及责任履行、监督检查措施及法律责任作出规定，进一步规范了药品网络销售行为，保障了网络销售药品的质量安全以及人民群众的用药安全，切实维护了人民群众的生命安全与身体健康。

表 1　全国“互联网 + 医疗服务”相关政策

颁布时间	发文单位	政策名称
2022 年 8 月 3 日	国家市场监督管理总局	《药品网络销售监督管理办法》
2022 年 2 月 8 日	国家卫生健康委 国家中医药管理局	《互联网诊疗监管细则（试行）》
2020 年 12 月 4 日	国家卫生健康委、国家医疗保障局、国家中医药管理局	《关于深入推进“互联网 + 医疗健康”“五个一”服务行动的通知》
2020 年 10 月 24 日	国家医疗保障局	《关于积极推进“互联网 +”医疗服务医保支付工作的指导意见》
2020 年 10 月 12 日	国家卫生健康委规划发展与信息化司	《关于加强全民健康信息标准化体系建设的意见》
2020 年 5 月 21 日	国家卫生健康委办公厅	《关于进一步完善预约诊疗制度加强智慧医院建设的通知》
2020 年 5 月 8 日	国家卫生健康委 国家中医药管理局	《关于做好公立医疗机构“互联网 + 医疗服务”项目技术规范及财务管理工作的通知》
2020 年 5 月 8 日	国家卫生健康委办公厅	《关于加快推进国家医学中心和国家区域医疗中心设置工作的通知》
2020 年 5 月 8 日	国家卫生健康委办公厅	《关于进一步推动互联网医疗服务发展和规范管理的通知》
2020 年 4 月 7 日	国家发展改革委 中央网信办	《关于推进“上云用数赋智”行动 培育新经济发展实施方案》
2020 年 3 月 2 日	民政部办公厅等	《新冠肺炎疫情社区防控工作信息化建设和应用指引》
2020 年 3 月 2 日	国家医疗保障局 国家卫生健康委	《关于推进新冠肺炎疫情防控期间开展“互联网 +”医保服务的指导意见》
2020 年 2 月 26 日	国务院应对新型冠状病毒肺炎疫情联防联控机制综合组	《关于开展线上服务进一步加强湖北疫情防控工作的通知》
2020 年 2 月 21 日	国家卫生健康委办公厅	《关于在国家远程医疗与互联网医学中心开展新冠肺炎重症危重症患者国家级远程会诊工作的通知》
2020 年 2 月 7 日	国家卫生健康委	《关于在疫情防控中做好互联网诊疗咨询服务工作的通知》
2020 年 2 月 3 日	国家卫生健康委办公厅	《关于加强信息化支撑新型冠状病毒感染的肺炎疫情防控工作的通知》
2019 年 12 月 28 日	—	《中华人民共和国基本医疗卫生与健康促进法》

续表

颁布时间	发文单位	政策名称
2019年9月	国家发展改革委	《促进健康产业高质量发展行动纲要（2019—2022年）》
2019年8月17日	国家医疗保障局	《关于完善“互联网+”医疗服务价格和医保支付政策的指导意见》
2019年8月1日	国务院办公厅	《全国深化“放管服”改革优化营商环境电视电话会议重点任务分工方案》
2019年8月	国家卫生健康委	《中华人民共和国药品管理法》
2019年3月18日	国家卫生健康委医政医管局	《关于印发医院智慧服务分级评估标准体系（试行）的通知》
2019年2月	国家卫生健康委	《关于开展“互联网+护理服务”试点工作的通知》
2018年9月17日	国家卫生健康委	《关于印发互联网诊疗管理办法(试行)等3个文件的通知》
2018年4月28日	国务院办公厅	《关于促进“互联网+医疗健康”发展的意见》
2017年11月2日	国家食品药品监督管理总局	《关于加强互联网药品医疗器械交易监管工作的通知》
2017年5月2日	国家卫计委办公厅	《关于征求互联网诊疗管理办法（试行）（征求意见稿）和关于推进互联网医疗服务发展的意见（征求意见稿）意见的函》
2017年4月25日	国务院办公厅	《深化医药卫生体制改革2017年重点工作任务》
2017年3月14日	国家卫计委	《关于印发电子病历应用管理规范（试行）的通知》
2017年1月17日	工信部	《大数据产业发展规划（2016—2020年）》
2017年1月9日	国务院	《“十三五”深化医药卫生体制改革规划》
2016年10月26日	工信部等六部门	《医药工业发展规划指南》
2016年10月25日	中共中央、国务院	《“健康中国2030”规划纲要》
2016年6月24日	国务院	《“互联网+”行动指导意见》

续表

颁布时间	发文单位	政策名称
2016年6月24日	国务院办公厅	《关于促进和规范健康医疗大数据应用发展的指导意见》
2016年4月26日	国务院办公厅	《深化医药卫生体制改革2016年重点工作任务》
2015年9月8日	国务院办公厅	《国务院办公厅关于推进分级诊疗制度建设的指导意见》
2015年7月4日	国务院	《关于积极推进“互联网+”行动的指导意见》

（二）行业创新与政府规范的交互

1. 政策端：推动互联网医疗行业规范发展

当行业发展逐渐步入医疗领域深水区，涉及医药、处方等重点问题时，政策规范紧随其后、不断加强。行业的创新开拓和政府规范之间呈现一种交互式的状态，即行业创新—政府规范—行业再创新—政府再规范。

（1）明确监管目标，实行分类管理。

互联网医疗行业的发展涉及众多利益相关者，商业模式复杂，政府部门作为行业规范的主要领导者，针对互联网医疗不同领域、不同参与者、不同发展模式要明确监管目标、制定监管要求。为保障互联网诊疗的规范发展，国家卫健委发布《互联网诊疗监管细则（试行）》，明确了以医疗为核心，以医疗的严肃性为价值导向，保障医疗服务质量和安全。参考线下医院诊疗的监管方式，从医疗机构、服务人员、服务业务、质量安全、监管责任等具体方面出发对线上诊疗提出了更加明确的要求。

此外，政府部门还积极参考国际互联网医疗的发展经验，对争议较大的各项焦点问题及时出台指导意见，避免市场观望和行业非理性发展。针对新冠疫情后期互联网医疗发展的行业焦点问题，如是否放开线上首诊、处方药在线销售行为、医疗健康数据安全以及医生多点执业等问题，政府部门均通过政策进行了明确与规范，对于必须监管的内容逐步出台监管方案，厘清业务和监管边界的关系。

（2）丰富监管手段，提升监管能力。

面对互联网医疗行业先进的技术优势、一部分传统的行业载体以及复杂的利益相关关系，传统的监管手段可能存在时间上的滞后问题以及空间上的不匹配问题。监管部门积极利用先进的监管技术，丰富监管手段，提升监管能力，通过省级监管平台端口实现与互联网医疗数据的对接，鼓励运用人工智能、大数据等新型技术分析和实时监管互联网医疗行业的发展，充分发挥大数据监管等先进技术优势，以适应互联网医疗行业发展的新形势。

（3）完善监管流程，实现全程可追踪。

为保障互联网医疗行业的医疗质量，政府监管部门始终秉承全程可追溯、责任可倒追的监管原则。基于先进的互联网技术，实现互联网诊疗全程留痕并非难事。2022 年发布的《互联网诊疗监管细则（试行）》对互联网诊疗业务监管全流程、可追踪提出了更加详细的要求。

第一，重视事前监管。在互联网诊疗活动开始前，保障诊疗活动的各项参与者都进行实名认证。患者需要进行实名注册登录，明确患者有义务向医疗机构提供真实的身份证明和基本信息；接诊医师需审核患者线下就诊病历资料，确保患者符合复诊条件，可以参加在线诊疗活动。医生也需要进行实名认证，保障医务人员的合法资质；同时医生还需要经过相关在线诊疗培训才能参与互联网诊疗活动。第二，强调事中监管。互联网诊疗病历记录按照门诊电子病历的有关规定进行管理，保存时间不得少于 15 年，诊疗中的图文对话、音视频资料等过程记录保存时间不得少于 3 年。第三，保障事后可追溯。诊疗结束后，如果提供药品配送服务，相关处方流转的信息也需要保存并向省级监管平台开放数据接口，实现诊疗全流程监管、全程可追溯。

（4）遵循市场规律，鼓励创新探索。

新冠疫情以后，互联网医疗的便利衍生了患者对互联网医疗的更高需求，而在满足人民需求的基础上遵循市场发展规律是互联网医疗发展的重要原则。政府部门作为行业发展的主要监管者，要在把握行业发展底线的同时，遵循市场发展规律、鼓励行业创新探索。《互联网诊疗监管细则（试行）》在明确基本诊疗底线的前提下，对一些具体监管措施尚未进行细节规范，给予了相关企业一定的探索空间。

以首诊为例，如上文所述，是否允许互联网医疗首诊一直是备受关注的重点问题。随着用户对互联网医疗认知和需求程度的提高，以及互联网医疗行业整体向规范方向推进，参考部分国家部分地区的探索经验，探索在一定条件下、一定范围内针对特定专科、特定病种开始首诊试点，应该是鼓励互联网医疗进一步创新的重要路径，也是关键领域政策的重要突破口。在政府试点政策的推动下，行业进行先行探索，不仅能够将风险控制在一定范围内，也能为行业未来发展提供更多的经验借鉴。

2. 行业端：加强用户认知，规范探索互联网诊疗标准化

对于创新领域，行业协会等社会组织的发展对行业的发展是非常重要的。行业主体可能会因为多种原因出现过度创新，甚至导致破坏性后果，但要求每个市场主体都严格自律，在制度上是无法保证的。而政府的监管往往是滞后于市场行为的，大多数情况都是实践中出现了问题才在监管上进行规范。因此行业协会等社会组织发挥行业自律作用，对创新行业发展的重要性就更加突出了。

在互联网医疗行业，银川互联网 + 医疗健康协会为保障互联网医疗行业规范发展，在国家法律法规、社会道德规范、医学伦理、行业共识的框架下，基于行业实践和相关方诉求，为从业者制定了相关公约与行为规范，先后发布了《提升安全用药服务质量倡议书》《服务隐私保护公约》《关于互联网医院提供规范化药事管理及服务的自律公约》《关于规范开展互联网 + 预约转诊服务公约》《抵制线上药品回扣行为倡议书》，旨在建立互联网医疗行业自律机制，从而推动行业标准的科学有序建立。

三、转折：用户推动互联网医疗加速变革

（一）用户端的新挑战与新特征

新冠疫情是一次前所未有的全民健康教育，为互联网医疗转变用户认知、提升用户体验提供了天然机遇。因此，后疫情时代互联网医疗发展的关键，在于平台能否把握和应对需求侧出现的新特征和新挑战，进而培养用户形成互联网医疗的使用习惯，围绕用户实质需求建立以健康为中心的互联网医疗长效发展机制。

1. 需求侧呈现新特征

第一，用户人群基数扩大，用户结构发生转变。疫情带来的客观需求直接带动了诸多互联网医疗平台注册用户和问诊服务量的爆发式增长。据艾媒数据调查显示，2020 年中国移动医疗用户规模达到 6.35 亿人，有 74.4% 的中国网民在疫情期间参与过在线问诊、医药电商或互联网健康咨询等服务。京东健康数据显示，2020 年活跃用户数达 8980 万,一年净增 3370 万，规模增长可见一斑。具体来说，可以发现用户结构从年轻人向老年人延展，从城市居民向农村居民延展，主要原因系疫情期间家庭集中式的居家隔离大大增加了家庭年轻成员对老年人的使用帮助和理念灌输，从而引导老年人提高对于互联网医疗的接受程度，而农村则具有基础医疗资源较为薄弱、距离中心城市优质医疗资源较远的特征，因此会更加注重互联网医疗打破空间壁垒、服务便捷高效的特点。

第二，用户对线上服务的利用率和深度发生变化。虽然互联网可以通过多种获客形式积累用户，但用户的实际参与度和体验率并不高。疫情则客观上创造了大量需要进行线上诊疗服务的实在需求，无论是被迫使用还是主动使用，都能够让包括医生和患者在内的互联网医疗用户，形成一次完整使用体验，为通过规模经济和范围经济提高效率提供了契机。好大夫在线平台图文问诊数据显示，疫情期间医生平均回复次数相比疫情前的 6—7 次迅速提升到 7—8 次以上，2020 年上半年较同期增长率达约 22.5%，截至 2021 年底，医生

平均回复次数已经增长至9次以上。（详见图3）2019—2020年京东健康互联网医院医患平均沟通轮次约为6—7轮，2020—2021年增长至约8轮，且8轮以上占比超30%。这充分说明医生群体作为互联网医疗的重要参与方和服务供给主体，其线上参与行为和使用深度正在发生积极变化。

第三，用户对互联网医疗的付费意愿有所提高。目前，我国互联网医疗已经经历了投资人支付、医药企业支付，正在逐步形成用户付费意愿，医保支付政策也在推进当中。京东健康数据显示，2020年服务收入超过26亿元，较上年同期增长85.4%，服务能力的提升从侧面反映出了我国用户支付意愿和支付能力的提高。

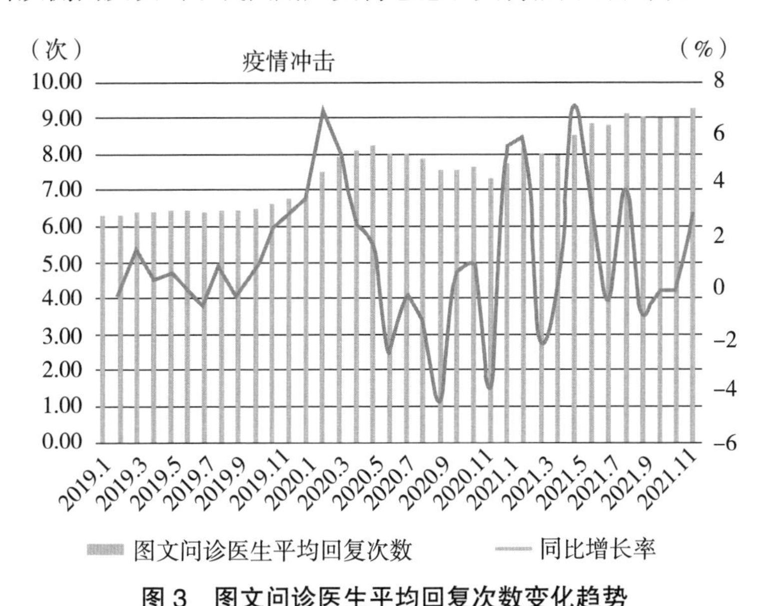

图3　图文问诊医生平均回复次数变化趋势

数据来源：《中国互联网医疗价值报告（2021》）。

2. 需求侧出现新挑战

第一，行业发展面临多层次、多样化的医疗健康需求。作为看病就医的主要群体，据第七次人口普查数据显示，我国60岁及以上人口高达2.6亿人，占全国人口比重约为18.7%。随着我国老龄化程度进一步加剧，必然导致对医疗服务和养老服务的巨大需求。与此同时，疾病谱的转型，即心脑血管疾病、糖尿病等慢性病发生率的不断提高，也使健康护理、慢病管理的需求迅速增长。因此，促进老年人口的线上诊疗参与、提供长期持续的老年人健康管理服务，是互联网医疗下一步发展的重要方向。此外，高质量发展的内在要求也强调互联网医疗应当充分发挥便捷性、可及性、高效性优势，提高医疗服务质量以满足人民群众日益增长的医疗健康需求，推动健康中国战略的实施。

第二，互联网医疗平台多元密集发展，将形成服务质量参差不齐、用户选择影响体验等问题。互联网医疗平台获得政策支持和用户青睐的同时，也将出现良莠不齐等伴生问题。患者在线上就医过程中，可能难以获得准确可靠的质量信号以选择合适的就诊平台，反而产生负面体验。同时医生资源的有限分配将一定程度上受到选择的干扰，消弭互联网医疗原有的整合供给优势。

第三，线上服务可获得性强的特征，以及用户以结果为导向的诊疗需求，可能会导致出现过度医疗的问题。互联网医疗在提供高效便捷服务的同时，也弱化了患者寻医问药的成本概念，容易产生对诊疗结果的单纯认知和盲目追求。即便患者对自身的疾病症状更为清楚，但由于医疗的不确定性，以及部分患者对病症描述较为模糊，且在医保支撑的情况下，也有可能选择过度服务，存在线下问题线上化的隐患。

（二）行业端的新挑战与新特征

在鼓励创新和监管规范两方面政策形成驱动和制动平衡的条件下，经历疫情挑战后的互联网医疗企业迎来上市潮，2020 年 12 月，京东健康登陆港交所成为首家盈利上市的互联网医疗企业。同时，许多领域内独角兽企业纷纷完成蜕变，传统医疗机构加速信息化建设，试图引领行业变革、引导价值回归。因此，新时代互联网医疗行业整体呈现出诸多新特征，面临着诸多新挑战。

1. 供给侧呈现新特征

第一，服务模式趋向闭环化、专科化。一方面，互联网医疗平台一直致力于构建“预防—诊断—治疗—康复管理”的全流程线上医疗服务场景，其中的巨头企业则更多从打通医疗健康信息平台和供应链整合角度，实现医疗、医药和慢病管理的闭环运行，这种介入健康全过程的服务模式为患者提供了更便利、更全面的服务。另一方面，由于隐私要求高、咨询问诊更便捷等性质，提供皮肤科、精神科及儿科等专科线上诊疗服务一直是互联网医疗平台的重要业务。在整体行业规模快速增长的同时，部分先行企业也将业务布局逐渐转向精耕细作，更多满足重点用户的诊疗诉求，将更多资源投入应当优先和重点解决的医患匹配问题，以部分专科服务为中心实现互联网医疗价值的最大化释放。

第二，公立医院通过技术建设加速进场。疫情催化下，具有医保支付优势的公立医院通过自身信息技术建设加快进场，在增加医疗资源总体供给的同时也加剧了行业竞争。据动脉网报道，截至2020年12月，全国百强医院中已有71家开通互联网医院或者提供互联网诊疗服务。据健康界数据，2020年由医院主导建立的互联网医院达348家，较2019年增长约84%。公立医院积极参与互联网医疗可以实现其线下医疗资源向线上转移，一方面，有助于公立医院扩大服务半径，推动优质医疗服务资源下沉；另一方面，即便医院和平台企业整体呈现相辅相成、互为补充的关系，但依然对原有互联网行业生态产生了一定冲击，导致原有互联网医疗平台优质医生资源的流失和平台用户的流失等。

第三，平台企业从观望到发力。阿里、京东、腾讯、字节跳动等企业纷纷在互联网医疗领域加快布局，好大夫在线、丁香医生等独角兽企业也在各自服务与内容垂直领域加速发力，形成引导行业变革和价值回归的有生力量。

2. 供给侧面临新挑战

第一，互联网医疗面临线上医疗资源虹吸与分级诊疗之间的相互作用问题。在传统线下领域，我国医疗卫生体系的虹吸现象早已存在，主要反映为三甲医院挂号难、看病难。虹吸现象暴露了我国分级诊疗制度建设仍然不充分不完善的问题。疫情后，互联网医疗的快速发展再次对我国分级诊疗制度提出了新的挑战。一方面，互联网医疗可以通过技术手段更加有效地推动分级诊疗，如针对基层重症患者，可以通过专家远程会诊等形式助力优质医疗资源的下沉；另一方面，互联网医疗也可能由于优质资源的汇集，形成更严重的虹吸效应，一定程度上阻碍分级诊疗的切实落地。

面对这一问题，互联网医疗供给主体愈发重视发挥线上咨询服务的分诊优势，通过智能导诊帮助患者理顺线下就诊顺序，引导常见病、轻症患者在就近基层医院进行治疗，引导重症患者来医院线下就诊，为复诊患者提供在线诊疗服务，通过线上医疗服务能力的延伸，扩大线下诊疗空间，优化医疗资源分布，满足患者的就医需求。同时，推动高质量医疗资源下沉，提升医疗服务资源的公平可及性。

第二，互联网医疗平台面临如何合法有效保障用户隐私和线上诊疗数据安全的问题。疫情后，越来越多的患者参与到线上医疗服务中，随之带来医疗数据量级的大幅增长，患者的个人信息安全问题变得尤为重要。且医疗数据往往涉及患者大量的个人隐私，是非法数据盗取和交易的主要目标，更加突出了保障用户隐私和线上诊疗数据的重要性。第三方平台企业作为互联网医疗行业的主要组织者，首先需要对患者的个人隐私安全负责，在保障患者隐私安全的基础上探索数据的合规使用。为保障互联网医疗行业的用户隐私和数据安全，2018 年国家卫健委出台《互联网医院管理办法（试行）》，指出实施第三级信息安全等级保护是建设互联网医院的必要条件。而作为互联网医疗行业的组织者和引领者，各大互联网医疗健康企业应当在更高层面上尊重和保障用户数据安全，对平台数据治理提出更高要求。

第三，医生上线参与互联网医疗的动力与能力问题。动力层面，疫情之后公立医院医生互联网医院上线率明显提高，但总体服务时长未见明显增长，根本原因是医生激励问题尚未解决。一方面，线上医疗服务项目数量有限，部分复诊服务政策限定在线诊疗按照公立医院普通门诊诊察类项目价格收费，定价较低，难以激发医生动力；另一方面，互联网医疗对人财物投入要求较高，受限于公立医院的运营能力，目前其互联网医疗发展总体规模还十分有限。能力层面，互联网医疗服务也是对医生能力的一种挑战。与传统线下提供医疗服务不同，线上诊疗通过文字、电话、图片、视频等方式进行症状交流，要求医生有更强的沟通能力和服务精神，以同理心和职业道德对待每一位病患。

因此，塑造医生线上品牌形象和价值是提高能力、提升动力的重要路径。传统的就医模式导致患者往往只认“庙”不认“和尚”，因而无论大小疾病患者都习惯往大医院跑，“看病难”问题愈发严重。而随着就医方式的转变，患者的线上就医选择更加注重医生品牌、重视医生服务方式和诊疗效果。因此，医生的品牌将成为医生未来发展的重要因素，它不仅可以帮助医生获得阳光收入，还可以调动医生的积极性、实现疾病的高效管理。

第四，互联网医疗业务标准化以及支付标准的问题。在规范发展中创新，需要逐渐建立标准以约束企业的不规范行为。标准确立的一种路径是从企业标准推广成行业标准，又被纳入行政标准，符合条件的被列入法定标准。没有标准是现成的，特别是在互联网医疗这样一个创新领域，只能在实践摸索中建立标准。互联网医疗标准的建立离不开行业各方参与者的共同努力，如平台企业、领军医院的自发积极探索，行业协会等组织的积极观察、补充完善和推广应用，利用行业自律推动相关标准的实践应用。

四、互联网医疗价值与前瞻

（一）互联网医疗价值回归，医疗服务优化提升

1. 聚集服务，破除医疗资源约束

互联网的核心价值，在于以数字化技术，打破时空限制，提升

服务效率和可及性。这在互联网医疗领域，有很多具体的表现，比如通过整合非疫区医疗资源为疫区居民提供居家隔离指导、疑似病症诊治和心理疏导服务；通过整合城市医疗资源为农村地区居民提供防疫指导和慢病管理等服务；通过整合优质医疗资源为居民提供远程诊断、治疗、随访、康复管理、健康知识普及等服务。

后疫情时代，互联网医疗能够更为显著地发挥优化重组医疗资源的作用，延长传统医疗机构服务半径，推动高质量医疗服务更加公平可及，显现出其解决医疗资源稀缺性约束，特别是解决城乡间、地区间卫生服务资源不均衡问题的能力，从而切实推动解决“看病难、看病贵”等问题。

2. 降本增效，提升医疗服务效率

对供给侧的医疗机构和医生而言，能够通过互联网医疗迅速联通患者需求，构建双向沟通平台，缓解信息不对称问题，从而降低医疗机构运营成本和医生时间成本，缓解线下公立医疗机构人满为患的情况，分流患者的常见病、慢性病需求，把线下医疗资源留给更有需要的患者，同时将分散的时间留给其他有需要的患者，一定程度上缓解医疗资源较薄弱地区服务能力不足的困扰。

同时，互联网医疗可以运用人工智能等技术帮助医生完成重复性工作，有效提高诊断和服务效率。以智能影像技术为例，人机合作诊断 30 名患者产生的近 9000 张肺结节 CT 影像仅需 30 分钟，效率相较传统途径提高了 5 倍以上，且智能诊断综合准确率达到 90%以上，既能够节省医生时间，也能有效提高诊断质量和服务效率。此外，在患者所居城市医疗水平相对较差的情况下，患者可以通过线上就诊获得专家会诊结果，并在线下与基层医生进行深入沟通，有助于基层医生疾病诊断能力的提升。

因此，在后疫情时代，公立医疗机构对信息化手段的运用及其积极拥抱数字化转型的趋势，将为公立医院维护公益性、调动积极性、保障可持续的高质量目标提供新路径。

3. 安全便捷，改善医疗服务体验

对于需求侧用户（患者）而言。首先，互联网医疗平台通过整合复诊、随访、咨询服务，让患者可以足不出户享受医疗服务，避免重复医疗行为带来的不便。据宁波云医院粗略估算，一年内医疗信息化能够为宁波患者节省就诊时间约6000万小时。其次，互联网医疗服务不仅切实为患者就医提供方便，也能够让患者避免因排队挂号、服务态度敷衍等原因而造成心理伤害，从而客观上有利于营造更为和谐的医患关系、形成更为适度的医患沟通方式。当然，疫情期间互联网医疗还通过这一安全保障机制避免因患者集中进入医院而引发疫情扩散，很大程度上减少了院内交叉感染的现象，发挥出特殊时期的特殊价值。

对于供给侧用户（医生）而言。更多的线上医疗参与可以为医生个体赋能，激励医生建立“医生品牌”。将品牌价值与医生个人相联系，既促使医生主动维护自身口碑信誉，提升自身服务意识，也让医生更多地关注患者和诊疗过程，进而为用户提供长期持续的健康管理，构建起医患之间的良性互动关系，推动整体医疗服务质量的改进。

4. 应对变局，推进卫生健康治理

在面临疫情带来的重大考验时，除了线上诊疗服务和疫情防控知识科普等突出表现以外，大数据技术作为互联网医疗的底层支撑同样发挥出重要应用功能。如人口流动大数据的分析应用，便为研判复工复产影响、进行流行病调查溯源等工作提供了有效助力，以动态监测、实时预测等方式协助政府部门由经验决策向依靠大数据决策转变，从而为数字化技术嵌入卫生健康治理体系与治理能力现代化提供契机。另外，健康码、疫情信息实时发布、互联网公益募捐与资源调配等应用，也为建立政企合作的常态化联防联控和社会治理机制提供了机遇。

疫情之后互联网医疗本身的迅速发展，正在要求治理决策从顶层设计层面形成创新突破。以人民的实际需求为导向，以审慎包容、

规范创新的原则为基础，形成覆盖互联网医疗领域的健康促进政策体系，如解决互联网医疗标准规范、多点执业的利益协调、线上医疗服务的支付，明确互联网医疗模式中各要素的监管细则等问题，使“全民健康”成为国家、社会与行业的共同责任，全面深入实施健康中国战略。

（二）遵循规律，在规范中推动创新发展

1. 政策端应当遵循社会信息化发展规律和医疗全流程监管规律

首先，要遵循社会信息化深入发展的规律。互联网技术嵌入医疗健康领域而形成的互联网医疗模式，在一定程度上满足了信息化时代人们对便捷、高效、个性化医疗服务的需求，有效降低了患者就医的时间成本和经济成本。因此，政府部门应当充分认识到互联网医疗发展是社会信息化发展的大势所趋，自觉响应群众需要和互联网医疗发展需要。

其次，要尊重医疗领域全流程监管的规律。医疗行业是直接涉及群众生命健康的特殊行业，因此必然要求全行业监管、全流程监管、综合协同监管。这不仅是医疗卫生监管的基本原则，而且是互联网医疗监管的基本原则。作为行业的监管者，政府部门必须意识到医疗的特殊性、生命的唯一性与市场逐利性之间的潜在冲突，必须尊重医疗领域全流程的监管规律，只有这样才能实现互联网医疗领域全程监管和责任倒追。

2. 行业端应当遵循医疗发展规律和互联网发展规律

对于互联网医疗行业的平台企业而言，要遵循医疗发展规律。作为我国互联网医疗行业的重要组织者和参与者，在建设互联网医院、推进技术服务医疗机构进程中应充分发挥其行业影响力和变革推动力。

一是应当推动互联网医疗服务产品的标准化、规范化。大众普遍认为落实医保支付是推动当前互联网医疗发展的关键。我国目前针对互联网医疗的医保支付问题已出台了多项文件鼓励落实，然而

医保支付的推进效果仍十分有限。究其根本是我国互联网医疗服务标准规范的产品体系尚未建立，医保部门无从定价、无法列入报销目录从而确定报销比例，医保部门真正能够执行的并不多。因此，推进互联网医疗发展要从标准化、规范化互联网医疗服务产品出发，为医保支付介入创造条件。

二是符合医改方向，防止线下存在的问题线上化。当前我国医疗改革进入深水区，推动互联网医疗行业发展应是深化医改的助力器，而不是绕开医改的避风港。尤其是在线上互联网医疗和线下传统医疗模式互补和融合的必然趋势下，必须避免医疗行业传统线下问题在互联网医疗行为中重现。遵循医改的发展方向，就要避免带金销售、处方药补方、过度用药等线下药品销售存在的问题线上化，否则将破坏互联网医疗发展的环境。因此，未来相当一段时间的工作重点，应是构建覆盖诊前、诊中、诊后的线上线下一体化医疗服务模式，并针对其实现依托于技术嵌入和数据互联互通的一体化监管。

三是充分认识医疗投资回报周期长的特点。医疗投资回报周期长在一定程度上导致了互联网医疗领域发展相对较慢。国内外实践表明，医疗投资回报周期很短的往往都存在不规范发展的问题。医疗卫生事业要坚持公益性，互联网医疗行业同样也要坚持。

对于医疗机构而言，推动互联网医疗发展要遵循互联网发展规律。

一是认识到互联网医疗不是简单地把线下医疗服务“线上化”，而是对用户（包括医生和患者）行为的一种改变。从国内外实践来看，改变医生和患者的医疗、就诊行为较为困难，涉及专业、伦理、文化习惯等多种因素。不仅医生的互联网服务能力需要培训，患者互联网医疗的使用习惯也需要培育。

二是认识到互联网医疗的运营需要大量人力、财力的投入。除了早期在互联网医疗领域探索的互联网医疗企业之外，越来越多的公立医院开始自建互联网医疗平台、打造互联网医院模式，我国互联网医院的数量不断增加。互联网医疗的运营离不开对实体医疗机构的依托，但必须解决运营能力不足、没有规模效应导致成本较高等问题。

三是认识到将分散的资源互联互通到平台，通过规模效应和范围效应实现降低成本、提高效率和优化资源配置，是平台经济的重要机制。公立医院建设互联网医院，一方面要避免重复建设导致公共资源的浪费，另一方面要避免不同互联网医院平台之间形成“数据烟囱”和“信息孤岛”，降低信息沟通效率。因此，需要加强顶层设计，定位平台化发展，采取政府搭建互联网医疗信息平台或者利用第三方平台的方式实现医疗健康信息的互联互通。

3. 改革创新是互联网医疗发展的内生动力

互联网医疗作为医疗健康服务体系的一种新业态，既没有太多历史发展经验借鉴，也缺乏成熟的国际经验参考，需要在摸索中前行、在实践中持续创新。首先，持续模式创新。互联网医疗不仅可以将线下医疗服务线上化从而提高效率方便群众，还可以延伸医疗服务半径，让原来开展不足的诊前诊后服务能够更好地实现。此外，还可以增加医患沟通的渠道和延续性，有利于建立医患长期信任。因此，要更全面地认识互联网医疗的价值，给予合适的定价和支付机制，鼓励调动医院、医生提供线上诊疗服务的积极性。其次，持续制度创新。新事物的发展难免与原有制度存在一些冲突。一方面，要勇于探索推动关键政策的突破。例如，在“互联网+医疗健康”示范区等特定区域对一些风险较低、人民需求强烈及具有丰富国外实践经验的特定专科开展首诊试点；另一方面，要加强规范管理，推动政府监管的创新。以大数据监管与治理为方式，以行业协会参与生态治理为桥梁，推动互联网医疗的内生发展和自我规范相结合。

（作者：陈秋霖，中国社会科学院健康业发展研究中心副主任；孟鹏云，中国社会科学院大学应用经济学院硕士研究生；徐霞，中国社会科学院大学应用经济学院硕士研究生；胥仲桥，中国社会科学院应用经济学院硕士研究生；谈佳辉，中国人民大学劳动人事学院博士研究生）

商业健康保险这十年：进展、突破与转折

健康是人类永恒的追求，是人民幸福的起点。我国高度重视人民健康事业，习近平总书记在党的十九大报告中指出“人民健康是民族昌盛和国家富强的重要标志”。没有全民健康，就没有全面小康。而要达到全民健康这一目标，纵观全球实践经验，必须从政府和市场两个维度来构建多层次的社会医疗保障体系，其中商业健康保险的价值作用不可小觑。

2012—2021 年，正是全社会对健康投资和消费需求日趋旺盛的十年，消费结构升级为大健康产业创造了更加广阔的发展空间，商业健康保险进入了重要的战略机遇期，自身发展强劲，参与国家治理的广度深度也在不断增强，已经成为构建多层次医疗保障体系的重要力量，为保障和改善民生作出了贡献。十年间，商业健康保险在保费收入、赔付支出、业务结构等方面取得了显著的量化成果；同时，商业健康险市场也逐步建立“健康保险 + 健康管理”的经营理念，接连推出百万医疗、惠民保、带病体保险等产品，愈发注重消费者权益保护。然而，商业健康险行业的发展之路并不顺畅，面临着对医保尚未形成足够补充、业务盈利稳定性较差、产品供给同质化、医药合作机制尚未形成等挑战。未来在老龄化背景下，人们对健康保障和服务的需求将愈加多样。在政府政策支持下，商业健康险将愈发紧密衔接国家医疗保障制度。此外，面对不断提升的个人、家庭及企业健康管理需求，保险供给方也将会进一步推动产品创新、科技赋能、队伍素质提升，着力解决人民不断升级的健康保险需求与不平衡不充分的健康保险供给之间的矛盾。

一、商业健康保险取得显著量化成果

2012—2021年，我国商业健康保险成为人身保险领域发展最快的板块。主要有以下三个特点：一是自身保费收入持续增长，十年间收入规模增长了近10倍；二是保费增速大幅高于其他人身险板块，年复合增长率高达28.85%，除2017年个别公司的短期储蓄型产品受高强度监管政策影响出现过断崖式下滑外，其他年份的业务增速均大幅领先；三是在行业保费收入中的占比逐年稳步提升，至2021年已占据人身保险市场四分之一的体量；四是深度、密度不断提升，2020年商业健康险保险深度相比2012年提高了4倍，密度增幅达到8倍；五是内部结构发生改变，重疾险、医疗险的比例发生变化；六是健康险赔付支出持续增加，剔除短期储蓄型健康保险产品后赔付支出增速均超过原保费收入增速。

（一）保费收入持续增长

十年间，我国商业健康保险保费收入持续增长，由2012年的863亿元，增长至2021年的8447亿元。但需要注意的是，这期间原安邦保险旗下的和谐健康以短期吸纳巨额低成本资金为目的推出了用健康保险概念包装的短期储蓄型产品，一时之间风头无两，2016年达到峰值，吸纳了1070亿元保费收入；如扣除掉该部分保费收入，2016年、2017年商业健康保险整体市场规模分别为2972亿元、4029亿元。

（二）保费增速大幅领先

十年间，商业健康保险是我国唯一持续保持正增长的人身保险板块，年复合增长率高达28.85%，成为保险业增长最快的板块。在2015—2016年百万医疗等中端医疗保险产品的刺激下，行业增速一度达到67.7%的峰值。2017年出现过短暂的断崖式下滑，一度跌至8.6%，究其原因，主要是受《中国保监会关于进一步完善人身保险精算制度有关事项的通知》（保监发〔2016〕76号）“规范短存续期产品”、《中国保监会关于规范人身保险公司产品开发设计行为的通知》（保监人身险〔2017〕134号）“限制快速返还型产品”等“保险回归保障本源”高强度监管政策影响。在各公司进行产品结构调整后，行业增速很快回归到2018年的24.7%。近两年来，商业健康保险增速再次下滑，与2017年不同，“产品开发及营销模式未满足消费者变化需求”的市场内生因素影响作用占据了此次下滑的主导，这是一个需要关注的信号。横向对比其他保险板块，虽然商业健康保险仍然领跑全行业，反映了发展潜力；但与寿险增速差距在近两年来缩减的幅度较大，反映出其在发展过程中内生动力的衰减。（详见图1）

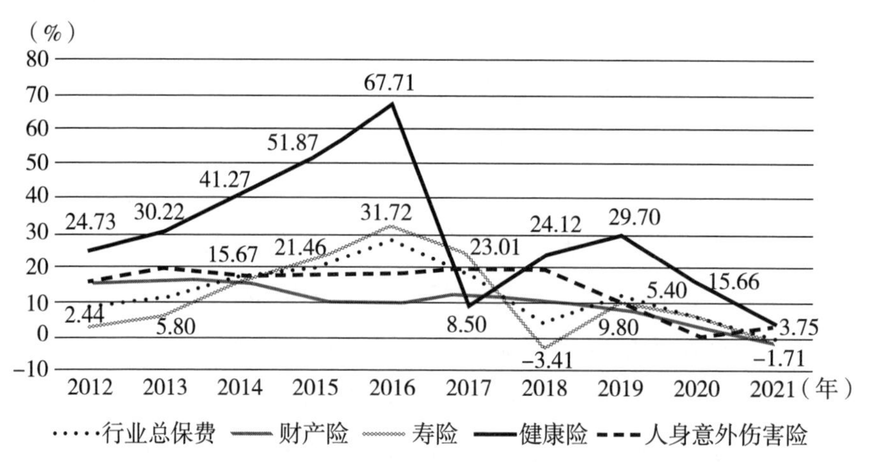

图1　2012—2022年商业健康保险及保险行业各版块保费增速

数据来源：根据银保监会、国家统计局网站数据整理绘制。

（三）在行业保费收入中的占比逐年增高

十年间，商业健康保险在行业保费收入中的占比逐年增高。一是占人身保险比重稳步提升，从2012年的8.49%增至2021年的25.42%，提高了近17个百分点。二是占保险行业比重也稳步提升，从2012年的5.57%增长至2021年的18.81%，提高了13个百分点，占据保险市场近20%的体量。保费占比增速也超过其他板块。（详见表1、图2）

表 1 2012—2021 年商业健康保险占人身保险保费收入比重

（单位：亿元，%）

年份	商业健康险保费收入	人身险保费收入合计	商业健康险占人身险比重
2012	862.76	10157	8.49
2013	1123.5	11009.98	10.20
2014	1587.18	13031.44	12.18
2015	2410.47	16287.55	14.80
2016	4042.5	22234.62	18.18
2017	4389.46	26746.35	16.41
2018	5448.13	27248.54	19.99
2019	7066	30995	22.80
2020	8173	33329	24.52
2021	8447	33229	25.42

数据来源：根据银保监会、国家统计局网站数据整理。

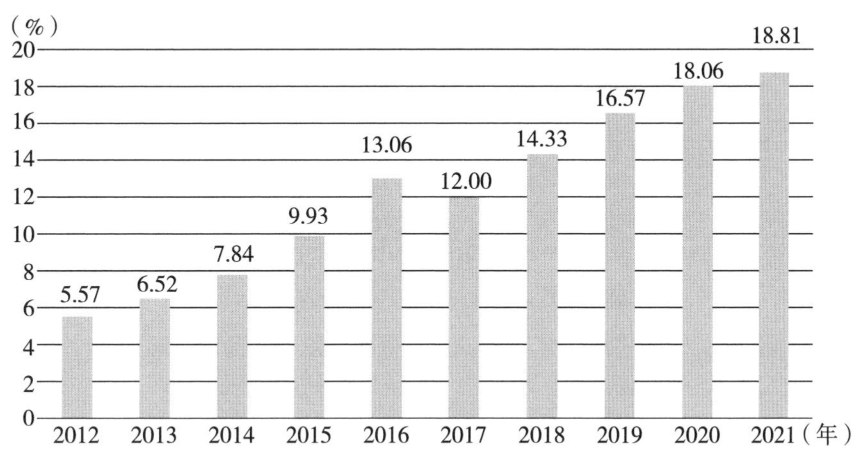

图 2 2012—2021 年商业健康保险占保险业保费收入比重

数据来源：根据银保监会、国家统计局网站数据整理绘制。

（四）保险深度和保险密度进一步提高

十年间，保险深度进一步提高。2012 年，我国商业健康保险深度仅为 0.16%，远低于发达国家，也远低于我国人身保险深度。以社会保障体系与我国相似的德国以及近邻日本为例，两国同期的健康保险深度已分别达到 1.22%、1.06%；而同期我国人身保险深度已达 1.89%。经过十年的发展，我国商业健康保险深度增加了 4 倍，至 2020 年已达 0.74%；而同期，德国和日本的健康保险深度基本维持在 1.2% 左右的水平，差距在逐渐缩小。值得注意的是，与国内人身保险深度相比，两者的差距反而在增大，2012 年，两者相差 1.73 个百分点，2016—2021 年，两者差距基本维持在 2.4% 左右。这在一定程度上也说明了健康保险发展的基础过于薄弱，尽管已经踏入了增长的快车道，但距离成熟稳定还有较长的奋斗历程。（详见图 3）

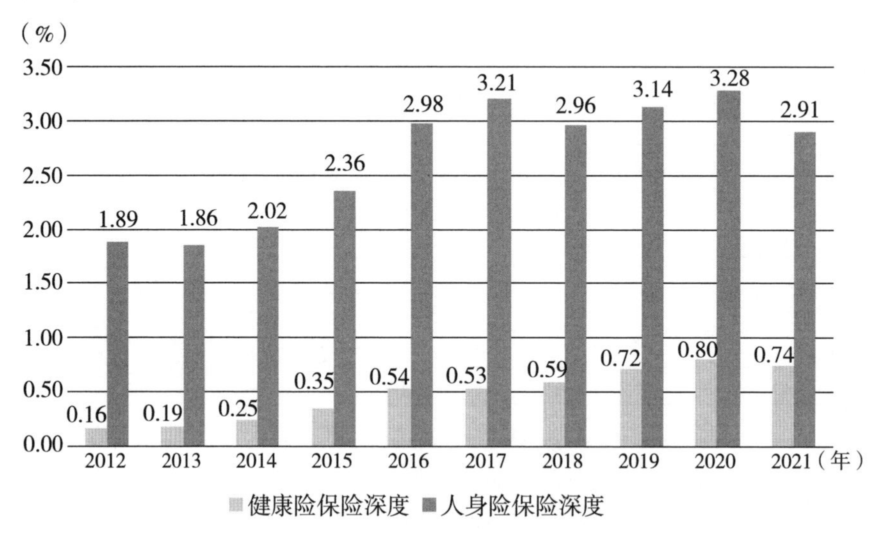

图 3　2012—2021 年我国健康险保险深度、人身险保险深度

数据来源：根据银保监会、国家统计局网站数据整理绘制。

十年间，保险密度进一步增加。2012 年，我国商业健康保险密度仅为 63.47 元 / 人，十年间，翻了三番还多，至 2021 年，已达 597.8 元 / 人。而同期德国、日本的健康保险密度分别为 468 欧元 / 人（约合人民币 3188 元 / 人）、55491 日元 / 人（约合人民币 2768 元 / 人），我国人身保险密度为 2360 元 / 人。同保险深度具有相同趋势，国内健康保险密度与人身保险密度的差距也在增大。2012 年，两者差距为 684 元，此后逐年上升，至 2021 年两者差距已达 1754 元，说明相较于其他人身险险种如寿险、年金险，健康保险的消费普及程度以及消费水平还处于较低位的水平，一定程度上也反映出健康保险的产品供给并没有规模化地撬动消费者的保障需求，市场的潜力空间有待激活。（详见图 4）

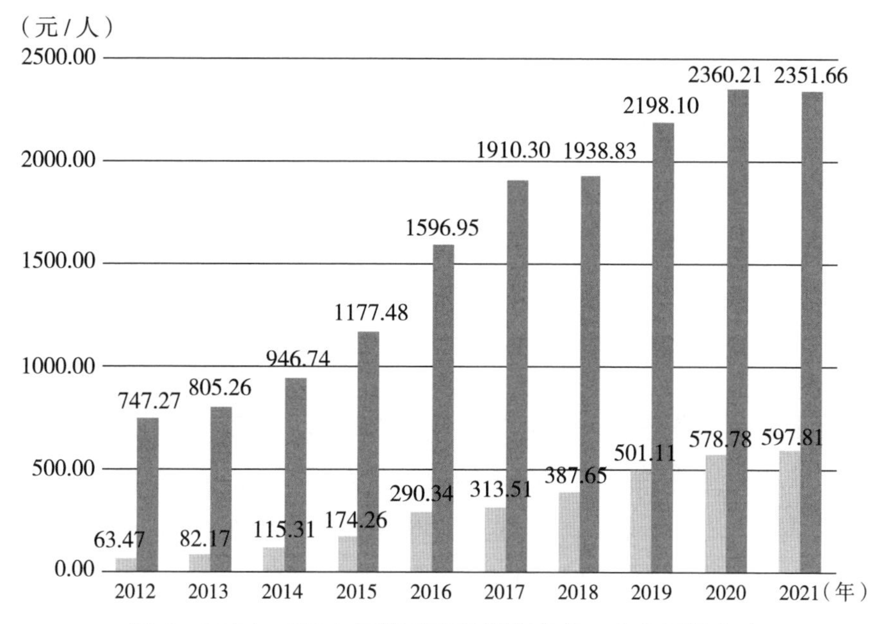

图 4　2012—2021 年我国健康保险密度、人身保险密度

数据来源：根据银保监会、国家统计局网站数据整理绘制。

（五）结构发生变化

重疾险占比趋向稳定，医疗险增长速度明显。2018 年以前，随着人身险费改的推进、代理人队伍规模的扩大，再加上重疾产品高件均高佣金率的特点，重疾险的保障需求在供给端推动下被激发，重疾保费规模逐步扩大至商业健康保险保费的六成左右。但近年来，重疾险规模占比趋于稳定，主要因为医疗险随着互联网渠道兴起。其中，百万医疗险以高保额、低保费、核保简单为核心卖点，利用互联网平台迅速获得消费者关注而出现爆发式增长。未来随着客群需求提升和保司产品推广，医疗险还将不断增加其在商业健康保险市场中的重要性。（详见图 5）

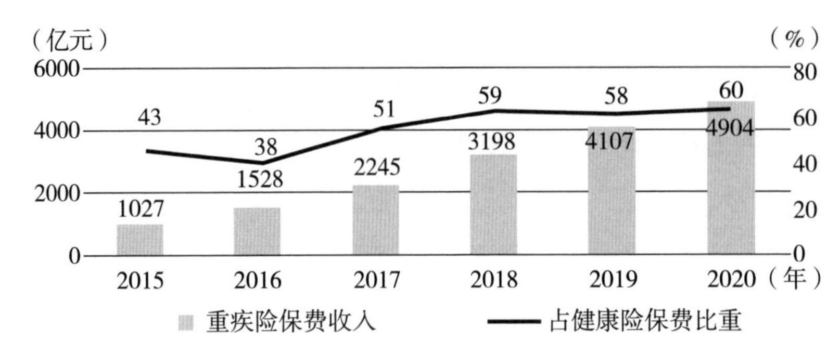

图 5　2015—2020 年重疾险保费及其占健康险保费比重

数据来源：根据《2021 年中国重疾险市场分析报告——市场竞争现状与发展前景评估》数据绘制。

（六）赔付支出持续增长

十年间，商业健康保险在保持原保费收入持续增长的同时，在赔付支出上也保持了相对高速的增长状态。2012 年，赔付支出为 2982 亿元，此后十年，赔付支出增速基本维持在 35% 左右，至 2021 年，赔付支出已增至 4029 亿元。（详见图 6）

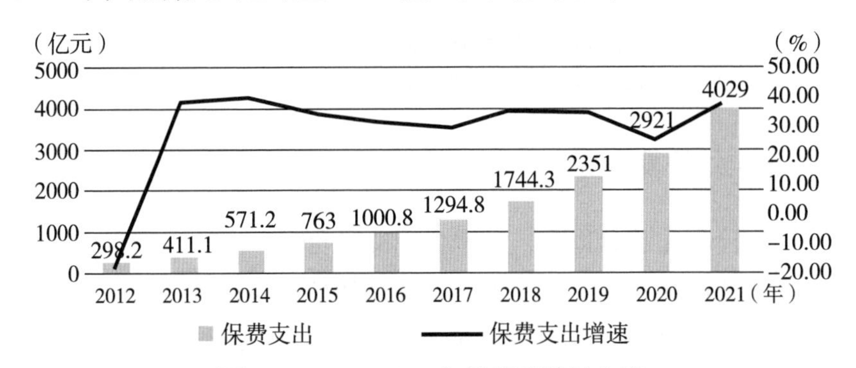

图 6　2012—2021 年健康险赔付支出

数据来源：根据银保监会、国家统计局网站数据整理绘制。

十年间，商业健康保险当期赔付占当期保费收入比重持续上升，2012 年为 34.56%，如剔除和谐健康短期储蓄型产品保费收入，商业健康保险全行业赔付增速均超过当期保费收入增速。尤其需要关注的是，2021 年商业健康保险赔付支出再创新高，一方面源于 2020 年新冠疫情期间整体就医人数降低导致的赔付较少，另一方面也源于重疾产品的持续恶化和以普惠保险为代表的部分医疗保险产品赔付恶化，这在一定程度上意味着商业保险公司对健康保险的控费和经营能力建设需要提上日程。（详见图 7）

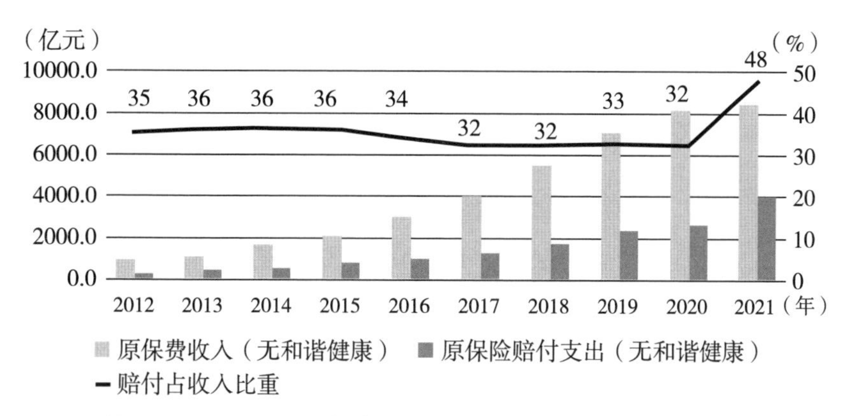

图 7　2012—2021 年商业健康保险赔付支出占保费比重

数据来源：银保监会及部分公司年报，其中和谐健康数据仅更新至 2020 年。

十年间，商业健康保险赔付支出占卫生费用的比重也持续增加。尽管占比较低，但增长迅猛，相比 2012 年，比重上升 2.99 个百分点，增幅逾 200%，商业健康保险在多层次医疗保障体系中的作用也逐渐显现。（详见图 8）

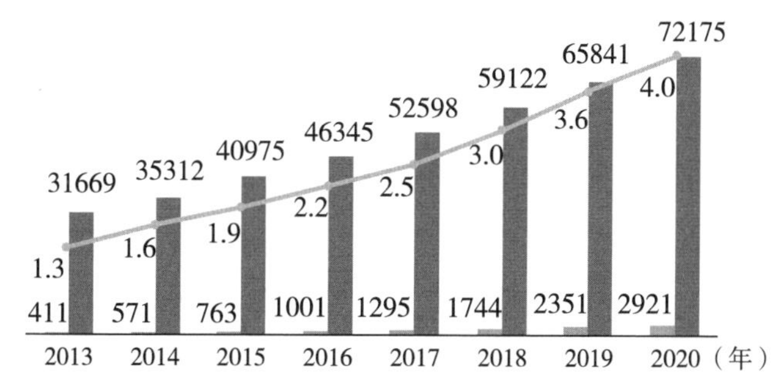

图 8　2012—2020 年商业健康保险赔付支出占卫生费用比重

数据来源：根据银保监会、国家统计局网站数据整理绘制。

二、创新经营理念与科技赋能商业健康保险软实力提升

十年间，中国商业健康保险不仅在保费规模、增长速度、赔付支出等方面取得了显著的量化成果，在经营理念、产品创新、科技应用、消费者保护、社会治理等方面也成效显著。

（一）“健康保险 + 健康管理”进入有法可依的融合阶段

十年间，“健康保险 + 健康管理”的理念实践从市场主体的自发行为上升到制度推动层面。自 2005 年专业健康保险公司率先提出“健康保险 + 健康管理”经营理念后，越来越多经营健康保险业务的人身保险公司将其纳入实践经营，开展的内容涵盖健康评价、预约挂号、体检、就诊指引、绿色通道、门诊健康指导、健康讲座、健身、预防、保健、网上专业信息查询和专家在线咨询等各方面，但不同类型的保险公司在健康管理能力建设模式、客群定位以及健康管理服务内容上也有所差异。

大型人身保险公司基于其资本实力和战略偏好，大多偏向于自建健康管理系统，与大量医疗机构直接合作，建立完整的医疗网络；覆盖的客群和病种也很宽泛，包含全年龄段客户群和全病种，意在为消费者提供从预防到长期用药的全流程闭环服务。此外，还通过自研的移动平台提供健康生活等服务，以积分、保费折扣等奖励激发客群进行自我健康管理。与大型人身保险公司相比，中小型、互联网、财产保险公司由于自身限制，多采用轻资产的健康管理业务模式，更偏向于借助其他合作方的能力输入健康管理能力，比如与互联网技术公司开展合作，共同建立依托网络的客户全周期健康管理平台；出于风险管理的考虑，多将其客群定位于年轻群体，健康管理业务范围上也更偏向于直接对接消费者的健康生活服务和更集中于家庭医生、居家康养等辅助型疾病管理服务。健康管理与健康保险具有高契合度，通过“事前预防、事中干预、事后补偿”的全流程风险管理措施，可以最大程度地降低健康负冲击带来的经济损

失和负面影响，成为健康保险业务和客户实现风险管控双赢的最佳途径。

2019 年,《健康保险管理办法》颁布实施，“健康保险 + 健康管理”的业务融合有了制度保障。该办法支持健康保险与健康管理相结合，明确表示“开展健康管理服务的，有关健康管理服务内容可以在保险合同条款中列明”，且分摊的成本不超过净保险费 20% 的可计入保险费，以及“保险公司经营医疗保险，应当加强与医疗机构、健康管理机构、康复服务机构等合作，为被保险人提供优质、方便的医疗服务”，且可“监督被保险人医疗行为的真实性和合法性，加强医疗费用支出合理性和必要性管理”并“积极发挥健康保险费率调节机制对医疗费用和风险管控的作用，降低不合理的医疗费用支出”。随后，为进一步落实该办法的有关要求，中国银保监会办公厅又发布了《关于规范保险公司健康管理服务的通知》，对保险公司健康管理服务行为作了进一步细化规范。2021 年 9 月 23 日，经国务院同意，我国第一部专门的医疗保障事业发展规划——《“十四五”全民医疗保障规划》正式发布，进一步鼓励支持商业保险机构与中医药机构合作开展健康管理服务。商业健康保险定位在制度层面上实现突破，从传统的出纳角色向风险管控角色转变，这为商业健康保险行业创造了更多的发展空间。

（二）产品开发从“舶来跟随”向“接地气自主研发”转变

十年间，国内商业健康保险逐步形成了保障层次丰富、保障范围广泛、保障形式多样的产品服务体系，也出现了新的趋势，主要体现在以下方面。

一是在 2016 年、2019 年出现了两次产品推动的行业激增。2015 年推出的网络热销百万医疗保险产品，成为众多保险公司推崇的现象级产品；2019 年快速铺开的普惠补充医保产品，则成为各地政府推崇的准公共产品。

百万医疗这款现象级产品，是一种高保额、低保费、高免赔额的报销型医疗费用险产品。该产品问世之前，我国个人医疗险市场主要有两类产品：一类是与社会医疗保险类似、针对社保范围内未支付部分进行补充报销、年保费100元及以下的低端医疗险，另一类则是针对高净值人群、报销目录覆盖全面、年保费为万元级的高端医疗险。而保障层次相对基本医保更高、年保费适中（千元上下）的中端医疗险则长期空缺。百万医疗险，通过设置高达万元的免赔额，成功将高频的中端医疗险转换为低频的大病医疗险，用低端医疗险的价格（一般年轻人仅需数百元）撬动了中端医疗险的保障。早期的百万医疗产品是线下销售的模式，如泰康在2016年开门红期间推出的产品，但很快走到线上，迅速占领了年轻的互联网用户市场。（详见表2）

百万医疗险的另一显著特点是销售网络化，自2016年8月众安在线推出百万医疗险“尊享e生”以来，众多保险公司开始与互联网巨头合作相继推出各款类似产品。2017年10月，微民保险代理有限公司(下称“微保”)经保监会网站公示正式获得经营保险代理业务许可；11月，“微保”平台即上线“微医保”产品，由泰康在线提供，腾讯“微保”平台代销住院医疗险与重疾保障险。随后，“微保”又联合其他保险公司分别推出了细分领域的中老年癌症医疗、少儿长期重疾险等15款产品。截至2018年9月，“微保”小程序月活用户近2000万，已连续半年位居保险类小程序排名首位。用户的购买决策也因之大大提速，数据显示，68%的用户在第一次看到保险产品之后就选择下单，其他少量用户也在平均看产品2.9次后选择购买。阿里系的蚂蚁金服和其他保险公司也不甘示弱。众安保险和支付宝于2017年11月联合宣布，众安首次为支付宝用户定制了一款医疗险，名为“好医保”，主打低费率、投保年龄拓宽至65岁和理赔时可申请医疗费垫付三大点。而市场原以为支付宝在百万医疗产品上仅与众安合作的想法则被一条重磅讯息所改变。2018年5月10日，中国人民保险集团旗下子公司人保健康与蚂蚁金服联合举办新闻发布会，在支付宝平台推出国内首款6年保证续保的“好医

表 2　市场热销五款主要百万医疗险对比

所属公司	人保健康	众安财险	泰康在线	众安财险	平安健康
产品名称	好医保长期医疗	好医保（众安承保）	微医保医疗保险	尊享 e 生旗舰版（升级）	平安 e 生保 Plus
投保职业类别	高危职业除外	高危职业除外	高危职业除外	1—4 类	1—4 类
投保区域	25 个省市（实际可全国投保）	中国大陆地区	中国大陆地区	中国大陆地区	中国大陆地区
投保年龄	28 天—60 周岁	30 天—65 周岁	18—55 周岁	30 天—60 周岁	28 天—60 周岁
续保年龄	至 100 岁	至 100 岁	至 100 岁	至 80 岁	至 99 岁
保险期限	1 年（6 年保证续保）	1 年	1 年	1 年	1 年
智能核保	无	无	有	有	有
医疗保额	200 万普通医疗 +400 万 100 种重疾医疗	300 万普通医疗 +600 万重疾医疗	300 万普通医疗 +600 万重疾医疗	300 万普通医疗 +300 万癌症医疗	300 万普通医疗 +300 万癌症医疗
法律费用保险	无	无	无	6000 元	无
免赔	6 年内 1 万（100 种重疾无免赔）	1 万（100 种重疾无免赔）	1 万（100 种重疾无免赔）	1 万（癌症无），可全家共享免赔额	1 万

续表

所属公司	人保健康	众安财险	泰康在线	众安财险	平安健康
报销比例	100%/60%，不限社保				
等待期	30天（质子重离子治疗90天）	30天	30天	30天（4类病120天）	30天
医院范围	二级及以上公立医院普通部	二级及以上公立医院普通部	二级及以上公立医院普通部	二级及以上医院普通部	二级及以上公立医院普通部
住院医疗费用	床位费、药品费、膳食费、治疗费、检查检验费、手术费、加床费、ICU床位费、诊疗费、救护车使用费、护理费	床位费、药品费、膳食费、治疗费、检查检验费、手术费、加床费、ICU床位费、诊疗费、救护车使用费、护理费	床位费、药品费、膳食费、治疗费、检查检验费、手术费、加床费、ICU床位费、医生费、救护车费、护理费	床位费、膳食费、护理费、检查检验费、治疗费、药品费、手术费、救护车费	床位费、药品费、膳食费、治疗费、检查检验费、手术费、加床费、ICU床位费、医生费、救护车使用费、护理费
特定门诊费用	透析费、恶性肿瘤治疗费、抗排异治疗费、门诊手术费	透析费、恶性肿瘤治疗费、抗排异治疗费、门诊手术费	透析费、恶性肿瘤治疗费、抗排异治疗费、门诊手术费	透析费、恶性肿瘤治疗费、抗排异治疗费、门诊手术费	透析费、恶性肿瘤治疗费、抗排异治疗费、门诊手术费
住院前后门急诊	住院前7天住院后30天	住院前7天住院后30天	住院前7天住院后30天	住院前7天住院后30天	住院前后7天急诊
质子重离子治疗费	100万保额，60%报销比例，不含床位费等非治疗费用	100万保额，60%报销比例，不含床位费等非治疗费用	100万保额，60%报销比例，不含床位费等非治疗费用	100万保额，100%报销比例，床位费1500元/天	无

续表

所属公司	人保健康		众安财险		泰康在线		众安财险		平安健康	
医疗垫付	不限疾病，全国78个城市		不限疾病垫付，全国65个城市		100种重疾垫付（住院5日后）		不限疾病垫付，全国83个城市		无	
免责条款	18条		6条		12条		19条		25条	
增值服务	人保100种重疾就医绿通		重疾绿通服务		绿通服务：重疾快速就医，微		100种重疾绿通服务		绿通 & 二次诊疗 & 健康奖励	
续保	1.6年保证续保期 2.6年之外，公司有权调整费率 3. 停售或其他原因不可投保，可以续保方式投保人保其		1. 理赔或健康变化可继续投保 2. 停售后不可投保，但会有新升级产品替代 3. 公司有权调整费率		1. 理赔或健康变化可继续投保 2. 停售后不可投保，但会有新升级产品替代 3. 公司有权调整费率		1. 理赔或健康变化可继续投保 2. 停售后不可投保，但会有新升级产品替代 3. 公司有权调整费率		1. 理赔或健康变化可继续投保 2. 停售后不可投保，但会有新升级产品替代 3. 公司有权调整费率	
费率区间	0—10岁	169—600	0—10岁	135—488	18—45岁	156—552	0—10岁	346—766	0—10岁	440—1083
	11—45岁	108—550	11—50岁	88—572	46—60岁	858—1422	11—45岁	146—596	11—45岁	347—668
	46—60岁	776—1428	51—65岁	747—1422	61—100岁	1896—11856	46—60岁	906—1466	46—60岁	1090—1714
	61—100岁	2325—9669	66—100岁	1839—5930			61—80岁	1966—4386	61—80岁	2314—16634
其他	无		无		无		可附加300万特定疾病特需医		无	

注：数据来源为各公司网站和网络资料。人保好医保和平安e生保分为首次投保和续保费率，表中数据为续保费率。

保·长期医疗”保险，这也是当时保证续保期限最长的互联网百万医疗产品。除了保证续保外，与市场上绝大多数百万医疗产品每年1万元免赔额不同，“好医保·长期医疗”免赔额为6年合计1万元。2018年11月20日，人保健康与蚂蚁金服发布“两快一全”好医保服务标准，“快”在为用户提供快速响应、快速理赔垫付，“全”在全面的健康管理、诊疗协助服务。人保健康此项服务措施旨在提升客户体验、增强与医疗服务环节的结合力度，进而和其他健康险产品进行差异化竞争。由于互联网巨头的渗透，网销百万医疗险已经成为“红海”。2017—2020年，一年期百万医疗新单件数和保费均出现成倍增长，产品与医疗服务的结合更趋紧密，一些对接优质医疗服务的产品开始出现。（详见图9）

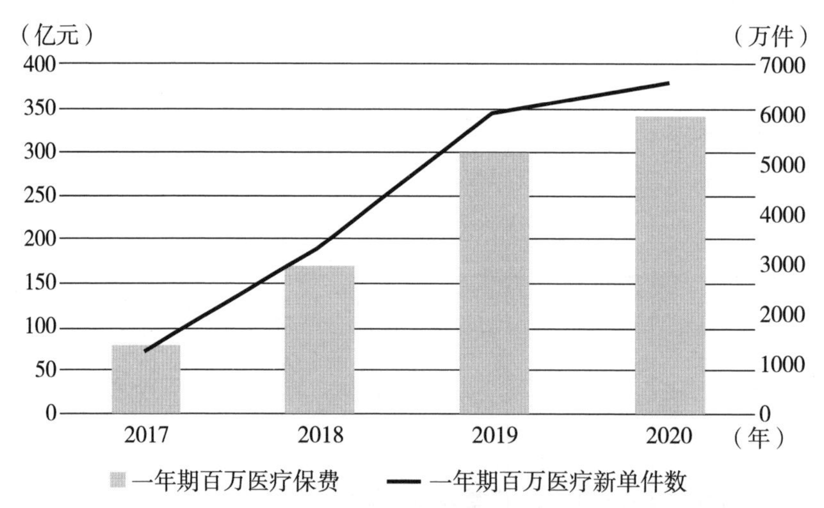

图9　2017—2020年一年期百万医疗保费收入及新单件数

数据来源：根据各公司网站、网络资料自行整理绘制。

城市普惠性补充医保产品（简称“惠民保”）是指在社会医疗保险的基础上建立的一种“政府主导、商保承办、自愿参保、多渠道筹资”的重特大疾病补充医疗保险制度。2015年，深圳市医保局主导的重特大疾病补充医疗保险是普惠医疗保险模式的雏形；2018年12月，南京市推出第二款城市定制惠民保产品；2019年，珠海、广州开始推出当地的普惠医疗保险，并增大了对重疾和高额药品的保障责任，城市普惠补充医保项目呈快速铺开之势。2020 年 2 月中共中央、国务院发布的《关于深化医疗保障制度改革的意见》提出“全面建成以基本医疗保险为主体，医疗救助为托底，补充医疗保险、商业健康保险、慈善捐赠、医疗互助共同发展的医疗保障制度体系”，普惠保险迎来市场爆发性开拓。

2021 年 11 月中旬的国新办发布会上，银保监会政策研究局负责人透露，已经有 58 家保险机构在 27 个省市参与了超过 100 个城市定制型医疗保险项目，总参保人数超过 7000 万。据业界统计，截至 2021 年 12 月 1 日，已有近 30 家财产险公司、近 20 家人身险公司参与各类普惠补充医保项目的承办，约 160 款惠民保产品已经覆盖我国 27 个省份的 239 个地级市，覆盖 9600 万人，参保人较 2020 年底增长近 5000 万。从地域分布上看，广东、江苏、浙江是开展此类项目数量最多的 3 个省份，其中广东 12 个城市、江苏 9 个城市、浙江 6 个城市。沿海经济发达地区先行先试的主动意愿较为强烈和积极。从单个城市的项目开展情况上看，浙江省宁波市 2020 年落地此类项目最多，先后有 4 个普惠保险项目开展。（详见表 3）从产品责任设计方面看，长沙“星惠保”是第一个设计两档年龄段对应两档价格且以平均百元左右价格覆盖医保目录外住院保障的项目；苏州“苏惠保”是第一个覆盖普通门诊责任的项目；丽水“浙丽保”是首个赔付上不封顶的项目；“深圳专属医疗险”是首个开发了此类市场中 6 年期医疗险产品且首个开发可保证续保的一年期产品的项目；“宁波惠儿保”项目是第一个重大疾病保险产品项目，也是第一个针对城市中细分人群市场（少年儿童）设计开发的项目。从影响力方面来看，2020 年开展的项目中，“惠蓉保”和“北京京惠保”的市场影响力最大，前者是首个无个账支付下参保人数突破 300 万、参保率约达 18% 的项目，后者则凭借特殊的城市政治文化经济地位让普惠保险真正引起全国性各阶层的关注。2021 年惠民保 28 省 122 地区 244 个地级市 177 款产品约 1.4 亿人次参保，约 140 亿保费。（详见表 4）

表 3　保险公司参与普惠医保情况

排名	保险公司	城市数量	城市明细
1	人保财险	22	成都、连云港、宁波、福州、温州等
2	平安养老	19	成都、宁波、福州、遵义、盐城等
3	中国人寿	11	成都、宁波、自贡、深圳、淄博等
4	太平洋人寿	10	成都、宁波、深圳、徐州、海南等
5	泰康养老	8	成都、长沙、深圳、宁波、淄博等
5	国寿财险	8	厦门、银川、泰州、亳州、济南等
5	太平洋财险	8	惠州、嘉兴、淄博、济南、宁波等
8	平安财险	7	芜湖、德阳、台州、合肥、长沙等
9	中华联合	5	成都、泰州、淄博、天津、烟台
9	天安财险	5	泰州、天津、烟台、德阳、常德
9	太平财险	5	济南、天津、烟台、德阳、常德

注：数据截至 2020 年 11 月底。

表 4　28 省份惠民保情况及参保人数（单位：万人）

序号	省份及地区	参保人数	序号	省份及地区	参保人数
1	安徽省 16 地	≥ 530	15	吉林省 9 地	≥ 17
2	北京 1 地	401.51	16	江苏省 13 地	1111
3	重庆 1 地	250	17	江西省 11 地	>33
4	福建省 9 地	115	18	辽宁省 14 地	>103.4
5	甘肃省 1 地	77	19	宁夏回族自治区 5 地	—
6	广东省 20 地	>2454.83	20	青海省 8 地	—
7	广西壮族自治区 14 地	>60	21	四川省 12 地	645.3
8	贵州省 9 地	—	22	山东省 17 地	1569
9	海南省 4 地	>56	23	山西省 11 地	>101
10	河北省 11 地	130	24	陕西省 10 地	5
11	河南省 18 地	>11.74	25	上海 1 地	>739
12	黑龙江省 1 地	20	26	天津 1 地	1
13	湖北省 2 地	36	27	云南省 2 地	93
14	湖南省 14 地	402.1	28	浙江省 10 地	3355.67

数据来源：根据各公司网站、网络资料自行整理。截至 2020 年 11 月底，宁夏、贵州、青海未公开惠民保参保人数。

二是针对专门客户群的健康保险产品层出不穷。为了丰富健康险产品线、扩展产品内涵，保险公司针对特定的疾病或者特殊的人群开发了不少“小而美”的产品，以满足消费者多方面的需求。如新华人寿开发的“康健吉顺定期防癌疾病保险”，针对癌症提供癌症确诊保险金、癌症住院津贴保险金、癌症手术保险金、癌症放化疗保险金、肝脏移植术或造血干细胞移植术保险金、身故保险金和保费豁免多项责任，这些责任充分考虑了癌症治疗的长期性以及相应的治疗方式。如昆仑健康、泰康、太平等多家保险公司专门针对糖尿病患者开发了提供保障糖尿病并发症保险金的疾病保险，突破了传统健康险不保糖尿病人的核保规则；老年防癌保险则突破了普通重疾险的最高投保年龄，专为高年龄段老人提供癌症保障。这些产品的开发都旨在解决以往健康险没有覆盖到的部分客户的保险保障。

三是积极探索保险保障+健康管理服务相结合的新型健康保险产品。在健康保险产品中加入健康管理服务以提升客户的健康水平。平安健康险推出的健行尊享健康保障计划，不仅提供高额医疗费用保障，还加入了“健行天下”健康促进计划，通过对健康行为和健康饮食的干预，鼓励客户持续改善健康并可享受奖励。泰康人寿推出的“甜蜜人生”特定疾病保险，在为糖尿病患者提供保险保障的同时，通过智能血糖仪及配套的App血糖管理服务平台，随时监测病人血糖波动，进行药物干预、饮食干预，协助客户做好慢病管理。人保健康与北京肿瘤医院合作开发的北肿防癌管家保险保障计划，为客户提供北京大学肿瘤医院门诊挂号、住院、手术预约等就医绿色通道服务，同时对于被保险人在该医院发生的合理且必需的与癌症治疗相关的医疗费用，在约定的保险金额范围内按100%的比例给付癌症医疗费用保险金，并由保险公司与医院直接结算，从而实现为客户提供从癌症预防到诊疗的保险保障及健康管理服务，为客户提供全流程的诊疗解决方案。

四是税优健康险陆续面世。2016年3月，中国保监会正式批准销售的多款税优健康险产品陆续面世，根据保监会发布的《个人税收优惠型健康保险业务管理暂行办法》规定，个人税优健康险采取万能险方式，包括医疗保险 + 个人账户两项责任，医疗保险的保险金额不得低于 20 万元，不得因被保险人既往病史拒保，并保证续保，医疗保险简单赔付率不得低于 80%，购买个人税优健康险后，投保人可以享受每年 2400 元予以税前扣除的福利。这是我国首次在健康险税优政策上的探索。

（三）在消费者保护领域更加注重科学、合理、专业的规范约束

十年间，商业健康保险在消费者保护领域越来越注重专业的技术工具。2020 年 11 月 5 日，中国保险行业协会与中国医师协会正式发布《重大疾病保险的疾病定义使用规范 (2020 年修订版)》(以下简称新规范)，对 2007 年发布的《重大疾病保险的疾病定义使用规范》(以下简称旧规范) 进行了修订。此次修订有四个特点：一是保障范围进一步扩展。在原有重疾定义范围的基础上，新增了严重慢性呼吸衰竭、严重克罗恩病、严重溃疡性结肠炎 3 种重度疾病；同时，对恶性肿瘤、急性心肌梗死、脑卒中后遗症 3 种核心重疾病种进行科学分级，新增了对应的 3 种轻度疾病的定义，扩展了保障范围。二是赔付条件更为合理。根据最新医学实践，放宽了部分定义条目赔付条件，如对心脏瓣膜手术，取消了原定义规定的必须“实施了开胸”这一限定条件，代之以“实施了切开心脏”，切实提升了消费者的保障权益。三是引用标准更加客观权威。尽可能采用可以量化的客观标准或公认标准，减少主观判断，使重大疾病的认定更清晰、透明。如对恶性肿瘤分级，旧规范仅参考了世界卫生组织 (WHO)《疾病和有关健康问题的国际统计分类》(ICD) 的恶性肿瘤类别，新规范在原定义基础上，引入了世界卫生组织《国际疾病分类肿瘤学专辑》第三版 (ICD-O-3) 的肿瘤形态学标准，使定义更加准确规范，最大程度地避免了可能出现的理赔争议和理解歧义。四

是描述更加规范统一。如在人体损伤标准相关内容上，对旧规范中“肢体机能完全丧失”的表述，修改为使用行业标准《人身保险伤残评定标准及代码》(JR/T 0083–2013) 中“肌力”的相关表述，描述更权威、更统一，消除广大消费者对于重疾定义在人体损伤标准方面与伤残标准描述不一致的困扰。

为进一步夯实重大疾病保险定价基础，2020 年 11 月 5 日，中国银保监会决定将中国精算师协会发布的《中国人身保险业重大疾病经验发生率表（2020）》作为包含重大疾病保险责任的人身保险产品法定责任准备金评估用表及定价参考用表。

重疾险是目前商业健康保险行业较为重要的险种，疾病定义是否科学合理是重疾险产品保障责任的核心，是保护消费者权益的关键性技术指标。这些定义规范和配套技术指标的陆续颁布，一定程度上反映了商业健康保险在消费者保护领域越来越重视专业化约束工具的价值。

（四）在社会治理领域的参与广度、深度不断扩展

十年间，商业健康保险参与社会治理的广度和深度不断扩展。特别是 2017 年以来，政策在社会医疗保险和商业健康保险上都有新的鼓励措施，为商业健康保险更深入参与医疗保障体系建设提供了更多契机。尤其在社会医疗保险方面，在城乡基本医保整合、支付方式改革和加强普惠性政策推动下，商业健康保险正在积极发挥补充作用。

一是积极参与基本医疗保险经办服务。截至 2019 年，全行业政府委托经办型业务 455.55 亿元，同比增长 26.58%，主要经营主体为人保健康（75.07%）、中国人寿（19.13%）、人保财险（5.51%），合计占比 99.71%；全行业政府委托风险保障型业务 1000 亿元，同比增长 36.7%，其中大病保险 737.3 亿元，同比增长 41.3%，主要经营主体为人保财险（36.63%）、中国人寿（36.62%）、平安养老（5.80%）、人保健康（5.67%）、太保寿险（5.39%）、泰康养老（2.21%），合计占比 92.32%；非大病保险 262.7 亿元，同比增长 25.3%。

二是主动参与税收优惠型健康保险产品设计及销售试点。截至2020年7月底，共25家保险公司在全国开展了该项业务，开发了49款产品，累计生效保单47.24万件，保费19.35亿元。

三是积极参与城乡居民大病保险和长期护理保险的运营。城乡居民大病保险（以下简称大病保险）是基本医疗保障制度的拓展和延伸，是对大病患者发生的高额医疗费用给予进一步保障的一项制度性安排。我国大病保险从2012年开始试点，2015年全面推广，2017年首批试点启动，2020年第二批试点陆续启动。截至2020年底，18家保险公司在全国31个省（区、市）开展了大病保险业务，覆盖12.2亿城乡居民（包含部分城镇职工）。参与长期护理保险经办则是一项重大治理创新，是保险业参与社会保险运营中首次引入成本意识和成本观点，有利于加强对经办服务、护理服务等行为的监管和费用控制。（详见表5）

表5　全国居民大病保险市场规模（单位：亿元）

省份	规模	省份	规模	省份	规模
江苏	69.45	江西	23.55	重庆	9.80
山东	54.61	贵州	23.32	上海	5.63
广东	51.08	山西	21.76	宁夏	5.13
四川	50.64	浙江	18.26	海南	4.79
河南	50.54	甘肃	17.25	内蒙古	4.69
广西	49.22	辽宁	16.86	天津	3.98
湖南	35.28	福建	16.69	宁波	3.24
河北	33.58	陕西	16.22	厦门	2.83
安徽	32.82	黑龙江	14.63	大连	2.42
湖北	30.86	青岛	11.10	新疆	2.28
云南	24.71	吉林	10.53	西藏	2.00
合计	719.77				

数据来源：数据源自泰康养老，截至2021年11月30日。

四是参与医保支付方式改革。2021年11月，国家医保局印发《DRG/DIP支付方式改革三年行动计划的通知》，要求在总结2019—

2021 年 DRG/DIP[①] 付费国家试点有效做法的基础上，加快推进 DRG/DIP 支付方式改革全覆盖。在一系列政策密集出台，支持支付方式改革迅速推进的背景下，DRG 各试点地区都在按试点要求有序推进，30 个试点城市中，大多已经确定采用第三方供应商参与 DRG 建设。泰康养老自 DRG 支付方式改革工作启动以来，已在铜川、沈阳等城市加紧探索按病组付费等业务，承办天津、山西临汾、黑龙江哈尔滨、山东青岛、湖北武汉、甘肃庆阳、新疆乌鲁木齐（含兵团）共 7 个国家级试点城市，及江西南昌、山西太原、四川绵阳、黑龙江哈尔滨等 20 余个省级试点城市的 DRG 建设。（详见表 6）

表 6　各类公司服务支付方式改革国家试点情况

主体类型	参与主体	项目	实施中 / 服务过的试点城市
科技公司	国新健康	49	梧州、金华、攀枝花、佛山、儋州、南平、浙江省直、杭州、温州、嘉兴、衢州、台州、宁波、广西壮族自治区、柳州、桂林、贵港、山东省直等
	武汉金豆	24	上饶、安阳、乌海、深圳、湖州、绍兴、吴忠等
	平安医保科技	16	常州、吉安、天水、青岛、鞍山、聊城、三亚、本溪、常德等
	东软	13	烟台、青海、四平、新疆兵团（系统改造包）、长春等
	创智和宇	5	广州、甘肃省级、邯郸、武威、宁夏回族自治区
	上海分值医学	5	宜昌、陇南、内蒙古自治区、黔南州、深圳
	万达信息、易联众等	4	滨洲、福建省级、晋中、德州

---

① 按病种分值付费（Diagnosis-Intervention Packet，DIP）是以大数据为基础，医保管理部门根据治疗不同疾病所需医疗费用之间的比例关系，给每种疾病确定相应的分值，各医疗机构再以出院病种构成情况及每一病种出院人次，计算出总分值作为取得费用偿付的结算依据，最终医保管理部门按照年度预算的可分配基金来结算费用。

按诊断相关分组付费（Diagnosis Related Groups，DRG）是按照国际疾病分类方法，将住院病人的疾病根据诊断内容、年龄、性别等分成若干组，再将每组根据有无合并症与并发症、疾病严重程度等分成不同级别，分别制订相应的价格标准，医保机构按照协定的标准向医疗机构支付费用。

续表

主体类型	参与主体	项目	实施中 / 服务过的试点城市
保险公司	泰康养老	39	马鞍山、铜川、自贡、日照、威海、汉中、牡丹江、绵阳、庆阳等
	国寿	1	雅安
	太保	1	巴中

数据来源：数据源自泰康养老，截至 2021 年 11 月 30 日。

五是融入医保基金监管和信用体系建设。2018 年国家医保局成立以来，强化基金监管和推动基金监管信用体系建设始终是其重点工作，也是近年来保险公司主动融入参与的领域。如基金监管信用体系建设方面，泰康保险承担了赣州、开封、南昌、上海、石嘴山等 16 个试点城市的信用体系建设项目。（详见表 7）

表 7　各类公司承担基金监管信用体系建设领域试点城市表

主体类型	参与主体	项目	实施中 / 服务过的试点城市
科技公司	平安医保科技	4	阿拉善盟、南宁、青岛、张家界
	易联众	2	福州、连云港
	武汉金豆	1	广安
	国新健康	1	温州
	山大地纬	1	绍兴
保险公司	泰康养老	16	安庆、大连、赣州、贵阳、汉中、开封、洛阳、绵阳、南昌、庆阳、上海、石嘴山、苏州、天门、烟台、扬州
其他公司	中诚信	3	东营、泉州、孝感

注：数据来源泰康养老，截至 2021 年 5 月 30 日。

（五）科技赋能开始从运营管理延伸至客户健康管理

十年间，健康保险的科技赋能开始从运营管理向客户端的健康管理延伸。过去，保险公司更多立足于企业自身经营管理以实现利润最大化，如拓展网络销售以增加获客量、提高运营效率以降低经营成本、提高风控水平以降低赔付支出等。例如腾讯旗下的保险平台腾讯微保，通过自带流量大力发展健康保险业务；蚂蚁金服的在线理赔，在客户上传理赔单据后，其人工智能审核系统通过图片分类算法等技术，可以快速筛选出必要的理赔材料，自动提取审核信息，并通过核赔规则以及大数据风控模型自动识别客户理赔的正当性与合理性，识别、审核的处理时长也从原来的每案 49 小时大幅缩短至“秒级”，极大地提高了理赔时效。

总之，过去获取客户数据，更多的是为了提高风险核查水平、拒绝逆选择、降低道德风险，从而减少理赔支出；过去运用科技力量进行流程再造和运营升级，更多是从内部经营角度考虑降低成本；过去与医药机构建立风险管控科技体系，更多是要防范就医购药过程中的道德风险。现在，科技赋能的逻辑起点开始出现转变，主要表现是由“堵”转“疏”，新兴科技的应用紧紧围绕提高客户健康水平、提升服务便捷性、增强客户感受友好度等方面进行投入。这些健康险领域的先行者们，借助物联网、人工智能、大数据等新兴科技来获取客户的实时数据，是为了更积极、更实时、更友好地介入客户的健康维护全过程，是要通过提高客户健康水平、减少健康负冲击达到与客户共生共赢的目的。比如借助可穿戴设备，持续监测投保人的健康参数，帮助客户了解个人的饮食和运动模式并采取适当的预防措施；比如保险公司与物联网公司合作推出电子健康系统，帮助提高老年人在家独立生活的能力。

越来越多的健康保险经营者开始关注客户的健康风险管理，并开始将科技赋能的重心转向客户的健康维护甚至健康促进，在线健康咨询、利用可穿戴设备等进行健康数据收集以及健康风险评估、疾病早筛、包含衣食住行的生活方式指导干预，甚至诊疗咨询干预等都在大幅度推进。各类第三方科技公司积极拓展健康保险 + 健康管理 / 医药服务业务，利用科技应用赋能健康管理升级，围绕健康服务、慢病管理、医药服务等领域，通过智能硬件监测、大数据分析、数据模型预测等，为不同类型人群（健康、亚健康人群）设计不同场景环境下的健康保险产品，推动保险公司与医疗机构、药品供应商、健康管理机构等进行深度链接，促进健康保险在保前、保中、保后的全生命周期、全流程服务覆盖。

三、十年间中国商业健康保险发展的缺憾

十年间，我国商业健康保险取得了一定的成绩，但也应该看到其发展过程中面临的一些问题和困境，包括商业健康保险医疗保障“第三支柱”的核心力量尚未完全发挥，业务盈利的稳定性较差，尚未进入成熟的产业发展阶段，产品供给方面同质化严重，参与社会治理的边界不清，治理还停留在较浅的层面，数据基础建设对风控能力的支撑作用有限以及与医药机构的深层次合作机制尚未形成等等。

（一）医疗保障“第三支柱”的核心力量尚未完全发挥

我国商业健康保险起步虽晚，却保持了持续的高速增长。但总体来看，商业健康保险在我国医保体系中的作用程度还较低。美国作为商业健康保险最发达的国家，商业健康保险占卫生总费用的比例已经超过35%；法国、加拿大、德国、澳大利亚等国家的商业健康保险占卫生总费用的比重也在10%左右。而我国商业健康保险赔付支出仅占卫生总费用的4%，作为医疗保障“第三支柱”的核心力量尚未完全发挥，健康服务供给不足与需求不断增长之间矛盾突出。

赔付支出占比过低，究其原因，很大程度上是受业务结构的影响。目前商业健康保险在售产品中，长期险产品占比基本维持在75%左右，远高于短期险产品占比；而在长期险产品中有70%左右是重大疾病保险。（详见图10）相对于其他补偿类型的健康险产品，重疾险因合同约定的疾病发生率相对较低而天然不会存在较高的赔付率，这是导致整体商业健康保险赔付较低的重要原因。

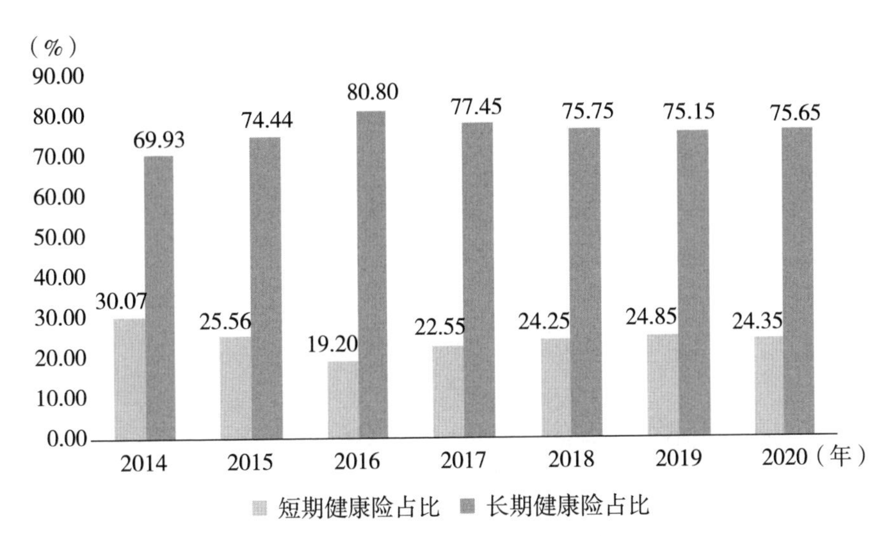

图 10　2014—2020 年健康险长、短险占比

资料来源：根据银保监会数据绘制。

2020 年 2 月 25 日，《关于深化医疗保障制度改革的意见》出台，明确提出到 2030 年全面建成以基本医疗保险为主体，医疗救助为托底，补充医疗保险、商业健康保险等共同发展的医疗保障制度系统。稍早之前，银保监会等 13 部委联合下发《关于促进社会服务领域商业保险发展的意见》，为商业健康保险发展制定了宏伟目标：到 2025 年超过 2 万亿元。这意味着未来 3 年要保持 20% 的年复合增长率。然而，2020 年以来，重疾险的增速明显放缓，医疗险不断恶化。两类产品在经历增长窗口期后增长乏力，如何进一步满足医疗需求，对商业健康保险来说是较大的挑战。

（二）业务盈利的稳定性较差，尚未进入成熟的产业发展阶段

衡量产业成熟的标志有很多，但核心的指标应该是其业务盈利的稳定性。作为保险业增长最快的板块，商业健康保险在业务盈利稳定性上始终没有交出令人满意的答卷。当然，这与其复杂的内在运行机理有密切关联。与其他险种相比，商业健康保险在风险管控上有明显的先天劣势，主要体现在以下三方面：一是特殊的经营管理对象所带来的产品设计劣势。健康和健康损失不但缺乏可以用货币衡量的经

济标准，还缺少现实存在感，加之造成损失的原因以及损失后果也有较大的时空差异和个体、群体差异，以致健康保险产品在形态设计以及费率厘定上会面临极大的不确定性。二是经营管理过程比较复杂。涉及保险公司、客户、医药机构、政府部门等多方主体，信息不对称尤为显著，由此诱发的过度医疗道德风险凸显，风险管控难度极大。三是就医行为等风险事故发生具有高频性，保费留存周期短且短期赔付率高，承保盈利的空间和资金运用空间受限。（详见表 8）

表 8　2018—2020 年一年期短期健康保险承保利润（单位：亿元，%）

年份	保费收入	承保利润	承保保费利润率
2018	472.51	−10.10	−2.14
2019	702.30	−31.64	−4.51
2020	1000.60	−30.98	−3.10
累计	2175.40	−72.72	−3.34

数据来源：根据行业数据自行整理。

这些先天劣势始终是行业发展的内在制约因素，如果还延续传统的经营模式，一旦消费者需求等外部推动因素消退，行业发展的强劲势头将会迅速转向，保费规模、规模增速等指标上的发展就会出现瓶颈，2021 年健康险市场原保费增速的持续下滑就是一个信号。

（三）产品供给方面同质化严重，不利于市场容量的扩展

目前在售的商业健康保险产品近 5000 款。截至 2020 年，中国保险行业协会产品库中的人身险公司的健康保险产品共计 4669 款。尽管数量众多，但产品的相似度极高，同质化严重，不但缺少个性化、多样化、定制化设计，绝大部分保障的范围有限且精准性不够、公平性不足，导致客户端的高排他性，不利于市场容量的发展。以百万医疗险产品为例，2017 年至 2020 年上半年，共有 300 余个百万医疗险产品在售，但在保额、保费、保障内容、免赔额等保险产品核心要素上具有高度相似性，由此也带来了不少市场问题，比如保额虚高噱头严重、过度筛选投保人、健康告知虚化、理赔维权困难等。

在售产品中险种类别也极不均衡，主要集中在重大疾病定额给付保险、住院医疗费用补偿性保险和住院津贴等几类保险，其中重疾险的产品数量尤其显著。疾病保险 2036 款，医疗保险 2470 款。而医疗保险产品中，1461 款为不可单独购买的附加险产品，医疗保险的主险产品相对较少；失能收入损失保险、护理险和医疗意外险数量仅为 28、98、2 款，产品数量更加有限。（详见图 11）

产品的供给状况很难满足社会公众的健康保障需求。根据《2018 中国商业健康保险发展指数报告》显示，2018 年，居民健康保障自评为 53.4，相比于 2017 年的 51.6 略有上升，但总体健康保障程度还较低。这些问题的背后实质上反映了精算定价基础的缺乏，由于缺乏医疗费用实际发生率的数据基础，为了快速扩大市场规模，商业保险公司往往忽视产品设计源头的定价风险管控，随大流、蹭热点、简单复制热销产品，从而造成保险产品的持久性不足，无法真正起到对公共医疗保障的补充。

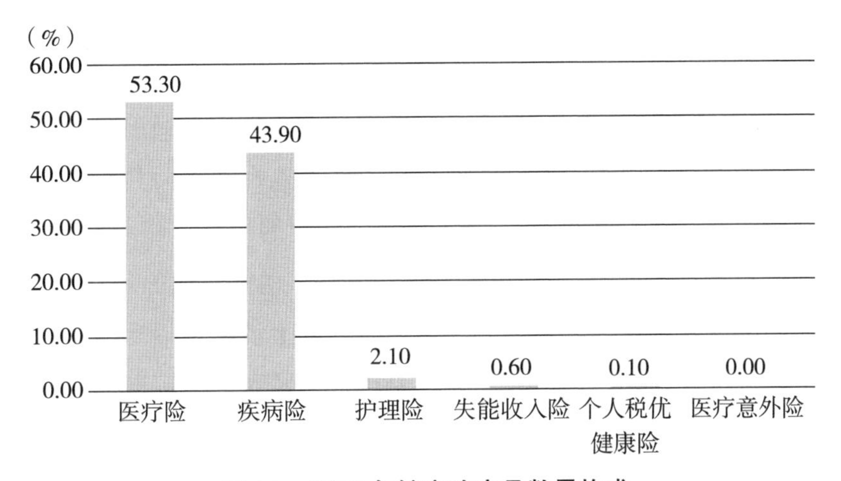

图 11　2020 年健康险产品数量构成

数据来源：根据中国保险行业协会数据绘制。

（四）参与社会治理的边界不清，治理还停留在较浅的层面

截至 2021 年，从政策性商保业务的转移赔付支出来说，商业保险公司与政府合作的业务规模约 1500 亿元，但其中城乡居民大病

保险业务是政策要求必须委托商业保险公司承办的，不能完全反映委托地政府的公私合作意愿。如扣除大病保险的业务规模，双方合作的业务中委托经办型业务占比高达63%，是风险保障型业务规模的1.7倍。这在一定程度上说明合作型业务还停留在较浅层次。

健康保险是长链条化健康风险经营，既包括经济方面的保障，也包括对健康风险的经济干预；既有前端的精算、核保，又有对疾病发生前的预防、对诊疗过程的干预以及后期的赔付。但在委托经办型业务中，业务委托方往往只是购买商业保险公司流程化的医保费用的审核、报销等后端理赔经办服务，而对于保险公司的精算、核保、健康管理等风控核心技术的应用需求较少，没有充分利用商业保险公司的风险管理优势。另一方面，商业保险公司受限于经办管理费用，对医保基金进行风险管控的动力不足，往往也不会投入大量的风控资源。

目前各地的合作型业务多是通过招投标方式进行购买，一般都由当地的政府采购中心具体办理。但从实践情况来看，存在一些突出问题：一是缺少统一的招投标制度规范。各地招标工作的制度依据主要集中于《政府采购法》《政府采购法实施条例》以及财政部《政府采购货物和服务招标投标管理办法》等针对传统政府采购服务的法律制度，目前尚没有针对医疗保险业务这一特殊公共服务的制度规定，造成各地在招标过程中缺少标准化的依据，随意性较大。招标流程不规范，严谨性不足，变更投标、述标时间的比比皆是，甚至还出现变更招标内容的情况。一定程度上说明了招标工作缺乏事前的统一规范，招标工作的科学合理性以及对不确定事项的事前估计不足。二是招标设计缺乏对招标方和投标方的对等约束，更多强调对投标方的单方制约，对招标方的应尽义务关注不够。合作过程中，这些不规范性问题还未得到充分解决，也导致保险公司在参与社会治理上不会进入更深层次的融合。

（五）数据基础建设相对滞后，对风控能力的支撑作用有限

数据是风险管理的基础，是商业健康保险专业化经营的依托，

没有强大有效的数据库，商业健康保险专业化难以取得实效。十年中这个方面的发展，有内外部两大制约因素。

从外部看，保险公司很难获取就医及医保数据。医院和医保部门与保险公司对接信息系统的意愿都不强，导致保险公司在洽谈系统对接时相对弱势，仅能获取部分财务数据以便实现快速理赔，对于诊疗等重要的健康相关数据难以获取。加上系统对接成本高、耗时长，保险公司投入成本非常高。此外，数据共享痛点多，由于保险公司、医药机构、医保部门等各个数据来源方的数据规范都具有自身的特点，因此即便实现了系统对接，数据定义、数据格式等方面的差异，也导致数据整合、标签、分析、有效使用需经历大量数据治理及加工过程。

从内部看，保险公司数据积累和数据分析的能力有限。没有科学的编码系统数据，数据定义不统一，无法集中、归类、分析；没有专业有效的 IT 系统，数据难以共享，甚至淹没在寿险等其他业务数据中，难以提取；缺乏严格有效的数据管理制度，数据失真、流失现象较为严重；保险行业内部，保险行业和医疗、社保行业之间都没有建立起有效的数据共享机制。

（六）与医药机构的深层次合作机制尚未形成，风险控制能力有限

由于我国医疗资源分布严重不均，保险公司与病源充足的大医院谈判能力有限，很难建立可以影响医院医疗行为和医药费用的深层次合作机制；保险公司还主要依靠报销病人的医疗单据进行理赔，没有实现对医院的直接供款，没有形成“风险共担、利益共享”的利益联系纽带，难以控制不合理医疗行为和医疗费用。我国保险公司还没有一张覆盖广、效率高、可控制的合作医院网络。近年来，个别保险公司也在尝试收购医院的股权，通过资本纽带加强对医院的控制，但效果尚不明显。

四、十年间中国商业健康保险发展的驱动要素

（一）行业的高速发展归根结底得益于中国经济的持续增长状态

2012—2021 年是我国以移动互联网为代表的新经济发展的黄金十年，十年间国内生产总值平均增长率为 6.64%，国民财富也随之进入有史以来最快的增长阶段。据瑞士信贷研究院（Credit Suisse Research Institute）发布的《2018 年全球财富报告》（*Global Wealth Report 2018*）显示，2000 年中国财富水平与 1910 年的美国相似，2018 年，已达到美国 1995 年时期水平。中国仅花费 18 年就走完了美国花费 85 年走过的财富增长之路。在财富快速增长的过程中，社会公众的健康保障意识大大增强，有效地刺激了市场需求。这点可以通过商业健康保险的区域发展情况得到印证，经济水平较高的地区往往也是商业健康保险相对繁荣的地区。

从区域发展情况来看，我国商业健康保险市场相对集中在东部以及沿海发达地区。2020 年商业健康保险保费规模居前三的省份分别是广东、山东、河南，三省的保费规模占全国总规模的约三成。（详见图 12）

从各省商业健康保险的深度和密度看，东部以及沿海地区保险深度较低，同时保险密度较高，这表明东部以及沿海地区的健康保险需求市场还有相对较大的空间，同时人均的支付意愿较高。

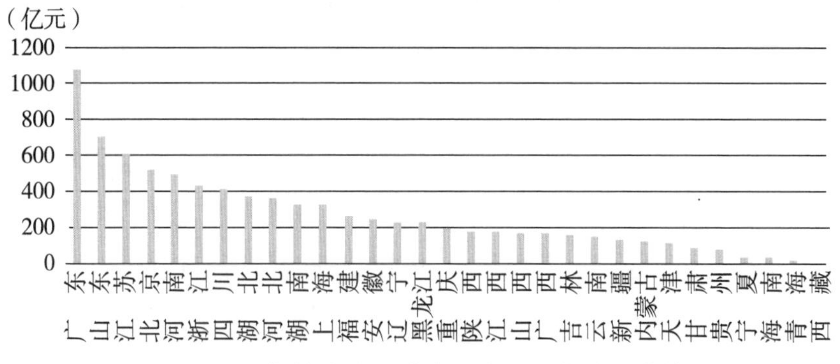

图 12　2021 年健康险区域市场发展（各地保费收入）

数据来源：银保监会数据。

（二）公共医疗保障供给压力成为各方支持行业发展的直接促动力

我国的公共医疗保障体系，伴随着政治经济体制改革的发展与变迁，不断地在实践和摸索中寻找建立最佳的社会医疗保障制度。新中国成立初期，尝试过国家福利型医疗保障制度，几乎由政府完全承担保障责任，导致医疗卫生行业问题重重。经济转轨时期，政府尝试过由社会和个人承担更多健康保障责任，但是也存在不少问题。实践证明，这两种模式都没有很好地解决民众健康问题。当前，民众健康责任重新成为政府责任的重要内容，随着新医改的实施，在“人人享有基本医疗服务”的理念指导下，我国逐步建立了具有中国特色的社会医疗保障体系。十年来，基本医疗保险参保率稳定在95%以上，2021年覆盖13.6亿人；以基本医疗保险为主体的社会卫生支出占比逐年增加；基金保障待遇水平也逐年提升。2018—2021年，城镇职工基本医疗保险和城乡居民基本医疗保险对住院费用的支付比例已分别达到80%和65%以上较高位的水平，公共医疗保障供给存在很大压力。（详见表9、表10、图13）

表9　2010—2020年社会卫生支出占比情况（单位：%）

年份	2010	2011	2012	2013	2014	2015	2016	2017	2018	2019	2020
占比	36.02	34.57	35.67	35.98	38.05	40.29	41.21	42.32	43.7	44.3	41.8

数据来源：国家卫生健康委员会：《中国卫生健康统计提要（2021）》，中国协和医科大学出版社2021年版。

表10　2018—2020年基本医疗保险住院费用支付比例（单位：%）

险种	2018	2019	2020
城镇职工基本医疗保险	81.60	85.80	85.20
城乡居民基本医疗保险	65.60	68.80	70

数据来源：国家医疗保障局《2020年全国医疗保障事业发展统计公报》。

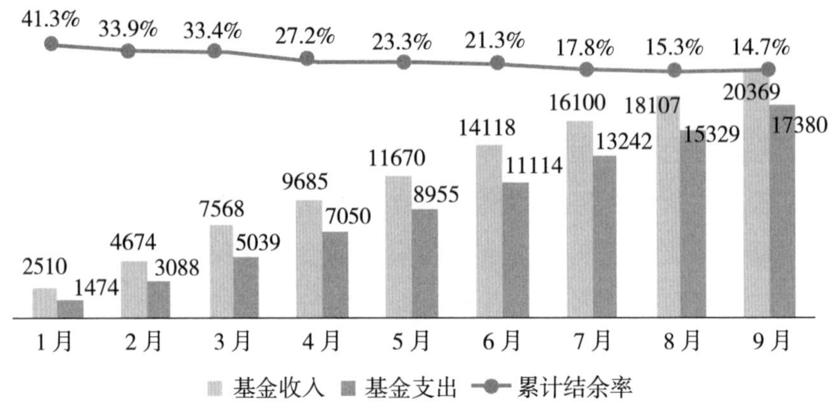

图 13　2021 年医保基金收支情况

数据来源：国家医疗保障局。

社会医疗保障是通过国民收入的再分配对社会成员的基本生活权利赋予物质保障的一系列社会安全制度，是为了促进经济发展，维护社会稳定和保证社会公平，会显著影响个人储蓄—消费决策，进而从更深层次影响宏观经济。但盲目追求高保障和保障缺失一样，都会导致社会保障制度陷入不可持续发展的困境。实践证明，在欧洲一体化进程中，部分国家不顾自身发展水平进行福利赶超，不仅没有实现经济社会的协调发展，反而在经济出现恶化时产生福利危机，进而引起社会动荡。

在中国人口众多且人口老龄化进程加快的情况下，健全和完善社会保障制度是构建和谐社会的一项重要内容，必须发挥政府部门、私人部门等多主体的共同参与作用，构建既能刺激社会经济发展又不过多消耗社会财富积累的坚实的社会医疗保障体系。政府主导的基本医疗保障体系要注重加强普惠性、基础性、兜底性民生建设，私人部门主导的商业健康保险则要承担起市场化、契约化、差异化的医疗保障服务。

（三）外部制度环境的优化进一步推动行业的高速发展

自中共中央、国务院《关于深化医药卫生体制改革的意见》首次提出“在确保基金安全和监管有效的前提下，提倡政府委托有资质的商业保险机构经办医疗保障业务”后，多份鼓励支持商业健康保险发展的政策文件陆续出台。

一是鼓励商业保险公司积极参与社会医疗保障体系建设。仅大病保险，自 2012 年以来，国务院以及相关部委便出台了 10 余份支持鼓励性文件。2012 年 8 月，国务院发布《关于开展城乡居民大病保险工作的指导意见》，标志商业保险公司承办大病保险进入合规合法阶段；2016 年 7 月，国务院医改办等 8 个部门印发《关于做好 2016 年城乡居民大病保险工作的通知》，强调大病保险工作的统筹协调、托底保障、监督管理和联动机制，再次明确通过市场化手段解决公共产品供给的发展思路。（详见表 11）

二是推动商业保险公司发展的政策支持力度不断加大。继 2014 年《关于加快发展现代保险服务业的若干意见》（“新国十条”）和《关于加快发展商业健康保险的若干意见》明确提出支持商业健康保险加快发展后，时隔 6，监管部门再次发力，中国银保监会等 13 部门于 2020 年 1 月联合发布《关于促进社会服务领域商业保险发展的意见》，重点提及商业健康保险的发展目标，鼓励扩大商业保险供给，提供综合保障。商业健康保险的发展目标进一步明确：到 2025 年力争超过 2 万亿元；商业健康保险的保障范围进一步扩展：要适应消费者需求，提供包括医疗、疾病、康复、照护、生育等多领域的综合性健康保险产品和服务，鼓励目录外保障，逐步将医疗新技术、新药品、新器械应用纳入健康险保障范围，针对 60 岁及以上老年人风险保障需求开始适宜产品；商业健康保险的风险管理功能进一步强化：提高健康管理费用在健康保险保费中的列支比例，创新完善健康促进、疾病预防、慢病管理、妇幼保健等健康类服务，支持健康服务业投资，投资设立养老、护理等服务机构，按规定享受相关税费优惠政策等。

三是为健康保险险种结构调整提供政策支持。2020 年 4 月，中国银保监会下发《关于长期医疗保险产品费率调整有关问题的通知》，对长期医疗险的费率调整提出了具体要求，明确传达鼓励发展长期医疗险的信号，为医疗险长期化发展提供了契机。

表 11　鼓励商业保险公司参与社会医疗保障体系建设政策文件一览

发布时间	名称	内容及作用
2012 年 4 月	卫生部《关于商业保险机构参与新型农村合作医疗经办服务的指导意见》	标志着商业保险公司承办大病保险的正式开始
2012 年 8 月	国家发改委《关于开展城乡居民大病保险工作的指导意见》	
2012 年 11 月	卫生部《关于加快推进农村居民重大疾病医疗保障工作的意见》	确定 20 个病种作为大病保险的保障范围，确立以病种管理作为大病保险的基本思路
2013 年 3 月	保监会《保险公司城乡居民大病保险业务管理暂行办法》	对市场准入和退出条件作了明确规定
2014 年 2 月	国务院医改办《关于加快推进城乡居民大病保险工作的通知》	肯定了大病保险的作用，确定了大病保险的试点成效，确立了进一步发展大病保险的思路
2015 年 8 月	国务院办公厅《关于全面实施城乡居民大病保险的意见》	明确要求在 2015 年底全面推广大病保险，确立了以费用界定大病保险的基本思路
2016 年 7 月	国务院医改办等 8 部门《关于做好 2016 年城乡居民大病保险工作的通知》	强调了大病保险工作的统筹协调、托底保障、监督管理和联动机制
2016 年 10 月	保监会《保险公司城乡居民大病保险投标管理暂行办法》《保险公司城乡居民大病保险业务服务基本规范（试行）》《保险公司城乡居民大病保险财务管理暂行办法》《保险公司城乡居民大病保险风险调节管理暂行办法》《保险公司城乡居民大病保险市场退出管理暂行办法》	对保险公司的投标、业务、财务、风控和退出进行了规范
2021 年 3 月	国家医保局《关于调度大病保险运行数据的通知》	要求按季度向国家医保局待遇保障司报送所承保的大病保险运行数据，关注大病保险经营情况
2021 年 5 月	银保监会《保险公司城乡居民大病保险业务管理办法》	将 2013 年印发的《保险公司城乡居民大病保险业务管理暂行办法》和 2016 年印发的大病保险五项制度进行了整合，要求经营大病保险业务的保险公司建立健康保险事业部，完善了大病保险业务单独核算的要求
2021 年 8 月	国家医保局、财政部《关于建立医疗保障待遇清单制度的意见》	将城乡居民大病保险纳入补充医疗保险制度范畴，定位是对居民医保参保患者发生的符合规定的高额医疗费用给予进一步保障

（四）供给主体的激烈竞争态势是行业快速发展的内生动力

截至 2020 年底，我国经营健康保险业务的保险公司有 159 家，其中寿险公司 76 家、专业健康险公司 7 家、养老险公司 4 家、财产险公司 72 家。（详见图 14）

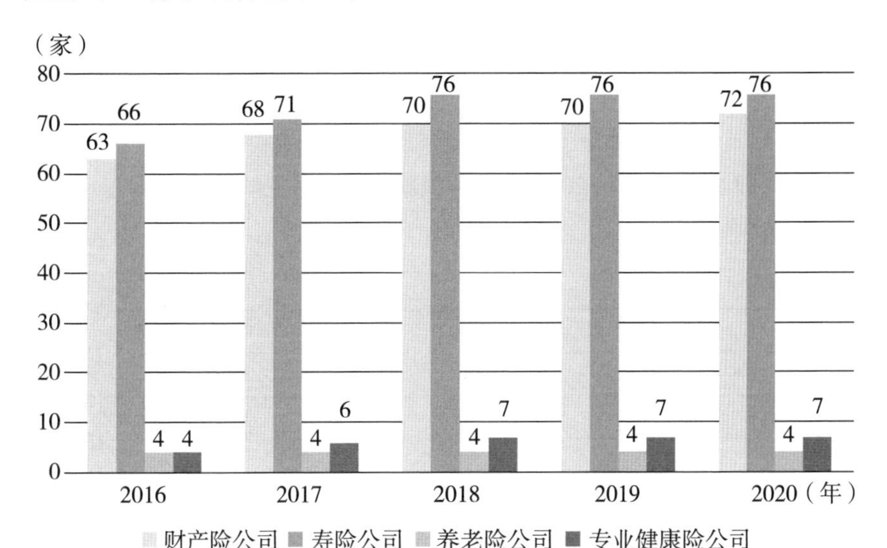

图 14　2016—2020 年经营健康险的各主体数量

数据来源：根据银保监会及各公司网站自行整理绘制。

市场份额方面，寿险公司占 76.61%，财产险公司占 13.63%，专业健康险公司占 5.53%，养老险公司占 4.12%。总体来看，健康保险市场的集中度较高，市场排名前十位的公司保费合计占比达 74.8%，其余公司占比合计 25.2%。（详见图 15）

但值得关注的是，专业健康保险公司的影响力仍然没有体现。专业公司在数量上没有出现明显扩增，主要是人保健康、平安健康、和谐健康、昆仑健康、太平洋健康、复星联合健康、瑞华健康 7 家，在整体商业健康保险的业务量占比仍然较低。（详见图 16、图 17）

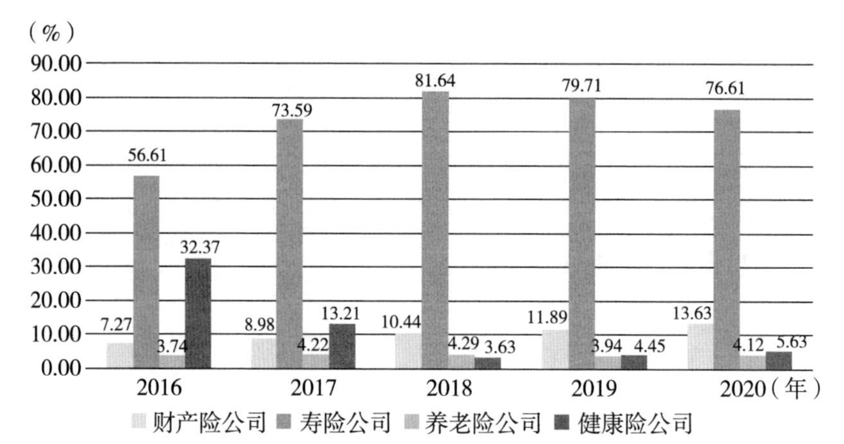

图 15　2016—2020 年经营健康保险的各主体市场份额

数据来源：根据银保监会及各公司网站自行整理绘制。

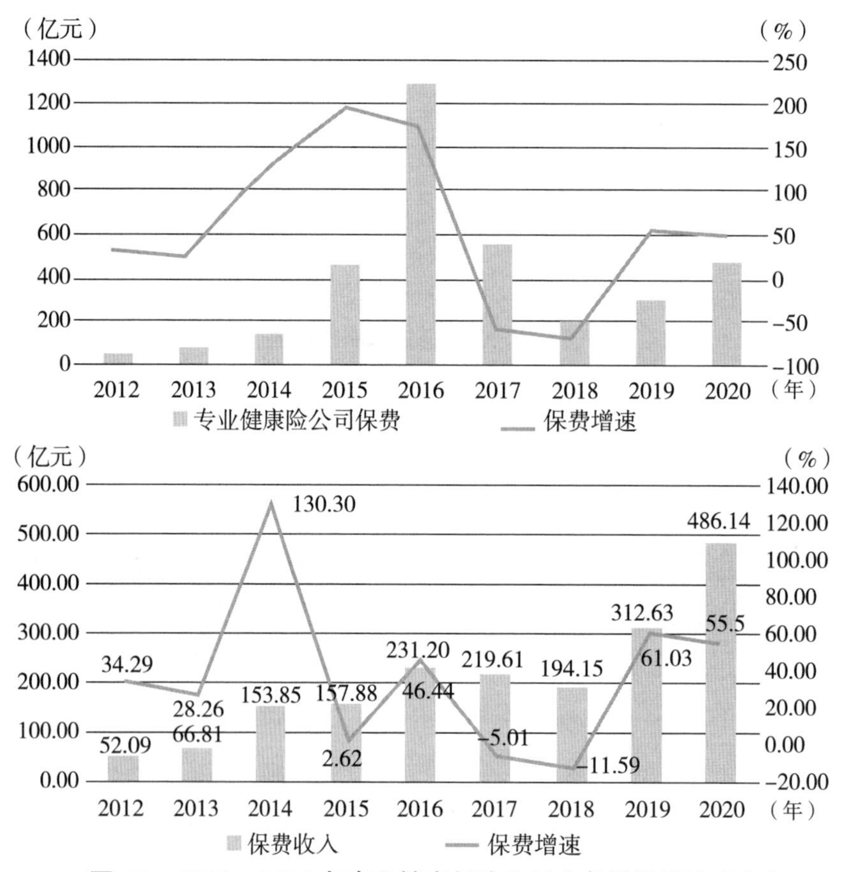

图 16　2012—2020 年专业健康保险公司业务量及增速（上）排除和谐健康数据（下）

数据来源：各公司年报和各年中国保险年鉴，和谐健康的数据只披露到 2019 年。2016 年的高值主要由于和谐健康的个人健康险业务较高。

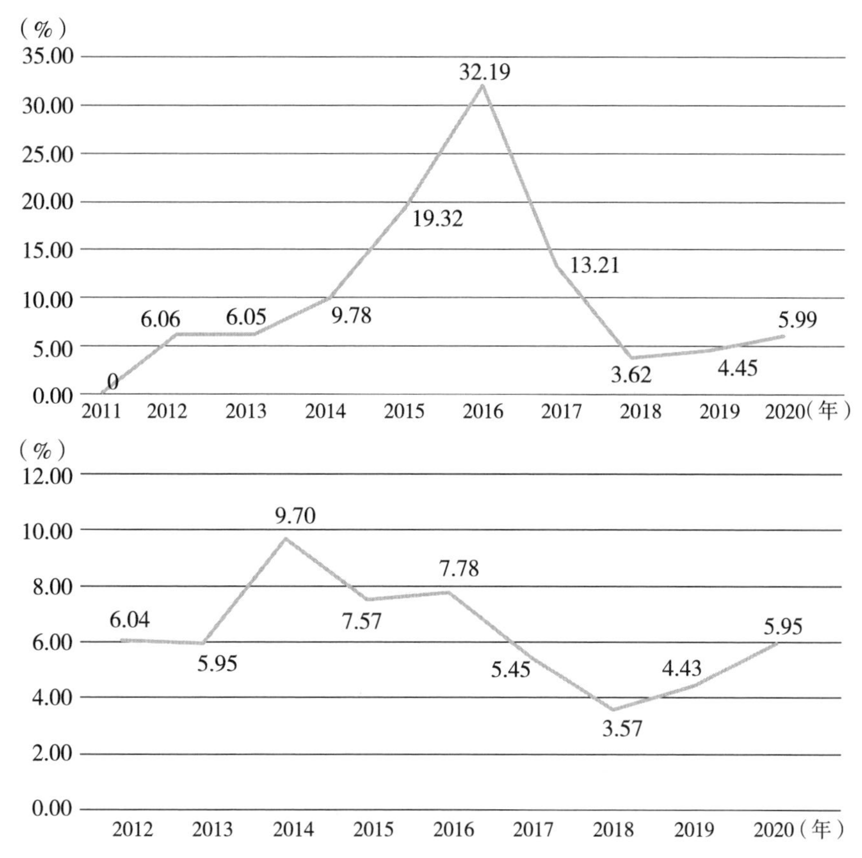

图 17　2012—2020 年专业健康保险公司的市场份额占比（上）排除和谐健康数据（下）

数据来源：各公司年报和各年中国保险年鉴，和谐健康的数据只披露到 2019 年。2016 年的高值主要由于和谐健康的个人健康险业务较高。

（五）营销模式很大程度上导致了不均衡的业务结构

商定健康保险业务主要依托个人代理（个险）和公司直销，这两条渠道创造了 70% 以上的保费收入。其中个险渠道创收保费始终稳居半壁江山，2016—2021 年占比分别为 82%、81%、82.1%、82.6%、83.6%、74%。尤其值得关注的是，在个险业务中，由于目前营销体系的刺激作用，多数业务集中在件均保费高、首期佣金高、后续服务少的长期重大疾病保险产品上，重疾险规模与代理人数量呈正相关关系。该类产品对应年份保费收入占比分别高达 78%、74%、73.3%、73.2%、74%、67%。（详见图 18）

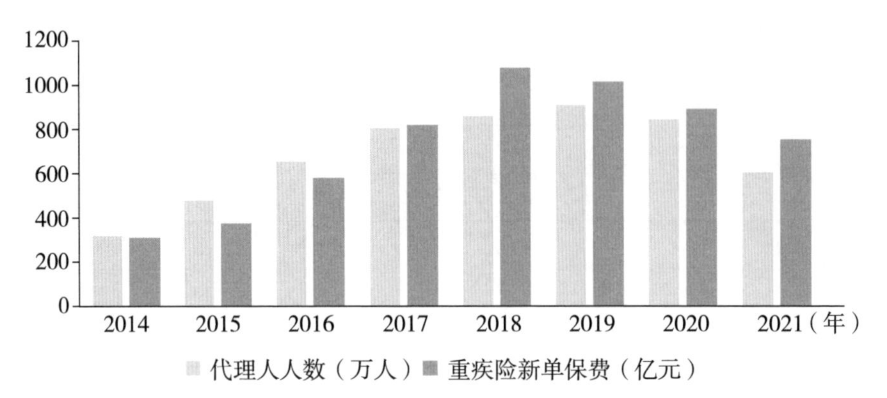

图 18　2014—2021 年代理人人数与重疾险新单保费情况

数据来源：根据银保监会以及行业公开数据整理绘制。

2016—2021 年，公司直销渠道创收保费占比分别为 18%、19%、17.9%、17.4%、16.4%、26%；其中团险渠道中短期团体补充医疗保险是主力产品，对应年份保费收入占比分别为 15%、16%、15.5%、15.4%、14.8%、24%。

目前的营销模式带来的直接结果就是保障内容和保障期限都高度集中在给付类重疾险上，业务结构极不均衡，不但会使行业发展受制于个人代理人队伍的状态，也会制约健康保险发挥其医疗补偿和通过医疗支付改善医药服务供给的社会管理功能。（详见图 19）

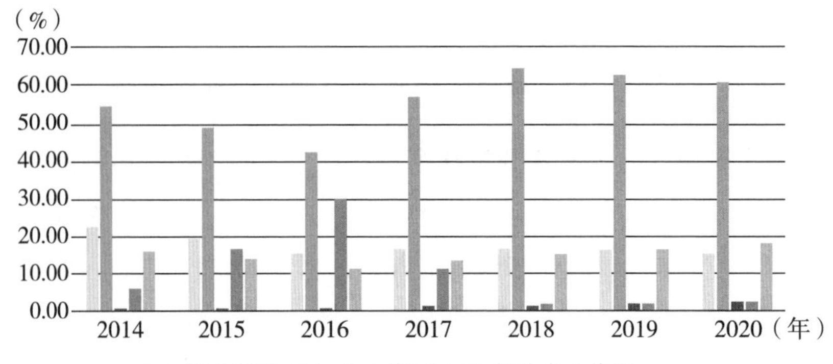

图 19　2014—2020 年健康保险业务渠道占比

数据来源：银保监会数据。

五、中国商业健康保险的发展趋势

作为保险行业最富挑战性的经营板块，2021 年的商业健康保险依然延续了跌宕起伏的活跃态势。1 月，在“开门红”和重疾险“炒停售”叠加因素刺激下，行业健康险增速一度拉升至 28.1%，接近 2019 年 29.7% 的平均水平。但从 3 月起，增速出现明显下滑，1—3 月平均增速降至 16.1%。至 7 月份，行业健康险业务平均增速已下滑至 12.1%，远低于近十年 30% 的年复合增长率，甚至低于 2020 年 15.7% 的平均水平。多数大型公司单月增速相较 2020 年同期甚至出现了两位数的负增长。（详见图 20）

回望过去十年，商业健康保险一直保持着较高的增长态势，仅在 2017 年受政策影响出现过断崖式下滑。然而 2021 年商业健康保险业务增速的急剧下降，市场内生因素影响是主要的。多家券商研究机构预判，健康保险市场的不确定性正在增强，爆发式增长时代已过，行业创新格局正在发生变化。处在如此剧烈的变革期，更需要对未来发展的潮流趋势有足够的洞察力。

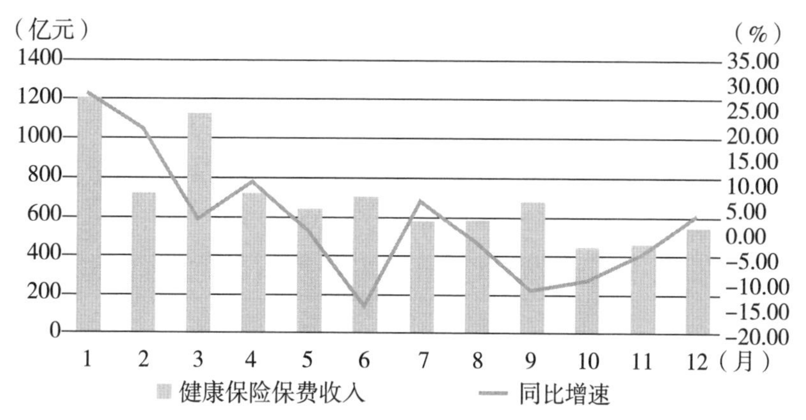

图 20　2021 年健康保险保费收入及同比增速

数据来源：银保监会官网。

（一）增长面临瓶颈但发展仍然可期

商业健康保险发展与社会人口结构变化，特别是老龄化趋势以及由此衍生的健康保障需求存在高度关联。据《第七次全国人口普查公报》显示，我国 60 岁及以上人口约为 2.6 亿人，占比达 18.7%，其中 65 岁及以上人口约为 1.9 亿人，占比 13.5%。我国的老龄化有两个显著特点：一是人口规模庞大，65 岁及以上人口数量大于美日德法英韩等 6 个主要经济体之和；二是老龄化进程明显加快，2010—2020 年，60 岁及以上和 65 岁及以上人口占比上升速度分别加快了 2.5 和 2.7 个百分点，增速自 2017 年起已超过日本。据世界银行预测，到 2050 年，我国 65 岁及以上老年人口数占总人口数的比重将达到 26%。根据国内外经验数据，老龄化社会的一个显著问题就是疾病的发生概率以及失能概率会更高，包括照护费用在内的医疗卫生费用会大幅增长。

中国老年学和老年医学学会老龄金融分会《中国养老服务蓝皮书（2012—2021）》，分析了全球及主要国家人口老龄化时间表和相关数据，得出如下结论：初级老龄社会中，卫生支出占国内生产总值的 6%，预防康复占 3.5%、医疗占 2%、照护占 0.5%；深度老龄社会中，卫生支出占国内生产总值的 8%，预防康复占 4%、医疗占 3%、照护占 1%；高度老龄社会中，卫生支出占国内生产总值的 10%，预防康复占 4.5%、医疗占 4%、照护占 1.5%。（详见图 21）

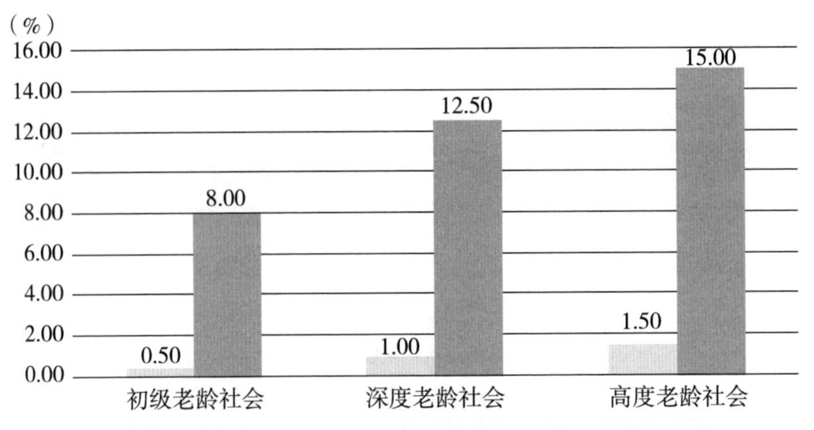

图 21　不同程度老龄社会照护费用支出占比的国际经验数据

数据来源：中国老年学和老年医学学会老龄金融分会《中国养老服务蓝皮书（2012—2021）》。

2020年中国医疗卫生费用72175亿元，不考虑卫生费用随经济增长和医药技术水平提高而增加的因素，参照上述指标，仅照护费用在不同老龄化阶段，就分别达到5774亿元、9021亿元、10826亿元，“程度高、规模大、速度快、高龄化”的老龄化社会将给我国基本医疗保障体系带来巨大的收支压力。如社会基本医疗保障体系不能与经济增长保持同步发展，则很有可能会产生诸多负面问题。比如社会医疗保障体系建设滞后，不利于扩大消费和经济增长；但过多超前的福利化投入则很有可能会透支经济增长的可持续性，成为国家经济掉入中等收入陷阱的诱因。在这样的背景下，必须通过发挥政府部门、私人部门等多主体的共同参与，构建既能刺激社会经济发展又不过多消耗社会财富积累的多层次医疗保障体系。

综合政府社会经济发展需求、老龄化背景下民众降低不确定医疗支出需求以及健康保险内生的社会医疗保障补充作用等因素，商业健康保险市场发展潜力巨大的预判是符合历史发展趋势的。

（二）与国家医疗保障制度的衔接愈加紧密

2020年出台的《关于深化医疗保障制度改革的意见》，明确提出“到2030年，全面建成以基本医疗保险为主体，医疗救助为托底，补充医疗保险、商业健康保险、慈善捐赠、医疗互助共同发展的医疗保障制度体系”。我国商业健康保险在国家医疗保障体系中的角色功能得以制度性明确，行业未来的发展空间和变革路径将与国家医疗制度的顶层设计和运行高度关联。

自1946年联合国《世界卫生组织宪章》将健康权宣布为基本人权以来，70余年里，全球发达国家都把保障公民高效、公平、精准地享有医疗健康服务视为政府责任。从发达国家和地区的经验来看，要达到这一目标，必须从政府和市场两个维度构建多层次的社会医疗保障体系。经济合作与发展组织（OECD）成员国中，除美国形成了以商业健康保险为主导、政府公共医疗保险为辅助的社会医疗保障模式以及英国构建了全民卫生服务体系（NHS）外，其他国家和地区均建立了政府公共医疗保险为主、商业健康保险为辅的社会医疗保障体系。

即使在健康保险高度市场化的美国，承办政府健康保障计划也在很大程度上左右了微观主体的发展。2022年《财富》世界500强排行榜中，联合健康集团（UNITEDHEALTH GROUP)以2876亿美元营收、173亿美元利润名列第11位，实现了自1997年以第456位首次进入世界500强榜单之后的名次跳跃。拆解其业务构成不难看出，健康险业务特别是承办政府保障计划（Medicare、Medicaid、Medigap等）是联合健康自创立以来流量池和支付池稳健增长的重要保障，2020年此类业务贡献了该公司68.3%的营收。这种业务结构不仅存在于联合健康，美国其他健康险行业的龙头机构，如安泰保险（Aetna，已被CVS收购）、安森保险（Anthem，现更名为Elevance Health）、信诺保险（Cigna）和哈门那（Humana）等，政府业务占比均较高。

未来，进一步统一城乡居民医保、提高医保待遇水平、推动三医联动改革、提高医保基金使用效率等或将给医保购买商业保险公司经办服务或承保项目带来更多机遇。但政府医保业务对第三方服务购买需求将更加明确，专业化要求也必将进一步提升。

（三）行业竞争加剧，“寡头垄断”格局进一步固化

至2020年底，我国经营健康保险业务的保险公司有159家。总体来看，健康保险市场集中度较高，市场排名前十位的公司保费合计占比达74.8%，其余149家公司占比合计25.2%。行业竞争进一步加剧，头部企业因为较早进入的先发优势而形成的垄断格局在不断巩固。

目前的行业格局是既往企业市场发展和竞争机制的产物，但也很可能演变成头部企业追求“以量换价”的并购扩充战略。与寿险相比，健康保险收费空间明显不足，这是其较短的保险期限和较低的件均保费所决定的。但理赔空间明显较大，这与其经营涉及的主

体多、风险管控链条长、道德风险诱发概率高、保险事故发生频率高等多种因素息息相关。健康保险比其他险种更需要通过扩充业务规模、扩大支付，甚至是与医药机构的跨界融合来换取下一步发展和创利空间。这在经济合作与发展组织成员国中已经得到印证。英国、意大利、挪威、奥地利、比利时、芬兰、希腊、西班牙、葡萄牙、爱尔兰、荷兰、丹麦、波兰等 13 个国家的商业健康保险市场集中度相对较高，60%—80% 甚至更高的市场份额集中在少数几家商业保险公司手中。

（四）险种结构亟待重构，产品创新空间进一步打开

一是重疾险增长趋势将进一步放缓。作为拉动商业健康保险首次爆发式增长的主力产品，在过去的 20 年间，重疾险已获客 2 亿人，保单量超 3 亿张，完成了从“0”到“1”的市场跨越，很难再维持高速增长；同时，重疾险作为定额保险，储蓄性强过杠杆性，且目前市场上重疾产品的平均保额不足 30 万，在百万医疗等高杠杆、高保额产品冲击下，对消费需求的刺激性明显不足；此外，重疾险目前主要由代理人销售，而代理人的专业性和稳定性对重疾险销售有很大影响。

二是医疗保险长期化趋势将进一步凸显。目前在售的医疗保险产品中，短期医疗保险产品占比约为 85%。长期医疗保险产品匮乏的主要原因是保险公司在监管政策不明朗的情况下，没有开发此类产品的动力。2019 年修订出台的《健康保险管理办法》，首次以制度形式规定“保险公司可以在保险产品中约定对长期医疗保险产品进行费率调整”，为长期医疗保险产品设计提供了制度依据。

三是医疗保险将出现基础医疗保险、高端医疗保险和专科医疗保险分化。基础医疗保险将继续沿着普惠化、快速化、可支付的路径发展，解决除基本医疗保险覆盖范围之外的医疗费用支出保障问题；高端医疗保险以及眼科、口腔、妇产科、儿科、心血管科、医美、康复和精神心理等专科医疗保险则针对较高收入人群提供个性

化、高质量的医疗服务。

（五）科技赋能进一步融合健康保险的金融属性和服务属性

科技赋能的加持使健康保险经济补偿的金融属性逐渐与风险管理的服务属性融合起来。2022 年《财富》世界 500 强榜单中，美国有联合健康、安森、信诺、哈门那、康西哥（Centene）等 5 家健康保险公司上榜。这些企业的共性之一就是定位高度趋同，基本都是定位于“健康管理服务商”，旨在帮助人们改善健康状况。这有别于传统保险公司的事后补偿，不仅是费用支付方，更要参与到客户健康维护过程中。这些健康险领域的先行者们，借助物联网、人工智能、大数据等新兴科技来获取客户的实时数据，更积极、更实时、更友好地介入客户的健康维护全过程，通过提高客户健康水平、减少健康负冲击达到与客户共生共赢的目的。

近几年风头正劲的独角兽公司 Clover Health、Oscar Health，都将自身定义为“以医疗技术为重点的健康保险公司”，甚至提出“不以预测风险为主，而是主动改变风险曲线”，认为可以做到对患者治疗需求的洞察，会识别“谁需要帮助”以及“我们应该如何帮助他”。Clover 的主营业务是为 65 岁及以上的老年人提供联邦医疗保险优先计划 (Medicare Advantage)，并使用数据分析技术进行慢病管理。Clover 的技术逻辑是，65 岁及以上的高风险人群是医疗消费大户，积累了大量医疗数据，Clover 掌握这些数据后，通过对非结构化数据的整合，把健康管理的介入点提前到理赔发生之前，改善患者的身体状况。

（六）从关注个体单一风险转向关注家庭整体风险

2021 年 4 月 7 日，国务院常务会议明确提出“拓宽个人账户使用范围，允许家庭成员共济”。家庭成员有共同的生活环境、生活习俗、遗传基因、情绪感染等，具有类似团体保险的风险特性。既往健康保险更多关注个体风险，虽然有“一张保单保全家”理念的提出，但在实际操作过程中仍是将每个家庭成员作为风险评估对象。在家庭成长周期内，家庭整体风险的变化以及个体间的风险共济并没有被作为产品设计、费率厘定和核保的主要考虑要素。家庭中的单一个体总会随着年龄增长产生风险波动。比如，根据艾瑞咨询2020年调研数据显示，婴幼儿及儿童的健康状况最佳，身体健康的人数比重可达95%；中青年一代健康状况尚可，被访者认为自己及配偶身体健康的人数比重为56.3%；老年人则普遍患有慢性病或处于亚健康状态。但单一个体的风险变动并不意味着家庭整体风险会有剧烈变动，婴童会成长为青壮年，青壮年会垂垂老矣，代际更迭会再次实现家庭风险平衡的回归。从这个角度出发，风险评估和管理的着眼点也许可以放在家庭整体上。之前，监管部门将“团体保险”中被保险人数量下限由5人下调至3人，也为真正意义上的家庭保险开发提供了制度依据。

（七）企业健康管理需求不断提升

2020年6月颁布的《中华人民共和国基本医疗卫生与健康促进法》明确界定了企业在员工健康促进方面的责任，鼓励企业制定企业健康战略。同时，企业能够通过企业健康管理服务增加收益，一方面是以较低成本实现员工关怀，另一方面是能够分担运营风险。因而在政策推动和管理收益下，越来越多的企业雇主表示愿意在长期健康管理方面投入更多预算。根据《2020中国企业健康管理报告》，49%的企业正在研究和规划健康战略，77%的企业愿意在未来三年中增加健康管理的费用，99%的决策者都认为有责任采取行动来确保达到组织健康管理的目标。长期来看，中国企业雇主在员工健康管理方面的投入和支付意愿将会不断增强。在此机遇下，保险公司可逐步开拓与企业达成合作，再通过企业服务企业的每一名员工的职域业务模式，不断加强商业健康保险和企业健康管理的深度融合，发掘潜力市场。

（八）重构营销模式，销售人员的素质要求进一步提升

国内寿险业近20余年来的高速发展在很大程度上得益于“金字塔”营销制度推动下快速扩张的个人代理人队伍。过去，消费者对保险的认识水平有限，多停留在“保险是财富增值的渠道之一”的意识层面，保险的风险管控功能没有得到充分理解和重视，代理人展业过程中往往无需掌握更多、更复杂的专业知识和技能，通过标准化的营销流程培训和勤奋不懈的客户拜访沟通就能实现不错的业绩，加上缺少较高的市场准入门槛，导致保险代理人队伍长期以来处于“人员素质参差不齐”的状态。此后，随着代理人竞争的加剧，为了吸引稳定客户，夸大其词、销售误导、诋毁竞争对手、行业“飞单”等恶意竞争愈演愈烈，行业社会形象受到极大冲击，消费者信任度被急剧消耗，行业已经走到了变革的拐点，经营理念、营销模式、行为方式、专业架构甚至组织体系都必须要经历脱胎换骨的转变，不仅要对当期存在问题进行深刻的反思和革新，更要回归保险的初心，坚持长期主义，要从单一推销产品向“一切以客户的风险保障甚至风险管理需求为出发点”转变，要从“勤奋带来收入”的劳动密集型营销文化向“专业创造价值”的知识密集型价值共创文化转变，要从单一的资本获利向尊重行业关联方的价值共创转变。2020年12月23日，银保监会印发《关于发展独立个人保险代理人有关事项的通知》，对代理人的市场准入、盈利模式、展业规范等进行了明确规定，这是一次营销模式的重构探索，在变革浪潮中要真正让保险业的道德标准、文化信仰、专业技能成为引领行业发展的内在驱动力。

健康保险是最复杂的保险产品之一，除人身保险产品中常见的保险条款外，还有大量有关医学、药学、理赔等专业领域的条款。客户在投保阶段，就需要销售人员对此进行清晰易懂的解释。此外，在为客户配置健康保险过程中，会接触到大量的隐私信息。这些都对销售人员的专业能力和职业道德提出了更高的要求。此外，健康

保险本身具有强大的兼容性，不仅有基本的保障功能，而且可充分发挥其与其他行业的联结，伴随着人口老龄化速度的加快及我国城镇化进程的推进，未来民众在养老、医疗方面的支出将日益增多，而延伸健康保险产业链，对接健康管理、医养资源，同样对代理人素质提出了更高要求。

确保国民普遍且公平地获得健康保障并大幅提高健康水平，已经成为当今世界各主权国家普遍认同并逐渐秉持实施的执政理念。在实践发展中逐渐成为医药卫生体制有机组成部分的商业健康保险，纯粹的商业功能开始向服务国家社会治理功能方面转化，已经为保障国民健康发挥了积极、重要的作用。未来，随着我国迈入中等收入国家行列，人们对健康生活愈加渴望，对健康保障和健康服务的需求愈加多样，商业健康保险将迎来前所未有的发展机遇与空间。

（作者：范娟娟，泰康集团泰康研修院总监，高级经济师；席子尧，泰康保险集团战略发展部保险项目经理；李明强，泰康保险集团战略发展部总经理）

老龄服务产业这十年：进展、突破与转折

发展老龄服务产业是积极应对人口老龄化的重要内容。党的十九大明确提出要加快老龄事业和产业发展，习近平总书记则提出“培育老龄产业新的增长点”的要求。作为中国老龄产业中发展较早、较快的行业之一，老龄服务产业在满足老年人老龄服务需求、应对人口老龄化、加快产业结构优化升级、推动经济持续健康发展等方面具有重要意义。特别是党的十八大以来，在一系列利好政策的扶持与引导下，我国的老龄服务产业蓬勃发展，已经成为老龄产业发展中的主导产业之一。

一、发展老龄服务产业具有重要的现实意义

（一）推动老龄服务产业发展是积极应对人口老龄化的具体要求

我国目前正处于经济社会发展的新阶段，人均预期寿命进一步提升，老年人口的绝对数量不断增加，比例不断提高。2020 年第七次人口普查数据显示：2020 年我国人口老龄化水平已由 2010 年的 13.26% 提高到 18.70%，人口老龄化程度持续加深。积极应对人口老龄化，不仅是老龄社会的必然要求，更是关系国家发展全局和亿万百姓福祉的重要战略部署。党中央高度重视老龄事业，筑牢老年社会保障制度，完善老龄工作体制机制，构建孝亲敬老社会环境，不断出台促进老龄事业与产业协调发展的政策措施。党的十八大和十八届三中、四中、五中全会都对人口老龄化、加快建设社会养老服务体系、发展养老服务产业等提出明确要求，党的十九届五中全

会通过的“十四五”规划和2035年远景目标的建议中明确提出“实施积极应对人口老龄化国家战略”。《“十四五”国家老龄事业发展和养老服务体系规划》明确提出“养老服务供给不断扩大”“为老服务多业态创新融合发展”等具体要求，为促进老龄服务产业的健康快速发展营造了良好的政策环境，是落实积极应对人口老龄化战略的重要内容。

（二）老龄服务产业是增加经济新增长点的内在要求

目前，人类社会正在从年轻社会向老龄社会转变，对经济发展结构转变过程中从物质向服务转型也会产生新的重大需求。在中国转方式、调结构、促增长的经济升级过程中，大力推进服务经济发展已成为战略抉择。老龄服务产业作为中国老龄产业中发展最早、发展最快的行业，具有巨大的消费市场和发展潜力，具有形成产业集群的突出特点和优势，是老龄产业发展中的优先领域。2016年5月27日，习近平总书记在中共中央政治局第三十二次集体学习时指出，老龄服务事业和产业发展空间十分广阔，强调要着力发展养老服务业和老龄产业，要培育老龄产业新的增长点，完善相关规划和扶持政策。《中共中央关于制定国民经济和社会发展第十四个五年规划和二〇三五年远景目标的建议》则进一步提出发展银发经济，构建居家社区机构相协调、医养康养相结合的养老服务体系。

（三）繁荣老龄服务产业是满足人民晚年生活需求的现实需要

随着我国人口老龄化程度的加深、老年人口规模的扩大，老年人群体内部的世代更替也在发生着巨大的变化。目前即将进入老年期的人大都出生于20世纪60年代，与20世纪40、50年代出生的人相比，这部分老年人受教育程度与收入水平普遍较高，对生活品质有明显的追求，他们不仅有传统意义上的照护服务需求，更有范围更大、层次更高的各类服务需求，包括健康管理、文化娱乐、休闲旅游、教育培训、日常生活等，且他们的消费需求与消费意愿都较之前的老年人有明显提升。此外，第七次全国人口普查的数据表明，我国的家庭户规模进一步缩小，已经由2010年的3.10人下降到2020年的2.62人，传统家庭养老的模式正在发生巨大变化，依靠家庭来满足老年人日益增长的各类服务需求显然是不现实的。因此，目前市场上已经出现各种各样的老龄服务产品与创新的服务模式。特别是在信息化、数字化和智能化快速发展的背景下，老龄服务产品与服务模式也在发生着巨大变化。大力发展老龄服务产业不仅是老龄社会背景下的必然趋势，更是满足人民群众美好晚年生活需求的现实需要。

二、这十年老龄服务产业的突出进展

（一）产业发展环境更加利好

一是政策环境更加利好。党的十九大报告明确指出，要构建养老、孝老、敬老政策体系和社会环境，推进医养结合，加快老龄事业和产业发展。“十三五”以来，随着政府职能转型优化，国家治理体系的完善和治理能力的提升，政府一方面为老龄服务产业的发展提供基本政策扶助和公共服务支持，另一方面不断完善促进老龄服务产业发展与结构优化调整的政策体系。先后出台了《关于全面放开养老服务市场提升养老服务质量的若干意见》《关于加快推进养老服务业放管服改革的通知》《“十三五”国家老龄事业发展和养老体系建设规划》《关于推进养老服务发展的意见》等一系列政策，对进一步放开准入环境、优化市场环境等方面提出明确任务要求。在中央和国家政策的要求与带动下，地方政府也纷纷出台具体规划与政策措施，土地、税收、金融等支持政策方面力度更大。《北京市养老服务设施专项规划》明确要求至2020年，全市人均养老设施用地要达到0.25平方米。税收方面已有21个省份明确为境外企业投资提供政策优惠，规定境外投资者在本地区以独资、合资、合作等方式举办养老服务机构时，享有与国内资本举办养老服务机构相同的税收等优惠政策。金融支持体系方面，全国已有 23 个省份要求银行业金融机构为养老机构提供信贷支持，进一步持续引导与加强金融组织对老龄服务产业的投入与关注力度，一定程度上缓解了老龄服务产业投融资的问题。二是专项治理力度进一步加大。2017 年，以提高养老院服务质量为主要内容的“养老院服务质量建设专项行动”开始在全国开展，对照影响养老院服务质量的主要内容，包括养老院的生活服务、健康服务、社会工作、安全管理、运营管理等五个方面，在全国范围内进行了大检查、大整治，从硬件、软件、队伍建设、消防安全、综合监督等各个方面进行了专项整治与提高。一定程度上带动并提高了整个老龄服务行业的服务质量与水平。三是产业发展的社会氛围越发浓郁。随着老龄社会的不断发展和老年人及其家庭老龄服务需求的不断提高，社会对老龄服务产业发展的接受程度也在不断提高，老年人及其家庭对优质老龄服务的消费需求也在不断提高。

（二）产业发展主体更加多元

我国老龄服务产业发展初期，产业组织主体以传统的医疗护理、生活家政、房地产、康复辅具类企业转型进军老龄服务产业为主，且多为民营或个人投资。但随着大型央企、国企、险资、外资等纷纷加入，包括医疗、保险、地产、旅游、教育、培训、电商、互联网、智能科技等相关企业群体纷纷参与到老龄服务产业的发展中来，特别是国有大中型企业、央企、大型民企等资本雄厚、产业规模较大的资本开始快速加入并布局，逐渐成为老龄服务产业市场竞争中的引领与主导。在大型房地产公司拓展老龄服务产业方面，以保利地产为例，已在北京、上海、广州、成都、三亚等城市设立多个大型养老地产项目，并已着手打造包括以健康与养老产业领域为主的投资基金为代表的上游产业链、以老龄服务机构与老龄房地产为代表的中游产业链、以老龄用品开发为代表的下游产业链的老龄产业全产业链模式。在保险公司投入老龄服务产业方面，作为中国银保监会批准的首个保险资金投资养老社区的试点，泰康保险旗下的泰康之家医养社区截至 2022 年 11 月已覆盖全国 26 个城市，可提供约 6.8 万户养老单元，其中北京、上海、广州、成都等 12 个城市的 13 家社区及 10 家配建康复医院已正式投入运营。在大型国企投资布局老龄服务产业方面，以北京市诚和敬为例，这是由北京市国有资产经营有限责任公司全额出资设立的老龄产业专业发展平台，目前已开始逐渐在社区型、医养型、嵌入型、休闲度假型老龄服务设施，以及老龄产业基金、养老人才培训、老年餐饮服务和信息化服务等方面布局多元化的老龄服务产业发展模式。

（三）产业发展机制更加灵活

我国老龄服务产业发展初期，以传统养老机构为主要发展板块。由于我国社会福利社会化的进程 2000 年才在全国开展，因此很长一段时间内，养老机构的公办、民办“双轨制”运行是阻碍老龄服务市场公平健康发展的一个突出掣肘。为了解决这一突出问题，我国于 2014 年开始在全国范围内推进公办养老机构转制改革，进一步明确了公办养老机构的兜底职能，对公办养老机构的收住对象、标准条件等作了明确限制，各地纷纷采取措施推进落实，通过公建民营、公办民营、混合经营、服务外包、一院两制等多种形式在公办养老机构中引进市场机制，不断提高市场在老龄服务资源配置中的作用。此外，为了进一步解决社会力量在投入老龄服务市场中存在的突出现实问题，持续扩大普惠养老服务有效供给，充分发挥中央预算内投资示范带动作用和地方政府引导作用，进一步激发社会资本参与养老服务积极性，推动老龄产业高质量发展，2019 年国家发改委、民政部、国家卫健委共同制定了《城企联动普惠养老专项行动实施方案（试行）》，在相关城市进行城企联动试点，由政府出台打包优惠扶持政策，社会力量以普惠价格提供优质老龄服务，政府和社会力量共同发挥作用，满足老年人的老龄服务需求。

（四）金融机构深度参与老龄服务产业开发

一是金融体系支持力度明显加大。2016 年人民银行等 5 部门联合印发了《关于金融支持养老服务业加快发展的指导意见》，明确提出要创新适合养老服务业特点的贷款方式，探索拓宽养老服务业贷款抵押担保范围，加大对养老领域的信贷支持力度。地方政府也纷纷出台具体措施要求银行等金融机构为老龄服务产业发展提供信贷支持，包括创新信贷服务、拓宽信贷抵押担保物范围等。同时，有 20 余个省份要求设立产业投资引导基金，要求通过设立老龄服务产业发展投资基金，采取诸如债权、股权等多样化的投资方式，对相关符合产业发展方向的服务、产品和项目进行重点投资。另外，已有 26 个省份出台了对相关老龄服务产业机构进行一定数额的资金担保和财政贴息来支持老龄服务产业发展的政策。二是专项养老贷款项目支持力度进一步加大。这其中最突出的就是 2015 年民政部与国家开发银行联合下发的《关于开发性金融支持社会养老服务体系建设的实施意见》明确提出要进一步加大对社会养老服务体系建设的支持力度。据不完全统计，国开行已经在全国各地为 10 余个不同类型的养老项目提供贷款服务。三是国际金融组织开始投入中国老龄服务产业。2014 年 10 月，国家发改委与财政部联合下发了《关于利用世界银行贷款 2015—2017 财年备选项目规划的请示的通知》，安徽省获得世界银行 2.9 亿美元贷款扶持计划，其中 1.4 亿美元用于社会养老服务体系建设；2016 年，湖北宜昌获得亚洲开发银行 1.5 亿美元的贷款扶持，用于建设宜昌社会化养老综合服务示范项目；2017 年，河北省又获得亚洲开发银行 1 亿美元贷款和 67 万美元补充技术援助赠款，用于社会养老服务体系建设。国内外金融组织对我国老龄服务事业和产业的不断投入与支持，进一步带动了国内外资本对老龄服务产业发展投入力度的不断加大。

（五）大中型企业加快布局社区、居家老龄服务市场

“十三五”以来，国家发展社区、居家老龄服务事业和产业的步伐明显加快。《“十三五”国家老龄事业发展和养老服务体系建设规划》《关于中央财政支持开展居家和社区养老服务改革试点工作的通知》等文件明确提出要加快发展社区、居家养老服务事业与产业，并明确提出支持试点城市通过购买服务、公建民营、股权合作等方式，鼓励社会力量提供居家和社区养老服务，提高居家养老服务市场社会化。在这些文件的推动下，社会力量投入社区、居家老龄服务市场的步伐明显加快。

一是社区、居家老龄服务改革试点力度不断加大。如北京市在全市范围内推进社区养老服务驿站建设，并于2016年出台《关于开展社区养老服务驿站建设的意见》，一方面通过政府财政补贴支持各区以资源整合、置换、新建、购买、租赁等方式新建、改建相关服务设施，另一方面积极通过公办（建）民营等形式，委托社会力量低偿运营，已经吸引到如诚和敬等诸多优质企业进入社区、居家养老服务市场。2016年，北京诚和敬驿站养老服务有限公司已经获得40多家养老驿站的经营资格，目前已布局养老驿站100多家，提供服务达350万人次。

二是许多大型企业、集团开始加快布局社区、居家老龄服务产业。如万科打造的老龄服务产业“三位一体”模式，其中社区嵌入式长者照料中心“随园”已开始在北京、上海、广州、杭州等一、二线城市布局。中民投旗下的中民养老也已开始全面加速布局老龄产业，并凭借其母公司中民未来近6亿平方米物业社区资源的支持，迅速在北京、上海、西安等重点城市推进“以物业为入口、以金融为手段、以养老为核心”的战略布局。此外，许多国内知名的养老品牌，如河南爱馨、安徽久久夕阳红、山东阳光佳苑等也正在从传统的机构养老领域向居家社区养老领域积极拓展。许多轻资产的老龄服务运营、管理公司开始加快发展，一些小型化、连锁化的专业

老龄服务企业开始出现，并且积极拓展社区与居家老龄服务市场。

三是各种老龄服务资源在社区、居家层面上的产业融合发展趋势更加明显。社区作为一个有效的服务输入与输出平台，可以融合包括医疗、护理、物联网、智能化、信息工程、用品、文娱等各种产品与服务企业。因此，越来越多的企业开始通过资源整合、平台搭建等方式进行产品与服务开发，希望能够通过社区、居家这一平台来引导、促进、开发老年人的各种老龄服务需求。

（六）老龄服务市场的品牌化发展日益明显

随着老龄服务市场的不断发展，相关产业组织不断成熟，产业结构日益优化，与产业发展初期集中于高端养老社区，中端、专业、社区服务滞后相比，现在老龄服务市场的市场细分进一步发展，中低端市场进一步被激发，专业化、小型化、连锁化的专业护理机构不断涌现，社区、居家老龄服务产业市场领域正在快速被开发，同时，市场集中度进一步发展，大的老龄服务产业品牌不断涌现，老龄服务市场的竞争格局日益刷新。一是在最先发展的高端养老社区服务方面，远洋地产的“椿萱茂”，保利的“和熹会”，万科的“嘉园”、“怡园”和“随园”三位一体模式，北京的“恭和苑”，上海的“亲和源”等都已经成为高端老龄社区的品牌。二是在大型医养结合领域，众多地产、险资、医疗集团企业也已多方位布局，并形成产业链完善、市场集中度较高的老龄服务产业品牌。以泰康为例，其在2007年就已经开始布局老龄产业，并结合泰康在保险方面的优势产业，探索出“保险支付 + 医养服务”的闭环经营模式，在26个城市布局了泰康之家大型连锁、医养结合的持续照护型老龄社区（CCRC）实体项目，并不断推动其全链条的产业模式发展。又如依托承接政府大型公建民营项目而快速发展的绿康集团，以为失能半失能老年人提供专业的护理服务为主要业务范围，近年来也获得了快速的发展，成为国内提供专业化老年护理服务的医养结合服务品牌。三是在社区、居家老龄服务领域，除了发展较早的“青松”

外，近年来，大型企业集团进军社区、居家老龄服务领域的也日益增多。以为失能半失能老年人提供专业护理服务的社区嵌入型养老机构“寸草春晖”已正式与首开集团合作，万科通过“嘉园—社区嵌入式长者照料中心”已经开始在一、二线城市广泛布局社区、居家老龄服务产业市场，北京市国资委下属企业北京诚和敬养老健康产业集团已在北京各区大范围布点，承接北京市社区养老服务驿站运营，成为国内社区、居家老龄服务产业领域发展显著的品牌企业。四是一些大型养老集团已开始全线进入老龄服务产业。如大型央企中国诚通集团旗下的中国健康养老集团有限公司，已于2018年完成对首厚康健（北京）资本投资有限公司的注资，并合资成立了服务运营公司，宣告中国诚通正式进军老龄产业。这些大型集团旗下拥有的许多存量型物业资源，均可成为未来发展老龄服务产业的优质资源基础，大型国企、央企的进入，将使未来老龄服务产业的市场竞争更加激烈，市场集中度也会进一步加快发展。

（七）“健康＋养老”产业模式发展迅速加快

近年来，在健康中国战略的背景下，在《关于加快发展养老服务业的若干意见》《关于促进健康服务业发展的若干意见》《关于推进医疗卫生与养老服务相结合的指导意见》《关于深入推进医养结合发展的若干意见》《关于进一步推进医养结合发展的指导意见》等一系列政策文件的推动下，国内外资本投入发展健康与养老产业的步伐日益加快。

一是大型企业转型、跨界进入康养产业进行“抢占性”布局。鉴于未来健康产业与老龄产业的市场前景，许多大的地产集团、上市企业如保利、万达、碧桂园、绿地、万科等纷纷抢占市场，通过自主投资、建立健康产业集团、与国外医疗机构合作提供健康养老服务等方式进行战略布局。

二是企业强强联手，向融合、纵深、品牌化方向发展。如碧桂园牵手英国国际医疗集团（IHG）进军医疗、养老等领域；绿城联合东软熙康健康科技成立杭州蓝熙健康管理有限公司；九州通医药和上海仁寿堂国药与武汉民政局签约国内最大的养老 PPP 项目；越秀地产联合广州市养老院、广州市东升医院等养老与医疗机构，引入医疗、康复、护理等刚需服务，向健康与老龄产业拓展。这种优势企业与养老、医疗领域的融合发展，通过业务领域拓展、优势互补、专业融合来抢占市场、提前布局的模式，已经成为老龄服务产业中发展最快、最突出的模式，也势必成为老龄服务产业领域中的主要发展模式与竞争模式。

三是具体运营模式更加多元。包括：（1）老龄服务机构中引入专业医疗服务。如通过内设护理站、医务室，单独和合建各类医疗机构（如老年病医院 / 康复医院 / 护理院 / 中医医院 / 临终关怀等）来实现医疗与传统养老服务的融合。2017 年四川省 50% 以上的养老机构能够以不同形式为入住老年人提供医疗和卫生服务，山东威海部分农村养老机构与邻近医疗机构建立医疗巡诊制度，超过一半农村养老机构实现医养融合发展。（2）医疗机构提供养护服务或设立养老服务机构。综合医院开设老年病科、增设老年病床、开辟老年康复护理区或者建立独立的老年康复护理院等来为老年人提供服务。如重庆医科大学附属第一医院青杠老年护养中心即为全国第一家大型公立医院主办的养老机构，北京市海淀医院、北京首钢医院进行安宁疗护试点，杭州市共 27 家医疗机构设置了养老机构，咸宁市中医院老年病科、同济赤壁医院老年康复中心等均为此类模式，医院设立专门的综合性科室对接养老服务，医疗床位与养老床位合二为一。（3）大型、综合型的医养结合老龄服务社区。如杭州市滨江区绿康阳光家园，是截至 2022 年国内规模最大的公建民营医养结合的社会化运营项目之一，并在浙江、江西建立 15 家康复护理医养机构，共有养老护理床位 6449 张（含服务床位），医疗康复床位 3585 张。另外，北京乐成、成都优护家护理院等都是社会力量运营医养结合项目比较成功的案例。（4）社区层面的医养结合服务。如杭州市 36 家社区卫生服务中心、卫生院开设康复科，为老年人提供医疗、康复、护理等服务。成都启动社区养老院建设三年行动计划，依托有条件的社区卫生服务中心和有意愿的医疗卫生机构，自建或合作共建社区养老院，截至 2022 年已建成 83 家。

（八）老龄文化、体育和教育产业凸显发展潜力

目前来看，老龄服务产业中的主导产业仍然是刚需旺盛的健康与康复护理服务，但低龄、健康老年人的文化娱乐产业市场不容小觑，正在呈现蓬勃生机。一是占据市场份额较大的老年旅游产业，依然在持续加快发展。途牛、携程、同程等众多旅游企业开始着重开发老年旅游线路，并专题分析中老年人的旅游特点与需求。携程网《2015 年国内老年人旅行行为分析报告》指出，老年游客平均每年的出游天数要比年轻人多出 15 天以上。中国老龄产业协会发布的《中国中老年人旅游消费行为研究报告 2016》指出，81.2% 的中老年受访者表示如果条件允许的话愿意去旅游，42.7% 的中老年旅游者每年出游 2 次，每年出游 3 次及以上的占比 20.2%，并且超过九成的中老年旅游者在旅途中有过购物经历，进一步带动了相关产业的消费。未来，随着我国经济社会的不断发展以及老年人精神文化生活需求的进一步提升，老年旅游市场的规模将会进一步扩大，成为老龄服务产业与文化产业中不容忽视的一个版块。二是老年人娱乐休闲产业也在快速萌芽发展。以老年体育、老年健身、老年文化娱乐活动为主要内容的相关产业已为一些企业所关注，一些企业还根据老年人的身心特点，开发了适合老年人的相关娱乐游戏。此外，随着智能手机的普及和通信网络的升级换代，老年群体使用新型互联网社交应用服务的比例也在与日俱增。《中国社交媒体影响报告》数据显示，2015 年，55 岁以上消费者群体的社交服务使用率增长了 4.7%，增幅接近一倍。根据腾讯相关数据显示，截至 2017 年底，我国 60 岁以上网民超过 4000 万人，比 2013 年净增 2827 万人，40.7% 以上的老年人每天花费的上网时间在 1—3 小时。越来越多的老年人步入网络社交。相应的，微信服务、支付服

务、QQ 等社交服务移动端等也都在创新与开发相应的电子产品与服务。

此外，老龄服务产业中的教育培训，不仅包括针对老年人群精神文化需求方面的内容，还包括为老龄服务产业中的管理人员、一线服务人员进行的相关技能与知识培训，这两方面是目前老龄服务产业中最主要的教育培训内容。老龄教育产业的发展主要表现在以下两点：一是老年教育市场正在不断发展。随着老年人内部的群体更替，现在进入老年期的低龄老年人的受教育程度更高，经济收入与保障水平更高，在文化教育方面的需求更加明显。据第四次中国城乡老年人生活状况抽样调查数据显示，2015 年，全国老年人口中，未上过学的占 29.6%，文化程度为小学的占 41.5%，初中和高中的占 25.8%，大专及以上的占 3.1%。与 2000 年相比，未上过学的老年人口下降了 23.2 个百分点，15 年间下降幅度达 43.9%；小学文化程度的上升了 7.8 个百分点；初中和高中文化程度的增长幅度最大，上升了 14.3 个百分点；大专及以上文化程度的上升了 1.1 个百分点。面对老年人日益增长的文化教育服务需求，越来越多的企业关注到这一领域，并开发出相应的产品与服务推向市场。绿城集团的“颐乐学院”便是典型案例之一。颐乐学院成立于 2011 年，是由绿城颐乐教育投资管理有限公司首创的老年教育品牌，覆盖居家、社区和机构养老的全产业链服务，已经开发了 12 个专业逾百门课程，包括传统文化、健康养生、声乐、器乐、书法、国画、艺术、收藏等，在全国 30 多个城市开设了逾百所颐乐学院，在读学员万余人次。二是老龄服务人才培训加速发展。快速发展的老龄服务产业急需一大批具有专业素质与技术能力的管理人才和一线服务人才，不断扩大的人才队伍需求催生出一个庞大的教育培训产业。目前，我国老龄服务人才培养方式主要分为学历教育和职业培训两大类，前者主要是在职业院校中开设相关老龄服务与管理、康复护理、健康管理、营养学、社会工作等专业，通过招收学生进行教育培训，为老龄服务产业输送专业人才。后者主要是根据市场需求，通过各种形式的职业培训来为产业发展输送人才，包括老龄服务企业与职业院校签订“订单式”培养协议，专业培训机构承接由政府委托的老龄服务人才培训计划，企业直接与相关医疗卫生部门签订老龄服务人才培养协议，企业直接拓展人才培训市场建立自己的老龄服务人才培训体系与品牌，如绿康医养集团、河南爱馨养老、上海亲和源、安徽久久夕阳红等涉老企业集团都已经开始建立自己的人才培训体系，不仅为自身发展输送人才，同时还承接市场上老龄服务人才培训的业务，并渐成体系。

（九）智能老龄服务产业异军突起

随着互联网时代的到来和信息科学技术的日益更新，智能化的老龄服务产业近年来发展突飞猛进，不仅成为老龄产业领域的新业态，而且成为信息技术产业创新活跃的热点领域。2017 年，工信部等部门联合下发了《智慧健康养老产业发展行动计划（2017—2020 年）》，明确提出要运用互联网、物联网、云计算、大数据、智能硬件等新一代信息技术产品，推动健康养老服务智慧化升级，并提出加快智慧健康养老产业发展，加快培育新产业、新业态、新模式，加快推动信息技术产业转型升级。在政策支持引导和产业创新驱动下，一些社会资本纷纷转型，投入智能养老领域。一是以居家、社区为重点的智能化信息平台的发展。我国的智能化老龄服务产品最初主要集中在老龄服务信息系统的建设与完善，相关企业不断更新迭代相关的老龄服务信息系统，并实际运用到为老年人提供服务中去。如北京市运用大数据和云平台拓展居家养老功能，创新养老健康管理、适老化改造、智能助医等。武汉市已建成社区养老院 164 家，约 80% 由社会投资兴建，在工作的推进过程中总结出“社区嵌入式、中心辐射式、统分结合式”三种具有武汉特色的“互联网 + 居家养老服务”建设发展模式。甘肃省“互联网 + 智慧养老”行动重点实施“12345”工程[①]，居家养老服务平台已覆盖到全省14个市州的20多个县区，先后吸纳加盟企业600多家。二是信息化技术与传统老龄服务产业的多方位融合。便携式穿戴设备、紧急呼叫、监控设备等的个体数据可以加强老年人个体与参与机构之间的联系，方便相关企业了解老年人动态并及时做出服务调整；智能化安防、电子护栏、远程健康监控等创新技术产品不断优化居家老年人的居住环境与健康防护；云计算、大数据等技术可以搭建公共信息平台，为老年人提供长期跟踪、预测预警等个性化健康管理服务。如北京青松老年看护服务公司推出“护联网”模式，将用户、医师、护理资源以线上方式相衔接，提供问诊服务，同时线下提供专业康复护理服务。三是智能老龄服务的产业链条持续发展。已经形成包括医疗健康电子产品制造、系统集成、服务运营等在内的智慧健康养老产业链。相关企业还推出了便携式健康监测设备、自助式健康检测设备、智能养老监护设备、家庭服务机器人等新型技术产品，提供了功能丰富的智能监测、康复和看护服务。在巨大的市场需求和产业创新力量的带动下，以智能硬件、云平台与大数据为核心内容的智能老龄服务产业正在成为老龄服务产业中极具活力的新兴产业领域。

（十）老龄服务市场的国际化趋势日益明显

随着中国老龄服务市场政策环境与投资环境的不断利好，国外资本，包括一些大型的医疗集团、养老集团、投资集团等纷纷进入中国市场。同时，随着国内大型企业开始转型、拓展老龄产业市场，其在国外的市场布局也拉开了帷幕。一是国外资本布局国内老龄服务市场。包括美国、英国、日本、德国、瑞典、法国、澳大利亚等

---

① “12345”工程：甘肃省养老服务信息平台三级联网运营坚持“政府引导、企业运营，市场化运作、社会化服务”原则，采取“顶层设计、统一标准、数据集中、地方支撑、就近服务”方式，实施打造全省养老服务信息平台，强化线上管理和线下服务两个支撑，抓好老年人信息数据库建立、政府购买服务和加盟企业准入退出机制，提供即生活照料、家政服务、健康管理、紧急救援四项服务，做到服务系统、数据格式、呼叫流程、服务规范和结算方式五个统一。

十几个国家的70余家相关企业进入我国老龄服务市场。2017年，法国多慰集团（DomusVi）在中国的首个护理项目落地西安。2018年初，法国KGR智慧养老公司（SENIORDOM）与成都高新区、中国联通、法国SIGFOX公司合作，共同开发和建设“中法合作·成都国际智慧养老服务示范社区”项目。重庆与美国舒仑士颐养国际有限公司合作，共同建设国际颐养健康城项目。日本日医、长生、U-CAN株式会社等多家企业也已开始在中国开拓相关老龄服务业务。这些企业多数为独资，但也有一些是与国内企业合资、合作进行业务拓展。目前，国外企业开拓的国内老龄服务领域主要以机构养老服务为主，且其业务范围已逐渐拓展到社区居家老龄服务、老龄服务人才培训、老龄服务标准引进与开发、老龄康复护理服务、失智老人照护、老年文化服务、老龄服务机构运营管理以及相关老龄服务的等级认证、服务评估、技术咨询、管理系统研发等老龄服务产业链的上中下游领域。二是国内涉老企业逐渐进入国外市场。一些大型房地产、保险公司通过收购已有涉老企业来进一步拓展国内外市场版图，老龄服务市场的竞争日益激烈。

三、未来老龄服务产业的主要突破领域

（一）中等收入群体的老龄服务需求将引领行业发展

从目前老龄服务产业的发展来看，许多产品和服务的供给集中在中高端老年人群及其家庭上。随着老龄服务产业的加快发展，特别是老年人及其家庭老龄服务需求的释放及服务购买意愿的提高，他们对市场上提供的服务产品种类、价格及质量都会有更高的要求，包括对服务产品的挑选、比价等，需方市场的特征将会逐步明显。从老年人的整体收入状况来看，处于中等收入水平，他们的收入水平和消费能力在很大程度上决定了老龄服务产业的未来走向，中等收入群体的老龄服务需求将成为行业引领。

（二）社区居家老龄服务产业将厚积薄发

从老龄服务产业的内部结构来看，社区与居家老龄服务产业的发展一直滞后。这一方面是由于老年人的社区居家老龄服务需求尚未被有效激发，另一方面也与我国社区服务体系本身滞后，社区居家老龄服务市场进入较难有关。但随着国家对社区居家老龄服务事业与产业的重视，在社区场地、设施等方面的扶持政策不断加强，以及相关领域的改革力度不断加大，越来越多的企业已经开始在社区居家老龄服务领域加大投入，并进行战略布局。未来，依托社区居家服务平台，锁定目标群体、分析需求、开发服务，培育、引导、激发、满足老年人的服务需求将成为老龄服务市场的重要发展趋势。

（三）产业融合将成为老龄服务产业发展之本

从目前老龄服务产业与整个老龄产业的发展来看，产业的融合发展与混业经营趋势将会更加明显。老龄服务产业的主要目标群体是老年人，老年人的需求是多种多样且互为联系的。老龄服务产业的发展将会进一步刺激产业内的分工与合作，同时，老龄服务产业与老龄金融产业、老龄用品产业、老龄宜居产业以及其他相关产业之间的融合与发展也会更加明显，产业内部与产业之间的资源整合、相互支撑与促进将更加突出，老龄服务产业的发展将进一步带动相关产业链的发展，同时也进一步促进老龄服务产业本身的前进。

（四）专业化、品牌化的龙头企业将逐渐出现

从近年来老龄服务产业快速的发展趋势来看，越来越多的民营企业、央企、国企进入这一领域，老龄服务产业由最初的地产、保险、医疗等行业逐渐扩展到地产、保险、医疗、旅游、教育、培训、电商、互联网、智能科技等众多行业，投资主体也由以往的中小企业居多发展到越来越多的大型企业、集团、央企、国企以及国外大的涉老集团进入，并逐渐成为老龄服务产业市场竞争的引领与主导。

未来，老龄服务产业领域的市场竞争将会更加激烈，市场格局将会重新划分，市场的集中度将会进一步提升，出现老龄服务产业的龙头企业与品牌，以及一批中小企业与品牌。能够提供专业化、品牌化、精细化、精准化服务的老龄服务企业将成为市场主导，占据更大的市场份额，能够准确进行市场定位，且有长期战略布局的老龄服务企业成为龙头企业的可能性更大。

（五）老龄文化娱乐产业潜力巨大

人的精神文化需求是在满足刚性需求基础上的更高层次的需求。随着我国文化产业的快速发展，老年人的精神文化需求也呈现出蓬勃的发展态势。特别是在城市、低龄、健康老年群体中，包括旅游出行、健身、养生、兴趣爱好、休闲娱乐、电子娱乐等方面的需求日益旺盛。未来，如何针对这一市场需求开发、设计相关产品与服务，满足老年人不断增加的对美好文化生活的需求，包括老年人社会参与、老年人力资源开发的相关服务，也将成为老龄服务市场的又一新领域。

（六）智能化老龄服务市场将加速发展

随着科技信息化水平的不断发展及政策的扶持与引导，利用互联网、物联网、云计算、大数据、人工智能、5G 等新一代信息技术产品的智能化老龄服务市场将会获得持续关注与发展。将智能化老龄产品用于老龄服务领域，可替代部分人力，降低人力成本，更好地为老年人提供服务以满足需求，同时，利用智能化信息平台搜集、完善相关老龄服务数据库，将相关智能产品、远程科技、紧急呼叫、监控防护进一步灵活运用于老龄服务领域，不仅能有效促进信息技术领域的成果转化与产业发展，还将进一步提高老龄服务领域的服务水平与效率，培育发展新的业态与产业。目前已获得众多社会资本的关注与投入，未来将会对老龄服务产业的发展带来新的重大变革。

（七）老龄服务对人性化的要求更加明显

从未来老龄服务产业的发展来看，在提供服务的过程中更加注重老年人的需求以及多元化特征，为其提供更加人性化的服务，将是一个趋势。特别是在照料护理服务行业，要更加注重发挥被照护者的主观能动性；在医疗健康服务产业中，要更加注重对服务群体健康管理、健康教育以及心理健康等方面的服务；在精神文化娱乐服务方面，要更加从实现老年人的人生价值、增加其自我价值认同感等角度出发，结合老年人的现实需求，设计与开发更多人性化的服务产品。

四、老龄服务产业存在的突出问题

（一）对老龄服务产业发展的认识还不清晰

目前对于老龄服务产业的认识还不统一，有些观点认为老龄服务产业仅仅是为老年人提供服务产品的产业，或从养老服务，或从医疗服务，或两者加总而成康养产业等。笔者认为应根植于老龄社会的经济社会发展需要来看待老龄服务产业，不能简单地将其理解为第三产业的新增板块，或者是仅为老年人提供服务的单一板块。应将其放在新时代中国已经进入人口老龄化国家，并且老龄化将长期、持续、深远地影响经济社会的发展与变化，放在整体经济结构调整、培育发展新的经济增长点的角度来看待。要把包括老龄服务产业在内的老龄产业作为老龄社会条件下新的服务经济产业形态来发展，并在此基础上加强对其的产业发展引导与培育。

（二）老龄服务产业发展的顶层设计还不完善

“十三五”以来，国家积极应对人口老龄化，大力发展老龄事业和产业的目标已经非常明确，并相继出台了一系列政策措施，老龄事业与产业的政策环境与市场环境不断利好。特别是老龄服务产业，作为老龄产业中的主导与先驱产业，相关部门采取了一系列措施予以大力推动，民间资本投入老龄服务产业的积极性空前高涨，老龄服务产业获得了快速的成长与发育。但从顶层设计上来看，对老龄服务产业发展仍然缺少科学、系统、长期的规划与指导，特别是如何从产业发展的角度，从产业发展的规律与需求来扶持与引导老龄服务产业发展，仍然缺少明确的思路与战略步伐。此外，在老龄社会与供给侧结构性改革的背景下，如何将国家产业结构优化与调整、老龄产业、大健康产业与老龄服务产业统筹规划、协调发展，互为促进，仍然需要全盘考虑，共同推进。

（三）老龄服务产业的市场环境与机制仍需优化

一是改革的力度仍需加大，政府与市场的关系仍需进一步理顺。我国老龄服务市场中一个长期存在的问题就是政府的过多干预与介入所形成的公办与民办老龄服务机构“双轨制”竞争的不公平市场环境。2013 年以来，国家大力推进公办养老机构转制改革，极大地促进了老龄服务市场领域的公退民进，各地大力推进老龄服务产业领域的公建民营力度。但就目前而言，政府与市场在老龄服务领域的资源配置关系如何协调仍然存在许多现实问题，如公建民营过程中政府如何有效行使监督与业务指导权力而不过分干预民营资本的市场行为、如何形成更能适应市场环境的价格形成机制、民营资本如何在发挥好公办养老机构原有的公共职能基础上更好地适应市场环境与竞争等。二是在促进民间资本发展老龄服务产业的金融环境方面，有利于投融资体系的优惠政策环境尚未形成。目前进入老龄服务市场的大集团、大企业，多是依靠集团或企业内部其他业务板块已经形成的财富积累来支撑老龄服务产业领域的投资与资金链需求，而对于大部分进入老龄服务产业的中小企业或资本来讲，自有资金、民间借贷或其他途径的融资模式仍然是主要渠道。由于我国尚未形成长照保险或类似的筹资机制，金融机构也受种种条件制约难以大规模进行投资支持，因此，产业发展所需要的资金条件仍然是制约大部分老龄服务企业发展的重要因素。三是老龄服务产业良性发展所需的服务标准、评估与监管体系仍未有效建立，在服务质量评估、服务监督管理等方面仍然滞后，不仅容易造成服务产品的参差不齐，恶性竞争，也不利于整个行业形象的树立与发展。此外，由于老龄服务产业涉及行业众多，在监管方面目前仍然是多个部门共同管理，这在一定程度上并不利于整个行业的监督和管理，如何通过建立综合机构来监管主要老龄服务行业需要进一步探索。

（四）以需求为导向的产品供给模式依然不足

从目前老龄服务产业的发展来看，供给方的热度远远大于需求方。我国经济发展正面临下行压力，过去带动经济发展的主要投资领域目前遇到许多现实问题，社会资本急需找到新的投资热点，老龄服务产业是目前社会力量普遍关注的产业发展领域，各路资本纷纷投入老龄服务市场，产品供给日益丰富，但需求不足依然是存在的现实突出问题。一是从需求角度来看，老年人的服务需求仍未被有效激发。尽管随着我国人口老龄化的不断加快和老年人口规模的不断扩大，老年人的服务需求在日益增长，但总体来讲，老年人消费意愿滞后、消费能力较低的现实依然是制约老龄服务产业发展的重要原因。我国老年人的收入来源主要是社会保障性收入，有限的收入水平极大地制约了老年人及其家庭的服务需求与购买意愿。二是从供给角度来看，供给与需求之间的匹配差距仍然明显。第四次中国城乡老年人生活状况抽样调查数据显示，我国有 82.05% 的人愿意居家养老，仅有 4.38% 愿意入住养老机构，但近年来老龄服务产业中发展较快的依然是机构服务，社区、居家老龄服务由于各种原因依然发展缓慢，很难满足老年人的实际需求。从社区居家养老服务需求来看，调查数据显示，我国老年人对上门看病的需求率达 38.08%，农村接近 50%；对上门做家务的需求率达到 12.04%；对上门康复护理服务的需求率达到 11.32%。但这些服务只有部分社区提供，大多数社区供给短缺，且价格水平也难以和老年人的实际需求相匹配。另外，从机构服务需求来看，调查数据显示，我国老年人中有 84.23% 认为自己能够承受的机构养老费用在每月 2000 元左右，这与实际的机构服务供给市场的价格相去甚远。老年人需要质优价廉的老龄服务，但在缺少长期护理保险制度支撑的背景下，这一需求与供给之间的差距是巨大的。如何坚持在持续引导消费需求的基础上，更进一步坚持以需求为导向进行产品供给设计，是在老龄服务产业发展中需要特别注意的。

（五）产业发展的内部结构仍需逐步调整

老龄服务产业经过近几年的快速发展，已经形成以医疗健康、康复护理、文化旅游等为主导行业的产业发展模式，但从整个产业的良性、健康发展来看，老龄服务产业的内部结构仍需进一步调整与优化。一是地区差异、地区特色明显不足。老年人的需求有共性，但亦有不同，特别是不同地区，不仅老年人的需求不同，地方经济发展也各具特色。然而目前许多老龄服务产业在各地布局时，模式大都相似，或者就是简单搬用其他地方已有模式，本土化发展不足，模式比较单一。二是满足大部分老年人的中端服务市场仍未形成。老龄服务中的市场供给仍然较多地集中在满足中高端老年群体的服务需求方面，大部分中低收入老年人的刚性服务需求仍然较难满足。三是特殊老年群体的个性化服务需求仍未受到关注。比较突出的如失智老年人的预防、干预、康复、护理等。从国外老龄服务产业的发展与经验来看，随着人类平均预期寿命的增加与医疗卫生水平的提高，高龄老年人的规模将会不断扩大，比例将会不断提高，其中失智老年人的规模也将随之增长，因此对于失智老年人的预防、干预、康复、护理将是一个需求巨大的市场领域，但目前国内这部分群体的服务需求仍然较难得到满足。另外，术后老人的康复护理也需要得到进一步的关注与投入。四是整体发展中的短板明显，人本性不足。比较突出的包括社区与居家老龄服务产业依然发展缓慢，虽然近年来许多企业已开始布局社区居家老龄服务产业，但从目前的市场开发与运营来看，仍然存在“叫好不叫座”的现象，运营比较艰难，勉力支撑的情况比比皆是，需要在未来不断扶持与引导。另外老龄文化娱乐服务产业还未得到充分开发。旅游产业是目前老龄服务产业中发展最快的文化娱乐产业，但随着低龄老年人规模的不断扩大，如何满足老年人的精神文化服务需求，开发适合这部分老年人的文化娱乐服务项目，是未来老龄服务产业发展中要特别关注的。

（六）产业发展的运营模式仍需继续探索

一是大部分进入老龄服务产业的企业仍然尚未形成有效的闭环运营模式。仅有少部分企业从自身优势出发，结合老龄服务产业需求，找准市场定位，探索出了较为成功的运营模式。特别是大的集团企业有相当大的比例是从抢先布局、长远发展的考虑进入老龄服务产业领域的，投入与现有回报存在较大差距，近几年在老龄服务产业领域的投资一直处于亏损的状态。二是从老龄服务产业发展来看，“健康 + 养老”是近几年发展较快的运营模式，这一方面得益于政策的引导，另一方面也与健康产业的发展拥有强有力的医疗保障体系作为支撑有关。但这种发展模式是否可以持续，是否会引发新的医疗保障问题，尚且存有争议。脱离了医疗保障这一支撑，现有的老龄服务产业应如何发展，需要我们深入思考。三是在目前的老龄服务产业发展中，逐渐出现了一些新的发展模式，如公私合营的 PPP 模式，大型老龄社区或老龄服务机构的“会员制”模式，如何既把这些模式用好，更好地激发社会力量的积极性，又能很好地保障服务质量和服务对象的切身利益，仍然需要不断地探索。

（七）产业发展的人才储备严重不足

这是目前乃至未来较长一段时间内，制约我国老龄服务产业发展的关键问题。从业人员少、专业素质低、收入水平低、职业流动性大、社会地位低等是老龄服务产业领域人才队伍建设中长期存在的问题。尽管近年来对老龄服务产业领域从业人员的教育、补贴、培训、地位提升、职称评定等方面出台了相关的政策与措施，但现实问题依然存在。面对劳动力人口比例不断降低，生育率提升空间有限这一现实，如何保持与扩大老龄服务产业从业人员队伍的规模，是始终需要面对的产业发展问题。

五、加快发展老龄服务产业的相关建议

（一）加强引导，制定老龄服务产业中长期发展战略规划

老龄服务产业是老龄产业中发展最早、最快的产业领域，属于老龄产业的主导产业，具有带动相关产业形成产业集群的优势。但目前为止，对如何发展老龄服务产业还没有一个专项的规划，仅有《关于加快发展养老服务业的若干意见》《关于促进健康服务业发展的若干意见》《“十三五”国家老龄事业发展和养老服务体系建设规划》《关于推进养老服务发展的意见》《国务院关于印发“十四五”国家老龄事业发展和养老服务体系规划的通知》《智慧健康养老产业发展行动计划（2021—2025年）》《“十四五”健康老龄化规划》等文件，这些文件大都是从加强与完善养老服务体系建设、推动养老服务业的角度出台的，但从产业范围和产业领域来看，老龄服务产业的内容是远大于养老服务产业的，发展老龄服务产业是老龄社会条件下的一项战略性的系统工程、民生工程和德政工程，必须通过制定中长期发展战略规划，明确基本目标、基本任务、发展步骤和重大举措。更重要的是，通过制定中长期发展战略规划，可以在描画未来发展蓝图的基础上，进一步明确当前需要从哪些方面着力做好准备。①

① 党俊武：《我国老龄社会初期阶段发展老龄服务的战略思考》，《老龄科学研究》，2017年第3期。

（二）不断创新，完善老龄服务产业相关产业政策

产业政策是一个系统性工程，包含了引导与扶持产业发展的各类政策，包括产业组织政策、产业结构政策以及产业发展政策等。就目前我国对老龄服务产业的相关产业政策来看，扶持与引导政策大都散落在不同的文件中，难以形成完整的产业政策体系。未来，一是需要进一步加强与完善老龄服务产业的产业组织政策，重点是引导更多企业参与到老龄服务市场中来，扶持龙头企业、吸引中小企业、优化产业内部结构与关系，形成大中小企业协调发展、良性竞争的市场格局；二是需要逐步重视与制定老龄服务产业的产业结构政策，在发展其他老龄产业板块的基础上，继续巩固与发展老龄服务产业在老龄产业中的结构性地位，同时进一步优化老龄服务产业内部的产业结构，继续扶持老龄健康、医疗、康复护理等传统的老龄服务产业，积极发展老龄生活、老龄商务、老龄文化、智能养老服务等新兴老龄服务产业，促使老龄服务产业内部均衡发展，整体推进；三是需要进一步加强与完善老龄服务产业的产业发展政策，包括老龄服务产业的产业布局政策，通过政策引导优化老龄服务产业的城乡发展、区域发展，进一步拓宽与创新产业金融政策，优化老龄服务产业的投融资环境，并在土地、税收、人才等相关产业发展政策方面继续完善与创新。

（三）完善制度，提高老龄服务产业市场需求

需求不足是制约老龄服务产业发展的一个关键问题。尽管近年来随着老年人收入水平的不断提高，以及消费需求的不断提升，老龄服务市场的需求有了较快增长，但总体来讲依然不足，特别是在健康管理、慢病预防、居家养老、文化娱乐等老龄服务需求方面，有效需求不足，难以形成供需两旺的市场格局。这与中国老年人收入水平较低，购买能力不足有很大关系。未来，需要继续不断提高老年人的收入保障水平，建立科学完善的政府购买服务制度，同时

要在吸收国外和发达地区长期护理保险经验的基础上，逐步建立起适合中国国情的长期护理保险制度，避免目前医养结合过程中盲目增加医疗保险负担的问题，做到逐步解决服务费用来源的制度性安排问题，这是加快发展老龄服务产业的关键。

（四）精准定位，丰富老龄服务产业市场供给

进一步让位于市场，充分发挥市场在资源配置中的重要作用，扶持引导老龄服务产业市场百花齐放、上中下游产业链条全面发展。一是要以点带面，加快发展社区、居家养老服务产业。在机构养老服务快速发展的同时，加快推动机构向居家的延伸服务，特别是助餐、助浴、康复护理、日间照料等服务。服务需求比较明显的城市地区，可以通过老龄服务与物业公司的结合来为老年人提供社区、居家养老服务。二是要满足刚需，加快中端、专业型护理机构的发展。老年人最刚性的服务需求是失能、失智以及术后康复的照护服务，这是最需要加快发展的产业领域。另外，还要根据老年人的普遍服务需求，培育一些规模小、灵活度高、遍布街道社区的中小型养老服务机构，特别是在一些细分的服务市场领域，比如老年护理、卫生保健、健康咨询、体检等，大力发展一些多种所有制形式的小型护理机构、保健中心等，以满足老年人个性化、定制化的服务需求。三是要创新服务方式，满足老年人基层医养结合需求。要充分发挥社区卫生机构覆盖能力强的优势，让“医养结合”在基层、在社区层面，充分发挥作用，重点针对老年人的健康管理、疾病预防、急病诊治、康复护理等服务需求开展医养结合服务，由社区卫生服务中心或服务站向老年人提供日常的疾病预防、健康管理、知识讲座等服务。此外还可以鼓励有条件的企事业单位职工医院、门诊部向以老年康复为主的社区卫生服务机构转型，更好地满足老年人的养老、康复、护理等需要。四是进一步开发老年文化娱乐消费市场。包括老年旅游、老年教育、老年健身，都是需求不断提升的产业领域。要进一步针对老年人的文化娱乐休闲需求，结合老年人的生理

特点和消费心理，做好充分的市场调查，科学合理地设计各类适合老年人的文化休闲、旅游、健身娱乐等多种产品与服务，并进行市场细分，开发多样化的针对不同类型老年人的文化休闲产品。五是创新服务模式，有效运行“互联网＋养老”模式。要充分利用互联网、物联网、云计算、大数据和人工智能等新技术、新途径促进养老服务业转型升级，提高养老服务管理的新理念，更好地满足新老年群体的新需求。

（五）加强监管，提高老龄服务质量与水平

一是要继续加强与完善老龄服务市场的服务标准、产业标准等。特别是老龄服务产业领域的医疗、健康、康复、护理、旅游等目前发展较快的产业领域，均存在服务水平参差不齐、服务质量难以监控等问题，要加快这些领域的标准制定。行业评估与监管，不仅为更好地满足老年人的服务需求，更重要的是能促进整个行业的快速、优质发展，提升产业发展水平。二是不断加强市场监管，保障老年人的切身权益。强化责任追究制度和风险防控制度，一方面要尽量避免服务消费过程中的意外风险，另一方面也要加强整个行业的行业监管制度，这是促进整个行业的规范健康发展，维护老年人消费权益的重要保障。三是要继续发展行业组织、行业协会的作用，加强社会力量协助政府制定行业规范、发挥行业维权、促进老龄服务产业健康发展的作用。

（作者：王莉莉，中国老龄科学研究中心老龄经济与产业研究所研究员、老龄产业研究室主任）

社会办医这十年：进展、突破与转折

鼓励、支持和引导社会办医是充分调动市场活力、充实医疗卫生服务供给的重要路径。在党的二十大报告中，习近平总书记明确指出要“深化以公益性为导向的公立医院改革，规范民营医院发展”，这一论述在指明行业政策导向的同时，深刻阐述了政府办医与社会办医的角色定位和发展要求。因此，应当正视业务定位、运营管理、人才建设、行为规范等方面存在的固有短板和机制问题，尤其是把握和处理好办医行医等方面的重要关系，进一步推动社会办医走向持续健康规范的高质量发展阶段。

一、社会办医持续发展：政策利好、地方探索与行业参与

从 2012 年到 2022 年，社会办医格局的构筑离不开顶层设计的支持推动和地方政策的鼓励引导，更离不开行业主体的积极参与。从《关于促进社会办医加快发展的若干政策措施》到《关于促进社会办医持续健康规范发展的意见》，标志着政策基调实现了从简单的“促进加快”到可持续的“健康规范”发展的转变。从与公立医疗机构相对竞争的市场主体，到提供多层次多样化医疗服务的补充性社会力量，则标志着社会办医行业定位的转变。本文从行业、地方政策及行业主体参与形式三个方面对社会办医持续发展的十年进行回顾，并基于这些认识形成对未来社会办医发展的前瞻认知。

（一）一系列支持政策塑造行业利好环境

如何兼顾“公平”与“效率”一直是医疗卫生领域的核心问题，要维护和保障好全球五分之一人口的生命安全和身体健康，就需要市场作用和政府作用的有机统一、相互补充、相互协调和相互促进。自《卫生事业发展“十一五”规划纲要》中首次提出鼓励和引导社会力量参与、兴办民营医疗机构以来，我国社会办医利好政策层出不穷，例如 2010 年 11 月发布的《关于进一步鼓励和引导社会资本举办医疗机构意见的通知》，以及后续出台的关于社会资本举办医疗机构的设置审批、医师多点执业、经营性质的一系列通知，形成了以降低准入壁垒、优化执业环境和保障发展空间为特征的社会办医促进政策路径。

2013 年 9 月印发的《关于促进健康服务业发展的若干意见》，成为新时代塑造社会办医格局、明确社会办医发展目标的标志性文件，同年 12 月发布的《关于加快发展社会办医的若干意见》则进一步坚定了市场预期，促进了资源流动，优化了发展环境。

此后，相关针对性的指导政策和改革方案陆续出台，意味着优化社会办医环境的政策实践取得了整体性的突破和进展：2019 年 6 月出台的《关于促进社会办医持续健康规范发展的意见》，明确了社会办医是为全社会提供更多医疗服务供给的重要力量。同年 10 月发布的《关于提升社会办医疗机构管理能力和医疗质量安全水平的通知》，强调加强监督管理和医疗质量安全管理，从依法执业、健全医院管理制度和工作机制、规范诊疗行为、加强质量管控，医疗安全风险防范和人才队伍与文化建设六个方面提出具体要求。2020 年，“采取多种措施，鼓励和引导社会力量依法举办医疗卫生机构”写入《中华人民共和国基本医疗卫生与健康促进法》，为社会力量举办医疗机构提供了法制保障和规范指引。2021 年印发的《深化医疗服务价格改革试点方案》严格控制公立医疗机构实行市场调节价的收费项目和费用所占比例不超过全部医疗服务的 10%，从而给予了民营医疗机构提供特需医疗服务的更大发展空间，使其可与公立医疗机构进行差异化竞争。（详见表 1）

表 1　新时代以来国家层面促进社会办医的相关政策文件

发布时间	发布部门	文件名称	主要内容
2013 年 10 月	国务院	《关于促进健康服务业发展的若干意见》	形成以非营利性医疗机构为主体、营利性医疗机构为补充，公立医疗机构为主导、非公立医疗机构共同发展的多元办医格局
2013 年 11 月	中共十八届三中全会审议通过	《中共中央关于全面深化改革若干重大问题的决定》	鼓励社会办医，允许医师多点执业，允许民办医疗机构纳入医保定点范围
2013 年 12 月	国家卫计委等	《关于加快发展社会办医的若干意见》	严格控制公立医疗机构配置，充分考虑非公立医院机构的发展需要
2014 年 3 月	国家发改委等	《关于非公立医疗机构医疗服务实行市场调节价有关问题的通知》	在非公立医疗机构就医看病可以报销，放开价格后不会出现集中涨价情况
2014 年 11 月	国家卫计委等	《关于印发推进和规范医师多点执业的若干意见》	规范医师多点执业，推进医师合理流动，确保医疗质量安全
2015 年 6 月	国务院办公厅	《关于促进社会办医加快发展的若干政策措施》	严格限制公立医院特需服务规模；发挥公立医院主体作用和社会办医补充作用，相辅相成
2016 年 7 月	国家卫计委	《医疗机构设置规划指导原则(2016—2020 年）》	按照一定比例为社会办医预留床位和大型设备等资源配置空间，取消对社会办医机构数量和地点的限制
2016 年 10 月	中共中央 国务院	《“健康中国 2030”规划纲要》	推进和实现非营利性民营医院与公立医院同等待遇，破除社会力量进入医疗领域的不合理限制和隐形壁垒，逐步扩大外资兴办医疗机构的范围
2016 年 12 月	国务院	《“十三五”卫生与健康规划》	鼓励社会力量发展儿科、精神科、老年病、长期护理、口腔保健、康复、安宁疗护等资源稀缺及满足多元需求的服务
2017 年 5 月	国务院办公厅	《关于支持社会力量提供多层次多样化医疗服务的意见》	积极支持社会力量深入专科医疗等细分服务领域，在包括肿瘤在内的一系列专科以及康复、护理、体验等领域加快打造一批具有竞争力的品牌服务机构。鼓励投资者建立品牌化专科医疗集团、举办有专科优势的大型综合医院

续表

发布时间	发布部门	文件名称	主要内容
2017年8月	国家卫计委	《关于深化“放管服”改革激发医疗领域投资活力的通知》	拓展社会投资领域，推动健康服务业新业态发展，进一步提升医疗领域对外开放水平
2019年6月	国家卫健委	《关于促进社会办医持续健康规范发展的意见》	政府对社会办医区域总量和空间布局不作规划限制。支持社会办医与公立医院开展医疗业务、学科建设、人才培养等合作，倡导开展各类医疗机构广泛协作、联动、支持模式试点
2020年6月	十三届全国人大常委会第十五次会议通过	《中华人民共和国基本医疗卫生与健康促进法》	鼓励社会力量举办的医疗卫生机构参与医疗服务合作机制
2020年8月	国家卫健委等	《关于开展“民营医院管理年”活动的通知》	树立推广一批管理规范、质量过硬、群众满意、社会认可的民营医院典型
2021年7月	国家发改委等	《“十四五”优质高效医疗卫生服务体系建设实施方案》	以地级市为单位，实施康复医疗“城医联动”项目，通过中央预算内投资引导，带动地方、社会力量投入
2021年9月	国家医保局等	《深化医疗服务价格改革试点方案》	严格控制公立医疗机构实行市场调节价的收费项目和费用所占比例，不超过全部医疗服务的10%
2021年11月	国家发改委等	《“十四五”公共服务规划》	鼓励支持社会力量重点加强养老、托育、教育、医疗等领域普惠性规范性服务供给
2022年1月	国家卫健委	《医疗机构设置规划指导原则（2021—2025年）》	鼓励社会力量在康复、护理等短缺专科领域举办非营利性医疗机构，鼓励社会力量举办的医疗机构牵头成立或加入医疗联合体

资料来源：国务院政策文件库。

新时代以来，政策端不断对社会办医表示肯定和认同，政策重点逐渐聚焦于放宽社会办医准入、社会办医与公立医疗机构平等监管、培养社会办医的差异化竞争优势，鼓励、支持和引导社会办医的政策体系基本形成。同时，也可以观察到我国对于鼓励支持社会办医的政策基调已经逐渐实现从简单的“鼓励促进”到“持续健康规范”的转变。

（二）地方政策形成全方位、多层次鼓励引导

在顶层设计的推动指导下，各地区纷纷将社会办医作为积极落实健康中国战略、有力保障和改善民生的重要事业，将支持鼓励社会办医融入地区经济社会发展大局，为地区社会办医的发展提供了良好的政策环境。（详见表 2）

表 2　地区层面促进社会办医相关规划重点内容

发布时间	发布地区	文件名称	主要内容
2021 年 4 月	天津	《天津市卫生健康事业发展“十四五”规划》	支持社会办医机构参与各医学类行业协会、学术组织、职称评定和医疗机构评审
2021 年 6 月	海南	《海南省“十四五”卫生健康规划》	鼓励社会力量兴办医养结合机构，鼓励社会办中医医疗机构
2021 年 6 月	浙江	《浙江省医疗卫生服务体系暨医疗机构设置“十四五”规划》	支持举办连锁化、集团化经营的医学检验、病理诊断等独立设置医疗机构 支持社会办医发展“互联网 + 医疗健康”，开展远程医疗、健康咨询、健康管理服务 鼓励商业保险机构与社会办医联合开发多样化、个性化健康保险产品 鼓励有实力的社会办医疗机构有序发展前沿医疗服务，鼓励探索医生集团、Medical Mall 等新的服务模式
2021 年 7 月	上海	《上海市卫生健康发展“十四五”规划》	对社会办医预留规划发展空间，在乙类大型医用设备配置规划数量中，安排部分配置规划用于支持社会办医发展 完善相关资格认定政策，支持高水平社会办医成为医学院校教学基地和住院医师、专科医师规范化培养基地 制定实施高水平社会办医认定及纳入医保标准
2021 年 7 月	山东	《山东省“十四五”卫生与健康规划》	鼓励保险业投资、设立医疗机构，鼓励发展专业性医院管理集团

发布时间	发布地区	文件名称	主要内容
2021年9月	湖南	《健康湖南"十四五"建设规划》	鼓励支持社会办大型三级医院做大做强，支持其符合条件的优势特色专科创建省级临床重点专科
2021年8月	新疆	《新疆维吾尔自治区卫生健康事业"十四五"发展规划》	鼓励医师利用业余时间、退休医师到基层医疗卫生机构执业或开设工作室 加大政府购买服务的力度，支持保险业投资、设立医疗机构，鼓励发展专业性医院管理集团 全区二级以上医疗机构及有100张床位以上民营医疗机构纳入当地院前急救体系，成立网络急救站点，统一接受当地急救中心的指挥调度
2021年9月	福建	《福建省"十四五"卫生健康发展专项规划》	持续优化医疗机构准入程序，完善诊所基本标准，试点诊所备案管理，鼓励医师全职或兼职举办诊所 鼓励台资来闽设立独资医院、合资合作高水平医疗机构，引进台湾优质的人才、技术、药物、医疗器械 每年对符合条件的社会办医院医疗机构持续运营给予补助；鼓励引导社会资本加强社会办医疗机构基础设施建设，增加床位，力争2025年社会办医院床位数占医院床位总数比例达到26%
2021年11月	广东	《广东省卫生健康事业发展"十四五"规划》	鼓励社会力量举办医养结合机构，将医养结合机构内设的符合条件的医疗机构纳入基本医疗保险定点范围
2021年11月	甘肃	《甘肃省"十四五"卫生健康事业发展规划》	支持向社会办医疗机构购买服务，为社区居民提供家庭医生签约和其他公共卫生服务等 对医学类科研项目承担单位的选择坚持公开平等择优原则，不对项目申请和承担单位的性质进行限制
2021年12月	湖北	《湖北省"十四五"医疗卫生服务体系规划》	鼓励在医疗机构执业满5年，取得中级及以上职称资格的医师，全职或兼职开办专科诊所；鼓励符合条件的全科医师，或加注全科医师执业范围的专科医师，全职或兼职开办全科诊所

续表

发布时间	发布地区	文件名称	主要内容
2021年12月	北京	《“十四五”时期健康北京建设规划》	鼓励社会资本在“三城一区”等地区建设国际医院 按照每千常住人口1.5张床位为社会办医疗机构预留规划空间 研究推进将诊所纳入医保门诊统筹的定点范围 规范和引导社会力量举办非营利性医疗机构以及连锁化、集团化经营的独立设置医疗机构，鼓励开设社会药房 鼓励外资和社会资本投资发展国际医疗
2021年12月	青海	《青海省“十四五”医疗卫生服务体系规划》	规划期内为社会办医疗机构预留20%的规划床位
2021年12月	河南	《河南省“十四五”公共卫生体系和全民健康规划》	鼓励社会力量提供差异化、定制化的健康管理服务包，探索商业健康保险作为筹资或合作渠道
2022年1月	江苏	《江苏省“十四五”医疗卫生服务体系规划》	社会办医院在基本医疗保险定点、重点专科建设、科研教学、等级评审、医疗技术准入、医疗卫生人员职称评定等方面享有与公立医院同等权利
2022年1月	宁夏	《宁夏回族自治区卫生健康事业发展“十四五”规划》	对社会办医在基本医保定点、跨省异地就医直接结算与公立医院政策同步
2022年2月	西藏	《西藏自治区“十四五”时期深化医药卫生体制改革规划》	鼓励政府向社会办医疗机构购买基本医疗服务 鼓励社会办医疗机构、定点零售药店参与集中带量采购
2022年3月	安徽	《安徽省“十四五”卫生健康规划》	支持县级医院（含社会办医）建设“癌症筛查和早诊早治中心”
2022年4月	陕西	《陕西省“十四五”卫生健康事业发展规划》	支持医疗机构开设戒毒治疗专科或药物维持治疗门诊，鼓励社会力量参与举办自愿戒毒医疗机构（医院），面向社会提供戒毒医疗服务
2022年9月	云南	《云南省“十四五”医疗卫生服务体系规划》	落实社会办医配置乙类大型医用设备告知承诺制、自由贸易试验区内社会办医配置乙类大型医用设备备案制等改革要求 将社会办医院依法统筹纳入传染病疫情防控和突发公共卫生事件医疗救治体系

注：表格中所列为全国部分地区卫生健康事业“十四五”规划中针对社会办医具有先行意义的重点内容。资料来源于各地区政府政策文件库。

第一，积极创造鼓励社会办医的市场环境和发展空间。如北京市提出“除核心区外其他区域可结合重点功能区综合利用医疗卫生用地或其他可兼容用地积极发展社会办医疗机构”；湖南省、辽宁省、江苏省分别提出在市场准入、医保定点、专科建设、等级评审、职称评定、技术准入等方面平等对待社会办医主体和公立医疗机构。

第二，同步推动社会办医规模化、高质量发展。如云南省提出“引导有条件的社会办医疗机构向高水平、高技术含量和品牌化的大型医疗集团发展”；浙江省提出“鼓励有实力的社会办医疗机构探索医生集团、MedicalMall 等新模式”；宁夏提出“支持符合条件的高水平民营医院跨区域打造具有竞争力的品牌服务机构”。

第三，探索公立医疗机构与社会办医疗机构协同合作。上海市、江西省等地区均提出“支持公立医院与社会办医在人才、技术、管理等方面展开合作；鼓励社会办医和与公立医疗机构规范开展医疗协作”；四川省提出“探索形成人才、技术、运营等全方位、可持续互助共赢机制”；浙江省利用医联体协同契机，提出“社会办医院可以自愿加入公立医院牵头组建的城市医联体和县域医共体，能力较强的非营利性社会办医也可牵头组建”，以“完善医联体网格化布局”。

第四，鼓励社会办医力量进入特定健康服务领域。如天津市提出“支持社会力量在康复、护理、精神卫生、儿科等短缺专科领域举办非营利性医疗机构”；福建省提出“引导社会资本举办中医医疗机构”。

（三）多元行业主体积极构建社会办医格局

社会办医一直是完善医疗卫生服务有效供给、提高医疗卫生服务效率的重要力量，受到各类社会资本的广泛关注和积极参与。2013—2019 年，我国民营医院投资金额年均增幅约 89%，年交易数量总体上维持高位增长，说明我国民营医院进入和投融资趋势整体向好。（详见图 1）

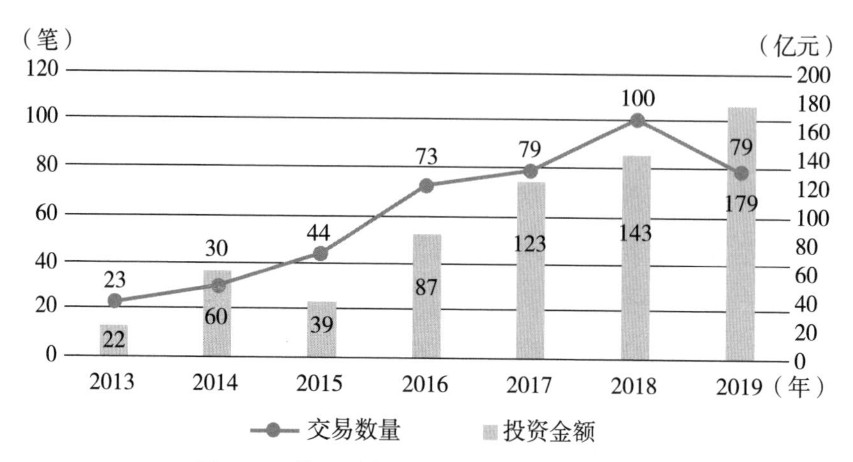

图 1　民营医院行业投资金额及交易数量

在行业主体进入热情和资本投入规模持续高涨的进程中，各个主体的投资和举办逻辑也渐趋回归理性，社会办医的新兴业态和行业形态逐渐清晰，呈现出专业化、规模化、服务化的明显趋势，“多元化发展、差异化竞争”的市场格局正在形成。

第一，大型医疗集团在更迭中崛起。2009—2015 年，经过数年的医疗市场并购与扩张，逐渐形成了华润医疗、中信医疗、北大医疗和复星医药“四大医疗集团”，根据公开报道，2016 年上述四家医疗集团旗下的医疗机构已拥有 2 万余张床位。而在 2018 年底国资委牵头的国企医院改制进程中，通用环球、华润医疗、中国国投、中国国信等头部医疗集团迅速实现规模扩张，其中华润医疗旗下床位数达到 1 万余张，通用环球旗下医疗机构床位数超过 1.5 万张，被称为“第二国家队”。到 2021 年，即便医疗集团已经通过兼并、重组、合资等形式成为重要的医疗服务供给力量，但“大而不强”“群而不集”的问题仍然显著，部分医疗集团由于重资产、业务边界不清晰、经营难度高等问题开始逐渐退出或重组，因此专注专业化服务领域、探索精细化运营方案逐渐成为医疗集团实现高质量可持续发展的必由之路。

第二，专科连锁机构实现规模化。在体检领域，2017 年美年大健康收购慈铭体检后，民营体检市场实际上形成了爱康国宾与美年大健康“二元对立”的局面，二者占据社会办体检市场约 40% 的份额。在眼科领域，2015—2017 年全国眼科专科医院总收入由 140.02 亿元增至 206.79 亿元（不含综合医院眼科），年复合增长达 13.88%，高于同期全国各类医疗卫生机构收入增长速度，其中，爱尔眼科的发展最为显著。爱尔眼科通过激进的市场并购迅速规模化，在 2017 年收购欧洲巴伐利亚眼科后，成为全球最大眼科服务集团。在肿瘤专科领域，泰和诚公司近年来通过自建、收购公司实现快速扩张，目前在 53 个城市的 75 家医院拥有 134 个中心，成为国内放射治疗及影像诊断医疗服务行业龙头。由于民营专科医院自主经营、自负盈亏，且在人才引进、培养、储备等方面居于相对弱势地位，因此连锁经营、规模化整合是民营专科医院提升市场竞争力的有效手段。

第三，外资医疗机构以多样化形式参与中国市场。随着中国对医疗健康的多样化需求和支付意愿逐渐显现，越来越多的境外资本以投资建院、与国内公立或社会办医院合作等方式进入或准备进入中国市场，如哈佛大学医学院、得克萨斯州大学安德森肿瘤中心、梅奥诊所等顶尖国际医疗机构相继迈进上海，与中国本土医药集团合作建设医疗机构。另外，外资医疗集团或医生也充分利用鼓励外资进入、促进中外合作办医的政策机遇，将境外医院管理和服务模式引入中国。2019 年德国阿特蒙集团依托于《中德卫生合作行动计划》在上海自贸区建立上海阿特蒙医院。

第四，商业健康保险公司深入健康管理服务领域，通过收购或自建等形式进行社会办医布局。（1）设立健康管理中心：以卫生服务中心或院外的健康小屋为服务载体，为市民提供视频问诊、慢病挂历、日常检测、保健咨询等健康管理服务，如新华保险与爱康国宾合作的新华健康体检中心、中国人寿的健康小屋等；（2）设立互联网医院：众多保险公司通过自建、依托实体医疗机构或协议合作等形式开设提供在线问诊、预约挂号、健康咨询等业务的互联网医院，如平安健康互联网医院、广慈太保互联网医院、众安互联网医院、泰康保险集团互联网医院等；（3）开设社区医疗中心、康复医院：商业健康保险公司通过打造社区医疗中心或养老社区探索“医养结合”模式，为社区高龄人群提供全生命周期的健康管理服务，如泰康保险集团旗下泰康之家养老社区配建康复医院10余家；（4）开设实体医院：自2016年5月首个“保险+医疗”模式的试点医院“阳光融合医院”获批以来，保险公司纷纷通过收购或自建医疗机构的形式，实现成本控制、风险管理机制对加强患者疾病预防、健康管理的作用，如泰康保险集团在全国布局五大医学中心中的泰康仙林鼓楼医院、武汉泰康同济医院，平安保险收购北大国际医院等。

二、社会办医发展现状：规模与特征

社会办医是指市场主体利用非财政经费举办医疗机构并提供医疗卫生服务。社会办医在性质上与公立医疗机构相对，但在功能上却与公立医疗机构互补。公立医院的宗旨是为最广大人民群众提供基本医疗卫生服务，而社会办医则是在提供基本医疗卫生服务的基础上，注重提供多层次多样化的医疗服务，以适应群众未被满足的健康需求。

新时代以来，社会办医在规模稳步增长、服务能力显著提升的过程中，具体业态和商业化形式也在不断创新演变，既形成了综合医院、专科医院或诊所、体检中心、医学检验检测中心等一般业态，也形成了医疗集团、医养结合机构、医生集团等新兴业态。而在2012—2022年的有序发展和世纪疫情的重大考验下，社会办医本质上逐渐回归价值医疗，能力上运用数字化技术实现服务质量与水平提升，定位上以满足基本医疗服务无法覆盖的多层次多样化健康服务需求为导向，呈现出新的发展机遇和增长潜力。

（一）社会办医规模稳步增长

2012—2022 年，由于政策环境和市场参与的同步推动，社会办医成为提供多层次医疗服务的重要力量。社会办及个人办医疗机构数量超过公立医院数量，但增速在 2015 年以后有所放缓。（详见图 2）民营医院数量在 2015 年首次超过公立医院数量，并持续稳定增长，到 2020 年，已经达到公立医院数量的 2 倍以上，截至 2021 年底，我国民营医院数量为 24766 家。（详见图 3）床位数量方面，社会办医疗机构床位，由 2012 年的 95.4 万张增加到 2020 年的 236.1 万张，占全国床位数量的比重也不断提升，由 23.0% 扩大至 33.1%。2021 年民营医院床位数量占全部医院床位数量的比重也达到了 29.8%。

观察各类型非公立医院的分布情况，可以发现，2021 年非公立医院中数量排名前十位的分别是：精神病医院（1072 家）、眼科医院（1072 家）、口腔医院（782 家）、妇产科医院（750 家）、骨科医院（613 家）、康复医院（573 家）、美容医院（478 家）、皮肤病医院（157 家）、耳鼻喉科医院（95 家）、儿童医院（88 家）。

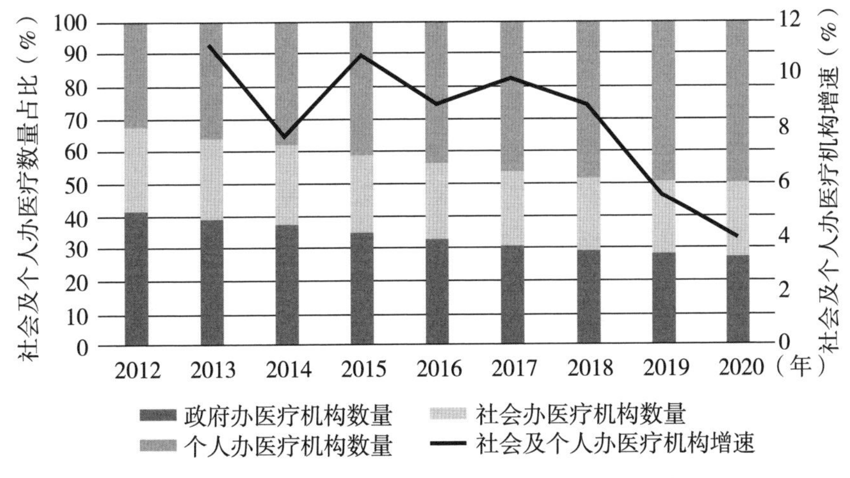

图 2　政府、社会及个人办医疗机构数量分布

数据来源：中国卫生统计年鉴、中国卫生健康统计年鉴。

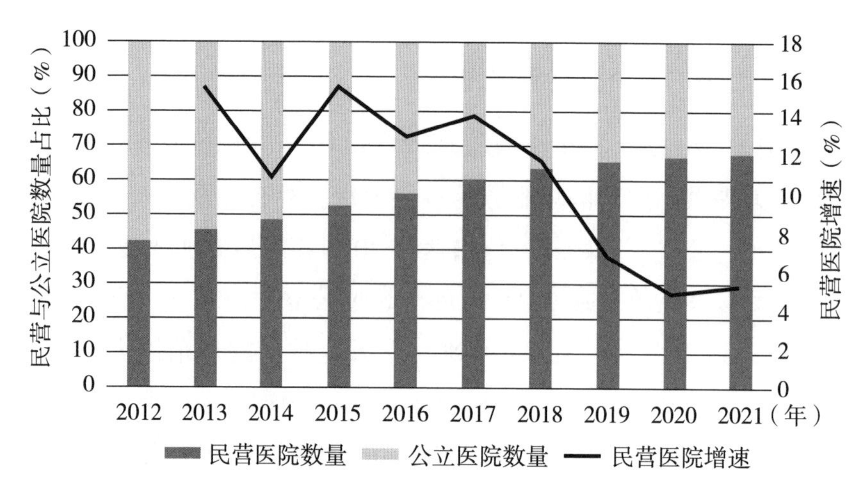

图 3　公立与民营医院数量分布

数据来源：中国卫生统计年鉴、中国卫生健康统计年鉴。

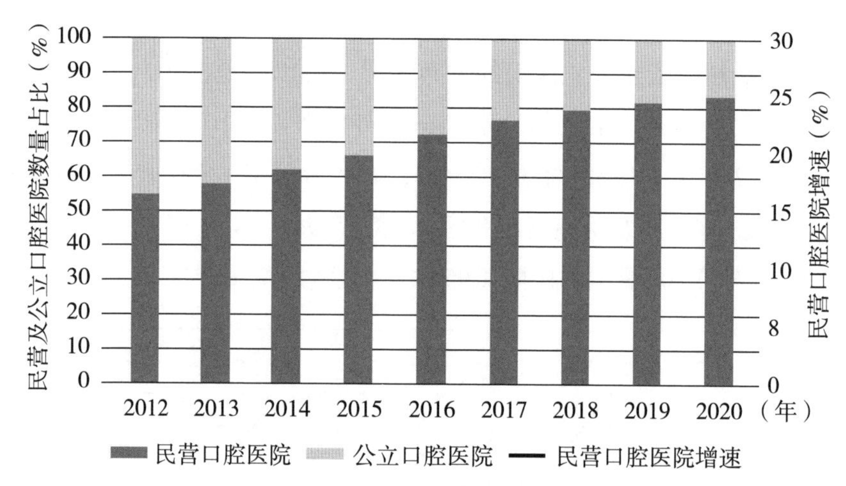

图 4　公立及民营口腔医院数量分布

数据来源：中国卫生统计年鉴、中国卫生健康统计年鉴。

以民营口腔医院为例。我国民营口腔医院的进入增速在 2016 年达到高峰，截至 2020 年底，民营口腔医院达到 780 家，是 2013 年的 3 倍多，且已经占到同期国内口腔医院数量的约 83%，充分说明民营口腔医院已经成为专业化领域医疗服务的主导力量。（详见图 4）社会办医正在以其专业化、差异化策略补足基本医疗服务无法覆盖的多层次多样化健康服务需求。

（二）社会办医服务能力明显提升

2012—2022年，在我国人民群众多层次就医需求逐渐显现，且政策端一如既往支持的背景下，社会办医疗机构严抓自身服务能力与医疗质量建设，通过技术创新发现并解决患者的多样化健康需求，服务能力和吸引力均获得显著提升。首先，尽管在服务总量上政府办医院仍然占据完全主导地位，但社会办及个人办医院正在逐渐承担更为重要的诊疗责任。社会及个人办医院诊疗人次数从2012年的4.2亿人次上升到2019年的7.2亿人次，占比也从16.7%增长到19.8%，意味着平均每6位患者中就会有1位选择到社会或个人办医疗机构就医。2020年受疫情影响，社会办及个人办医院的服务数量受到了极大影响，诊疗服务增速也相应出现负增长。

在入院人次数方面，可以同样发现在2012—2020年，社会及个人办医院入院人次数显著增长，由2137.1万人次增加至4132.7万人次，新冠肺炎疫情发生以前的2019年，这一数字曾达到4412.3万，同期占比达到全国全部入院人数的10%左右。

（三）疫情中社会办医发挥的重要作用

社会办医作为我国医疗卫生服务体系中的重要组成部分，与公立医疗机构医务人员一道在疫情防控和救治工作中发挥了重要作用，展现出“救死扶伤、甘于奉献”的职业道德品质和“生命至上、命运与共”的伟大抗疫精神。

第一，社会办医承担了部分防控救治和监测筛查工作。据不完全统计，截至2020年2月17日，全国各省区市的新冠肺炎定点医疗机构共12544家，其中社会办医疗机构为1104家，占8.80%。根据中国非公立医疗机构协会统计，截至2020年3月10日，全国共有643家非公医院参与抗击新冠肺炎疫情一线工作，累计收治确诊病例3419人，疑似病例1627人，治愈出院1484人。此外，诸多社会办医疗机构医务人员或积极参与协助道路测温筛查，或协助社区居委会、民警进行社区风险排查和病例转运工作。

第二，社会办医承担了部分医疗支援工作。在新冠肺炎疫情暴发的第一时间，武汉之外的一些社会办医疗机构积极赴鄂驰援，派出医疗队或者加入公立医疗机构队伍；而武汉当地的社会办医疗机构，则与公立医疗机构合作承办方舱医院，如武汉泰康同济医院经改造后获批成为新冠肺炎定点医院，累计收治患者 2060 人。中国非公立医疗机构协会网站特地发表了《非公立医疗机构协会慰问信》《社会办医抗疫群英纪念画册》，以感谢和表彰社会办医援鄂抗疫英雄作出的突出贡献。

第三，社会办医承担了部分物资保障和技术保障工作。社会办医疗机构在疫情防控中发挥了强有力的资源整合能力，通过直接出资或协调社会力量踊跃捐赠防护物资、医用设备和生活用品等。一些社会办医疗机构为一线工作人员和当地民众提供具有预防功效的中药调配颗粒剂，一些社会办医疗机构则帮助当地医院搭建医护工作信息化平台，有力地支持和参与了抗疫斗争。

三、推动实现社会办医持续健康规范发展的基本思路

医疗服务的公益性和市场化是深化医药卫生体制改革中需要深入把握的复杂问题，也是关乎资源配置中如何正确发挥政府和市场作用的关键问题。在以公立医院为主导的医疗卫生服务体系中引入市场机制，有利于在补充提供更广泛、更多样医疗服务的基础上，激发公立医院内生活力、增加外在推力。当然，面对社会办医发展过程中出现的无序竞争、诱导需求等市场失灵现象，要坚定推动实现社会办医的持续健康规范发展，要把握好以下四点重要关系。

（一）把握好公益性与营利性的关系

实现社会办医持续健康规范发展的前提，是把握行业定位与本质属性。因此，应当更为全面、辩证地理解和认识习近平总书记“毫不动摇把公益性写在医疗卫生事业的旗帜上”的重要论述。其中“毫不动摇”指无论在何种情况下，都要坚定不移、不折不扣地保证医疗卫生事业不以营利为目的提供服务，强调公益性定位的必然性、坚决性和长期性。而“医疗卫生事业”非“公共卫生事业”“医疗服务事业”，则说明“公益性”导向并非局限于某一具体领域或具体方面，而是要求贯穿医疗卫生的全过程、各领域。因此，“公益性”不应成为区分社会办医和政府办医的尺度，而是社会主义制度中社会办医本身天然具备的本质属性，且应当予以坚持和维护。

首先应当认识到“公益性”与我国社会办医领域正在积极关注和形成的价值导向型医疗具有逻辑的一致性。“公益性”与“价值导向型医疗”，都是以患者的健康结果为核心，在最小化成本的同时改善医疗服务效果，从而回归医疗本质，实现“以人民健康为中心”。

同时也应当认识到“公益性”并不等于不盈利、零利润。“公益性”指的是医疗卫生服务提供者不以其自身或成员的利益为追求目标，而是为最广大的人民群众谋取健康利益，并促进实现医疗卫生服务的公平可及，应允许社会办医疗机构获得符合医务劳务技术价值和健康结果的合理利润，特别是在解决多层次、多样化的医疗服务需求时，社会办医疗机构有权对特需医疗服务进行市场化定价。

（二）统筹好业务扩张与可持续发展的关系

规模化经营是社会办医生存和发展的基础，可持续发展则是社会办医真正有效、长期服务人群健康需求的目标，二者并不矛盾。但在实际的市场竞争过程中，部分社会办医疗机构过分重视业务扩张，招徕病人以取得收入，而轻视医疗服务质量和水平，出现了违规执业、医托、医疗骗保、虚假广告、诱导消费、过度医疗等乱象，深切损害了人民健康权益，辜负了人民群众的期待。因此，必须统筹好短期业务扩张与长期可持续发展的关系，坚守医疗卫生的安全底线。

首先，应当认识到医疗卫生领域投资回报周期较长的规律，不盲目追求接诊服务量、入院人次数等指标。同时，应当认识到创新是实现可持续发展的根本动能。社会办医疗机构应当主动探索与保险支付相结合的医疗服务模式，通过开发打包支付、疗效支付等方式，在减轻患者看病就医压力的前提下，为患者提供涵盖预防、检查、诊断、康复等全病程管理的解决方案。

（三）兼顾好服务能力建设与人力资源建设的关系

提供高层次、高质量医疗服务是社会办医疗机构的立身之本。这就要求社会办医疗机构的发展方式要从规模扩张转向提质增效、资源配置要从注重物质要素转向更加注重人才和技术要素。首先应当不断注重创新疗法等前沿医疗技术的应用，提供高度专业化、具有高附加值的高质量医疗服务，在市场竞争中构建自身的差异化优势。其次应当充分应用数字化技术进行精细化管理，通过绩效激励机制改革、运营成本管控、组织架构优化等方式发挥社会办医疗机构更为灵活高效的组织管理作用。

同时，针对社会办医疗机构人才梯队建设存在缺口的明显问题，应当充分重视对现有人力资源的管理和专业化医务人才团队的建设。一是通过医院间业务合作等形式拓宽医生资源的获取渠道和培养渠道；二是充分重视医务人员在医疗服务供给中的基础作用和核心地位，通过改善职称评审体系、医学培训体系完善自身“造血”功能，积极探索以健康结果、医疗价值为导向的绩效激励机制，形成吸引和留住人才的长效机制；三是积极应对新兴的健康需求，重视专业护理服务人员的引进和培养，一方面进一步提高社会办医疗机构的治疗后健康管理和康复护理水平，另一方面为开发针对老龄人群的“医养结合”服务进行充分准备。

（四）处理好行业监管与规范自律的关系

首先，要在保证“持续健康规范”的发展前提下，加强社会办医的全过程监管。目前来看，在社会办医疗机构与公立医院一视同仁的原则下，已经形成涵盖市场准入、业务合作、医保支付等层面的法律保障与政策支持体系，但仍应注重医疗服务质量控制、医疗广告信息审核、医务人员多点执业等方面的监管机制建设，加强以医疗质量安全为核心的监管力度，推动实现行业环境的自我净化。同时，发挥行业协会对民营医院信息披露的督促作用，如自发或联合建立社会办医服务能力和信用状况的信息公示平台，缓解社会办医领域的信息不对称问题。

同时，要构建适宜社会办医发展的良性监管体系和市场生态，仍然有赖于行业主体的自我治理和积极参与。因此，应当优先发挥行业协会的作用，将部分问题以行业公约、行业规范的形式进行内部解决，在充分发挥行业主体自我治理积极性的同时提升行业协会的约束性和代表性，与政府监管形成协同配合的治理体系。此外，依托医联体或医共体的管理能力，对进入医共体的社会办医疗机构实施与公立医院同标准的监督管理要求，纳入统一的医疗质量管理体系。

（作者：陈秋霖，中国社会科学院健康业发展研究中心副主任；谈佳辉，中国人民大学劳动人事学院博士研究生；刘梦嗣，中南财经政法大学硕士；孟鹏云，中国社会科学院大学应用经济学院硕士研究生；徐霞，中国社会科学院大学应用经济学院硕士研究生）

第二部分
产业创新与规范发展

中国长期护理保险试点现状及老年护理服务展望

老龄化是全球人口发展大趋势，也是我国发展面临的重大挑战。根据第七次全国人口普查数据，60岁及以上人口的比重比2010年上升5.44个百分点，达到18.70%，65岁及以上人口的比重上升4.63个百分点，为13.50%。预计“十四五”期间，我国将进入中度老龄化阶段，2035年前后进入重度老龄化阶段，进而对经济运行全领域、社会建设各环节和社会文化多方面产生深远影响。

由于我国人口快速老龄化和高龄化，加之老年人口基数大，失能人群规模逐年扩大。失能是指因年老、疾病、伤残等原因，人体的某些功能部分或全部丧失，从而导致正常的活动能力受到限制或缺失。根据第六次全国人口普查普查表长表统计的生活不能自理老年人口数据，有学者推算，全国60岁以上失能老人规模达到522万，总失能率为2.95%[①]。第四次城乡老年人生活状况调查显示，2015年老年人自报需要照料的比例为15.3%，80岁以上高龄老年人中自报需要照料的比例为41.0%[②]。从这些数字可以看出，中国失能人群基数很大，直接导致长期护理需求不断增加。由于失能人群主要为老年人，因此随着人口快速老龄化，失能群体也会继续增加，失能群体基数大、叠加增长迅速会进一步加大长期护理需求。

---

① 潘金洪、帅友良、孙唐水等：《中国老年人口失能率及失能规模分析——基于第六次全国人口普查数据》，《南京人口管理干部学院学报》2012年第4期。

② 党俊武主编：《中国城乡老年人生活状况调查报告（2018）》，社会科学文献出版社2018年版。

除了上述导致长期护理需求增加的原因外，长期护理具有持续时间长、照料任务烦琐等特点，需要在至少持续一段时间内给失能人员提供一系列基本生活照料以及与之密切相关的医疗护理。尤其是完全失能的老年人需要借助外部力量完成日常基本生活。这也导致我国照料需求大量增加。

最后，中国对老年人的照料以传统居家照料为主，但是由于家庭规模变小，子女数量减少，导致家庭照料的压力愈加严重。目前我国需要照料人群的日常照料工作主要依靠家庭成员完成，家庭规模的大小直接决定老年人是否能够在家中获得照料。第七次全国人口普查数据显示，平均每个家庭户的人口为 2.62 人，比 2010 年的 3.10 人减少 0.48 人，家庭照料问题愈加突出。传统上女性在居家照料中具有重要作用，女性劳动参与率一直保持在较高水平也在一定程度上加剧了家庭照料的矛盾。2015 年我国女性劳动参与率为 63.6%, 占全社会总就业的比重超过 40%，妇女在社会经济建设上发挥了越来越重要的作用，客观上导致了照护老人的成本上升。

在这种趋势下，建立我国长期照护的养老服务体系成为势在必行的政府责任。2016 年，我国开始推行长期护理保险制度试点工作，2020 年扩大了试点范围，逐步积累在全国推广实施的实践经验。本文主要对中国长期护理保险制度试点进展情况进行总结，对健康产业助力长期护理发展的作用进行典型案例分析，并对老年护理服务产业的未来发展进行展望。

一、中国长期护理保险制度发展历程和评估

（一）长期护理保险政策在中国的发展历程

长期护理保险（Long-Term Care Insurance）作为“十四五”时期多层次医疗保障体系的一个重要组成部分，是我国老龄化背景下应对照料群体增加，对失能群体照料提供保障的重要措施。

2016 年起，我国在 15 个城市和 2 个重点联系省份启动长期护

理保险试点工作。首批试点城市整体进展顺利，在制度设置、运行管理和管理实践上都进行了有针对性的有益探索，对优化医疗资源和推动健康服务业的发展起到了积极作用。2020年，国家医保局和财政部印发《关于扩大长期护理保险制度试点的指导意见》，新增加14个试点城市，试点范围进一步扩大。2021年8月，国家医保局和民政部联合发布《关于印发〈长期护理失能等级评估标准（试行）〉的通知》。此评估标准适用于第二批长期护理保险全部试点城市的失能等级评估，第一批试点城市的失能等级评估标准也要求逐渐向国家标准靠拢，最终建成全国统一的失能等级评估标准。试点地区老年人护理补助发放对象资格认定、养老机构老年人入住评估也可以参考这一标准。全国评估标准的出台，对于长期护理保险全国范围内标准统一和推广都是极为重要的。

当前我国长期护理保险的政策目标是"探索建立以互助共济方式筹集资金、为长期失能人员的基本生活照料和与之密切相关的医疗护理提供服务或资金保障的社会保险制度"，力争在"十四五"期间，基本形成适应我国经济发展水平和老龄化发展趋势的长期护理保险制度政策框架，推动建立健全满足群众多元需求的多层次长期护理保障制度。

当前我国长期护理保险试点的主要侧重点是解决重度失能人员基本护理保障需求，优先保障符合条件的失能老年人、重度残疾人。服务形式主要为医疗机构护理、护理机构护理和居家护理。各地区支付普遍按照比例支付，支付有额度限制，并且服务形式不同对应的支付水平不同。

作为解决养老照料问题的有益尝试，长期护理保险为我国未来养老服务中缓解医疗资源压力、家庭照料压力，实现居家和社区机构有效结合，以及提高老年人生活质量等都提供了可能的方案。同时为试点城市中失能、半失能和失智群体的照料提供了保障，减少了家庭的经济压力和精神压力。《2021年全国医疗保障事业发展统计公报》显示，2021年试点城市参加长期护理保险人数共14460.7

万，享受待遇人数108.7万；基金收入260.6亿元，基金支出168.4亿元，长期护理保险定点服务机构6819个，护理服务人员30.2万。截至2022年3月，长期护理保险国家试点城市已有49个，参保1.45亿人，累计有172万人已享受待遇。

（二）对长期护理保险试点工作的评估

1. 长期护理保险制度能有效降低家庭经济负担，减少社会医疗费用

长期护理保险立足于减轻有照料需求家庭的看护费用，对于加入保险并享受了长期护理保险待遇的家庭报销比例较高，达到70%左右[①]，能够很大程度分担重度失能老年人和家庭的经济压力。

医疗费用逐年上涨已经成为重要问题，老龄化背景下的压床问题可能是医疗费用上涨的重要原因。王贞等人认为长期护理保险对医疗费用的影响存在正反两种效应：一方面，长期护理保险可以减少医保基金的不合理利用，如通过缓解拖延出院、压床病人等现象，同时改善被护理者的健康，减少医疗服务利用，缓解基金运行压力。另一方面，长期护理保险可能产生收入效应和健康知识效应，增加医疗支出。长期护理保险提供的居家护理补贴显著地降低了医疗服务利用和费用，使住院天数、住院费用、医保支付费用、住院率都有所下降。然而，其机构护理补贴在替代住院费用的同时也使提供护理的医疗机构费用增长，最终净效应表现为医疗费用基本持平。[②]马超等人使用CHARLS三期面板数据发现长期护理保险减少了医疗支出，同时改善了被护理者精神健康状况及其身体疼痛，实现了“价值医疗”理念。[③]

---

① 彭荣：《我国长期护理保险制度试点成效评估与推进机制研究》，经济科学出版社2022年版。

② 王贞、封进：《长期护理保险对医疗费用的替代效应及不同补偿模式的比较》，《经济学（季刊）》2021年第2期。

③ 马超、俞沁雯、宋泽等：《长期护理保险、医疗费用控制与价值医疗》，《中国工业经济》2019年第12期。

2. 长期护理保险集中在城镇职工基本医疗保险参保群体，导致城乡老年人失能群体照料差距的扩大

农村人口老龄化严重程度明显高于城市。第七次全国人口普查数据显示，我国60岁及以上和65岁及以上乡村常住人口比重分别为23.81%和17.72%，比城镇分别高出7.99和6.61个百分点。

从失能人口分布看，农村老年人失能群体无论从比例上还是绝对数量上都高于城市。从经济状况上看，城市失能老年人生活比较困难和非常困难的比例共42.6%，农村失能老年人生活比较困难和非常困难的比重则高达58.5%[①]。由此可见农村地区面临的老年照料挑战远大于城市。而且现阶段长期护理保险主要在城镇居民中试点推广，基本没有涉及广大农村地区，造成农村地区在失能群体照料的经济保障上也远落后于城市地区。几方面因素叠加导致按照现有方式推广长期护理保险会引发城乡老年人照料上的差距风险进一步扩大。

扩大社会保障覆盖群体之间的不平等。除个别城市外，长期护理保险的参保和给付人群基本限制在城镇职工基本医疗保险的参保群体中，城镇居民和广大农村居民都被排除在外。在现有的医疗保障体系中，签订劳动合同的群体主要参加城镇职工基本医疗保险，参保人群收入更加稳定，缴费主要由雇主和雇员共同承担；而城乡居民基本医疗保险覆盖群体为城镇居民和农村居民，城镇居民主要包括无业居民、少年儿童和老年人口，农村居民为原新型农村合作医疗保险的参合人群，收入普遍低并且不稳定，所以在筹资方式上居民医保的构成为政府补贴和个人缴费相结合，居民医保从保险性质是一种政府补贴性质的社会保险。从实际报销上看，无论报销金额还是报销比例，城镇职工基本医疗保险都优于城乡居民基本医疗保险。现阶段长期护理保险限制覆盖在城镇职工群体会造成“富的

① 党俊武主编：《中国城乡老年人生活状况调查报告（2018）》，社会科学文献出版社2018年版。

保障更好，穷的保障更缺失”的局面。农村地区的长期护理保险工作需要进一步加强。

从2016年第一批试点城市政策的追踪情况看，很多城市在发展过程中已将长期护理保险政策的覆盖群体扩大到城镇居民群体，有些扩大到农村居民群体。长期护理保险的覆盖群体越来越大，发挥的作用也就越来越大。（详见表1）

3. 统筹层级较低，地区之间的发展差异导致长期护理保险试点的推进存在不均衡发展

第一批长期护理保险涉及的所有城市和地区都采用了长期护理保险和医疗保险结合的方式，这种方式一方面保证了长期护理保险试点工作基金来源的稳定性，有利于试点工作的顺利推广，但另一方面，我国医疗保险发展过程中长期存在的不均衡发展问题也体现在了长期护理保险的试点发展过程中。例如医疗保险统筹层次低的问题等。从表1可以看出，在第一批长期护理保险试点的基金来源中，医保统筹基金发挥了最为重要的作用，统筹层次为市级统筹。而医保统筹基金和地区经济社会发展紧密相关。对比长期护理保险的具体支付措施可以得出，经济更发达、医疗基金更充裕地区的长期护理保险报销更慷慨，保障更完善。

目前各试点地区长期护理保险基金支付水平总体上控制在70%左右。从各地的具体做法来看，评定依据可分为以下四类：参保人员年龄、缴费时间、失能程度/护理等级、护理服务类型。在保障水平上呈现出显著的地区差异，虽然保障水平和地方物价水平等紧密相关，但和地方经济发展水平以及医保基金池密切相连。例如青岛和上海的部分报销比例高达90%，但是南通和安庆医疗机构报销比例为60%，养老机构报销比例仅为50%。

表 1　第一批试点城市长期护理保险情况汇总

城市	参保对象	基金来源	服务形式	给付对象
青岛	职工 + 居民	医保统筹 + 个人 + 政府补贴	居家 + 养老机构 + 医疗机构	重度失能失智
上海	职工 + 居民	医保统筹 + 政府补贴	居家 + 养老机构 + 医疗机构	60 岁以上护理需求等级二到六级
宁波	职工	医保统筹	医疗机构 + 养老机构	重度失能
广州	职工	医保统筹	居家 + 机构	评定失能
安庆	职工 + 居民	医保统筹 + 个人 + 政府补贴	居家 + 上门 + 医疗机构 + 养老机构	评定失能
重庆	职工	医保统筹 + 个人 + 政府补贴	机构 + 居家	重度失能
齐齐哈尔	职工	医保统筹 + 个人	医养结合机构 +	重度失能
成都	职工 + 居民	医保统筹 + 个人	机构服务 + 居家	评定失能
荆门	职工 + 居民	医保统筹 + 个人 + 政府补贴	居家 + 养老机构 + 医疗机构	评定失能
苏州	职工 + 居民	医保统筹 + 个人 + 政府补贴	居家 + 养老机构 + 医疗机构	重度、中度失能，重度失智
承德	职工	医保统筹 + 个人 + 政府补贴	居家 + 养老机构 + 医疗机构	重度失能
上饶	职工 + 居民	医保统筹 + 个人 + 政府补贴（单位）	居家 + 上门 + 机构	重度失能
南通	职工 + 居民	医保统筹 + 个人 + 政府补贴	居家 + 机构定点 / 长期照护	重度、中度失能，重度失智
长春	职工 + 城镇居民	医保统筹	医疗机构 + 养老机构	重度失能
石河子	职工 + 居民	医保统筹 + 个人 + 政府补贴	居家 + 护理机构	评定失能

注：（1）参保对象中“职工”指城镇职工基本医疗保险，“居民”指城乡居民基本医疗保险，有些城市还包括实际失能群体。

（2）很多试点城市筹资方式也接受捐款，青岛服务形式还包括针对失智群体的专门照护服务。

（3）表格中数据来自各地方政府文件，更新至 2021 年。

（4）除以上 15 个城市外，还有山东省和吉林省两个重点联系省份。

4. 长期护理服务从业人员专业性要求较高，鼓励相关机构持续参与成为挑战

除了必要的生活服务外，很多失能、半失能或者慢性神经性退行性疾病（主要为阿尔茨海默病）都需要专业培训，护理机构也必须有专业认证，这些都导致短期内专业护理人员的短缺。

另外，如何鼓励相关机构持续参与的积极性也在试点过程中面临挑战。如何在实施过程中保障服务供给方（如各商业保险公司和养老机构）应有利益，提高其参与积极性，需要在试点城市进一步探索。最后，如何保证政策性长期护理保险基金来源的可持续性、形成有效监管机制，也是关乎长期护理保险健康发展的重要议题。

二、试点地区长期护理保险制度运行进展

表 1 和表 2 展示了 2016 年第一批和 2021 年第二批试点城市长期护理保险的基本信息。从试点城市的分布看，长期护理保险在东、中、西部和东北地区都有分布，其中东部地区 10 个城市，中部地区 6 个城市，西部地区 10 个城市，东北地区 3 个城市。

在首批试点的 15 个城市中，从参保对象来说，很多城市的长期护理保险从参加城镇职工基本医疗保险的群体开始推广，只有少数城市刚开始就覆盖到居民医保参与群体；在对各地政策进行梳理后发现，在长期护理保险推行 6 年后，很多试点城市覆盖群体从城镇职工扩展到城乡居民医疗保险群体，还有部分城市覆盖实际处于失能、失智的群体。从基金来源上，15 个试点地区实际的缴费方式是有个人缴费的从个人缴费划拨，没有个人缴费的从统筹基金拨付，部分地方政府也给予一定补助。从给付对象上，15 个试点地区给付对象主要限制在失能群体，失智群体的覆盖范围需要进一步重视。多数试点地区使用日常生活活动能力评定量表作为标准，并且绝大多数城市要求必须达到重度失能才能进行给付。

表 2 第二批试点城市长期护理保险基本情况汇总

省份	试点城市	参保对象	基金来源	给付对象
北京市	石景山区	职工 + 居民	单位 + 个人	评定失能（重度）
天津市	天津市	职工	单位 + 个人	评定失能（重度）
山西省	晋城市	职工	医保统筹 + 单位 + 个人 + 财政补贴	评定失能（重度）
内蒙古自治区	呼和浩特市	职工 + 居民	单位 + 个人 + 政府补贴	评定失能（中度 + 重度）
辽宁省	盘锦市	职工	单位 + 个人	评定失能（重度）
福建省	福州市	职工	单位 + 个人	评定失能
河南省	开封市	职工 + 居民	单位 + 个人	评定失能
湖南省	湘潭市	职工	单位 + 个人	评定失能（重度）
广西壮族自治区	南宁市	职工	单位 + 个人	评定失能（重度）
贵州省	黔西南布依族苗族自治州	职工	医保统筹 + 单位 + 个人 + 财政补贴	评定失能
云南省	昆明市	职工	单位 + 个人	评定失能（重度）
陕西省	汉中市	职工	单位 + 个人 + 财政补贴	评定失能（重度）
甘肃省	甘南藏族自治州	职工 + 居民	医保统筹 + 单位 + 个人	评定失能（重度）
新疆维吾尔自治区	乌鲁木齐市	职工 + 居民	单位 + 个人 + 财政补贴	评定失能

注：湘潭市试点阶段从医保统筹基金一次性划拨资金作为启动资金。

在第二批试点的 14 个城市中，从参保对象来说，仍然以城镇职工医保参保群体为主，一部分城市扩展到城乡居民医保参保群体。从基金来源来说，相比第一批试点城市以医保统筹划转作为主要筹资方式的做法，第二批试点城市更多采取了定额筹资或比例筹资的方法，让单位和个人承担主要筹资责任，例如汉中市按照单位缴费 30 元 / 人 / 年、个人缴费 50 元 / 人 / 年、财政补助 20 元 / 人 / 年设置筹资标准，福州市则将单位缴纳比例和个人缴费比例均设置为每月缴费基数的 0.125%。从给付对象来看，仍然以经评定符合重度失能标准的参保人员为主，但能够在各城市的实施细则中发现诸如“试点阶段重点解决重度失能人员基本护理需求，优先保障失能老年人、重度残疾人”的政策口径，说明待遇保障范围已经出现进一步扩展的趋势。

三、长期护理保险制度和健康产业发展

（一）健康产业发展政策对长期护理的作用

长期护理保险是适应我国老龄化程度加深、照料需求增多的政策措施，长期发展目标是满足需要照料群体的正规机构照料和居家社区照料的需求，努力促使专职照护人员的技能专业化、照料流程正规化，同时减轻长期照料需求的经济压力。实际上，长期护理保险在试点城市的顺利推行客观上促进了我国养老服务产业的快速发展，吸引了社会资本投资养老服务行业，对于专业护理人员的需求拓展了就业渠道。很多试点城市通过向第三方养老服务公司购买服务的方式提供看护服务，也吸引了投资进入社会养老和看护产业。我国健康产业近些年因顺应国家发展需要和老龄化程度加深的现实需求而得到蓬勃发展，在长期照料领域也发挥了重要作用。长期护理保险的顺利推行和健康产业的发展相辅相成。

2017 年，工业和信息化部、民政部、国家卫生健康委联合发布了《智慧健康养老产业发展行动计划（2017—2020 年）》。该行动计划发布之后，科学技术的发展逐渐应用到养老产品的研发、设计和生产中，智慧健康养老产品和服务不断丰富，养老产业也得到发展。智慧健康养老的理念不断深入人心，健康产业发展环境不断优化，但仍面临技术产品供给不足、融合应用不够、产业标准需要继续建立、公共服务能力薄弱等问题。在此背景下，为了深入贯彻党的十九大和十九届五中全会提出的健康中国战略和积极应对人口老龄化国家战略，2021 年，三部门再次联合印发《智慧健康养老产业发展行动计划（2021—2025 年）》，进一步推动智慧健康养老产业创新发展，提出到 2025 年，智慧健康养老产业科技支撑能力显著增强，产品及服务供给能力明显提升，试点示范建设成效日益凸显，产业

生态不断优化完善，老年“数字鸿沟”逐步缩小，人民群众在健康及养老方面的幸福感、获得感、安全感稳步提升。

在政策的连续支持下，健康产业得以进一步蓬勃发展，长期护理领域成为健康产业发展关注的重点领域，出现了很多新科技、新技术带来的新的研发，起到提高被照料人生活质量、节省劳动力的作用。

（二）健康产业在长期护理领域的应用案例

大数据和人工智能技术的迅速发展对居家社区养老的老年人面临的照料缺口中的独居安全问题、出行安全问题与心灵抚慰和陪伴问题都能给出较好的辅助解决方案。

近几年，伴随着健康产业的发展，很多完成适老化改造的社区都引入了自主研发或者和科技企业合作的信息系统服务平台，志愿者或者社区工作人员在站点系统即可监测老年人居家健康状况，及时派遣医护人员或看护人员上门干预或服务。例如科大讯飞研发的“银发”智能服务平台，可以满足社区居家需要照料群体的语音随访、健康检测、应急救助、咨询外呼等多个服务场景。科技进步和健康产业上的创新研发对长期护理保险制度发挥更大的实际照料作用起到积极的促进作用。

为顺应老龄化现状和健康产业发展需求，民政部国家康复辅具研究中心主持起草了《全国民政科技中长期发展规划纲要（2009—2020年）》和《全国康复辅具科技发展中长期规划纲要（2009—2020年）》等对照料康复辅助用具发展至关重要的多个政策性文件，为规范有效地管理康复辅具产品提供政策依据。

很多科技企业关注到中国照料群体需求增加的现实要求，对失能、半失能群体康复辅助用具的研发进行持续投入。在智慧健康养老产业蓬勃发展的今天，需要照料群体的辅助用具不再局限于传统的假肢、矫形器等。针对不同需求的运动辅助机器人，可以帮助脑梗等疾病造成行动不便或者其他半失能群体恢复性训练和康复，可以帮助失能群体在床和轮椅之间转换，或者辅助高龄老年人行走，保证出行安全。针对独居或者只有高龄老年人共同居住的社会常见现象，设置家庭护理床、生命体征监测毫米波雷达系统和厨房烟雾报警器等科技产品预防居家养老安全问题。同时这些适老化的系统研发越发重视用户体验、安全性和人文关怀，例如不同于传统的穿戴式装备，生命体征监测毫米波雷达系统采用非接触性检测生命体征，不设置摄像头，避免老年人担忧的隐私问题。另外针对老年家庭的厨房烟雾报警器，除了传统的报警功能，还增加了自动切断天然气，发送警报到指定人（例如老年人子女）手机等功能。

除了针对需要照料群体的辅助性科技的投入外，对于数字时代老年人面临的“数字鸿沟”问题，科技研发也推出多款智能陪护机器人，提供天气提醒、视频通话等情感关怀和生活服务。针对老年人医养结合需求和远程就医需求，构建互联网健康平台和远程就医平台等。

从以上健康产业在长期护理领域的应用案例可以看出，科学技术和互联网的发展对于未来我国养老服务的支持前景非常可观。要注意如何将长期护理保险制度的发展和健康产业在护理行业上的投入进行结合，例如研究科技辅助用具是否可以纳入长期护理保险的服务使用等。

四、老年护理服务需求的未来展望

美国麻省理工学院老年实验室（MIT AgeLab）创始主任约瑟夫·库格琳认为社会对于老年人需求的认识不应该只局限在身体和健康需求上，也要重视老年人的高层次需求[①]，这种需求包括提高老年人的生活质量和满足老年人的精神需求等。这种积极的老龄观也在我国的政策文件中得到充分体现。在《国家积极应对人口老龄化中长期规划》中专门提到要“把技术创新作为积极应对人口老龄化的

① ［美］约瑟夫·库格琳：《更好的老年：关于老年经济，你必须知道的新理念》，杜鹏等译，北京大学出版社 2022 年版。

第一动力和战略支撑，全面提升国民经济产业体系智能化水平。提高老年服务科技化、信息化水平，加大老年健康科技支撑力度，加强老年辅助技术研发和应用”。

当前，我国正处在科技水平、人工智能、数字经济蓬勃发展的新发展阶段，健康产业在长期护理领域已经进行了系列研发和实际应用。在我国长期护理保险扩大试点范围的新时期，如何将长期护理保险和健康产业融合发展，满足日益扩大的老年人口的护理服务需求是积极应对老龄化的有益发展道路。我们在重视老龄化对经济和社会发展可能造成社保负担、照料负担和就业影响等的同时，也应该看到我国新一代老年人无论在教育水平、健康素养还是消费能力上，都有很大的进步。他们的照料需求，不仅有基本的看护需求，也有满足个性化、增加生活质量和生活幸福感的需求。

正如接受到几轮融资投入的美国 Honor 公司[①]，他们致力于将互联网技术应用于前景广阔的照料行业，建立连接需要照料群体和看护人员的网络平台。但是不同于有照料需求的情况下派遣看护人员的简单指派，平台对注册照料群体的个性化需求进行标注和分析，同时对看护人员的技术水平、性格特点等进行记录。除了上述基础信息匹配外，平台还会考虑老年照料群体的语言要求，是否有宠物或者过敏源等，在需要时考虑个性进行匹配。Honor 照料平台还会像网约车平台一样，考虑看护人员的地理位置等信息，降低照料服务的交通成本。最后，平台和现代科技的引入可以实时监控看护人员是否按照要求提供服务，避免特殊被照料者，例如超高龄老人或失智群体受到看护人员歧视或未能获得服务等风险。

从 Honor 公司的案例可以看出，现代技术和平台经济在长期护理领域的应用可以在满足老年人照料需求的同时极大地提高老年人

---

① ［美］约瑟夫·库格琳：《更好的老年：关于老年经济，你必须知道的新理念》，杜鹏等译，北京大学出版社 2022 年版。

接受照料的舒适性和幸福感。未来引入信息化平台将会对长期护理保险主要涉及的居家社区和机构看护服务起到专业的保障作用，可以保证看护服务标准统一化，提高老年人看护质量。

除了平台经济和大数据可以在长期护理领域发挥巨大作用外，引入提高居家老年人生活质量的科学技术创新也是未来的趋势之一。其中被认为发展前途广阔的是可以协助老年人进行日常活动的照料机器人，主要包括照料老年人日常吃饭、洗澡、穿衣、如厕、平地移动和控制大小便活动。其他可以方便居家生活的科学技术既包括前文提到的厨房烟雾报警器和健康检测系统等保证高龄老年人居家安全的发明创造，又包括帮助老年人日常用药提醒的系统等。这些产品研发普及未来都能为老年人提供更加舒适和便利的生活体验。

最后，除了上述提到的辅助看护的各种科技创新技术外，精神陪护机器人等也被很多健康企业关注。虽然存在大规模使用智能陪护机器人可能会替代子女对父母的亲情关怀的伦理上的担心，但是研发用于护理的机器人是各国正在努力的方向之一。例如，2015 年日本宣布将花费 53 亿日元用于服务于医疗、护理领域的机器人研发，占到日本机器人研发总预算 1/3。

我国正处在应对人口老龄化的关键时期，重视老年护理服务的未来发展趋势对充分发挥长期护理保险制度试点工作的作用，选择最适合我国老龄化发展特点的长期护理保险服务方式具有重要作用。最终目的是顺利将符合中国发展的长期护理保险推广到全国范围。

五、结语

我国长期护理保险制度从 2016 年开始已经进行了两轮试点，积累了较为丰富的实践经验，通过有效的长期护理保险制度能有效降低失能老年人和家庭的经济负担，降低社会医疗费用。但同时需要关注长期护理保险集中在城镇职工基本医疗保险参保群体可能导致的城乡差距扩大问题，地区之间的发展差异导致提供的服务待遇上存在不均衡发展的问题以及长期护理保险提供的护理服务中相关专业护理人员的缺乏问题等。

长期护理保险制度在我国的试点进程和健康产业的快速发展相互促进。长期护理保险制度实际上吸引了大量养老服务领域的投资，推动了社会养老服务业的行业发展；吸引了大量的就业，从制度上促进了护理服务的专业化和产业化。同时，健康产业的发展也为长期护理保险提供的护理服务等提供更多选择和可能性，未来可以依靠科技创新、互联网和大数据的使用，使长期护理保险提供的服务更加标准化、科学化并在提高需要照料老年人身体健康状况的同时提高老年人口的生活质量和幸福感。

（作者：王晓宇，中国社会科学院人口与劳动经济研究所助理研究员）

长期护理保险基金监管信用管理机制研究

一、长期护理保险研究综述

（一）研究背景

现阶段我国已进入老龄化社会，中国老龄科学研究中心的数据显示，截至 2020 年 11 月，我国 60 岁及以上人口为 26402 万人，占 18.7%。其中，65 岁及以上人口为 19064 万人，占 13.5%。预计到 2025 年，60 岁及以上老年人口将突破 3 亿人，2033 年将突破 4 亿人，2053 年将达到 4.87 亿人的峰值。就目前来看，我国 60 岁以上失能老人已超 4200 万人，失能人员长期护理保障不足成为亟待解决的社会性问题。长期护理保险作为“第六种”社会保险，随着我国人口老龄化、高龄化的加剧和失能人群的激增，愈发受到政府和社会各界的关注与重视。

为推动形成适应我国经济发展水平和老龄化发展趋势的长期护理保险制度政策框架，建立健全满足群众多元需求的多层次长期护理保障制度，人力资源社会保障部办公厅于 2016 年 6 月 27 日发布了《关于开展长期护理保险制度试点的指导意见》，要求在承德、长春、青岛等 15 个城市试点长期护理保险制度。试点工作的主要任务是探索长期护理保险的保障范围、参保缴费、待遇支付等政策体系；探索护理需求认定和等级评定等标准体系和管理办法；探索各类长期护理服务机构和护理人员服务质量评价、协议管理和费用结算等办法；探索长期护理保险管理服务规范和运行机制。2019 年 3 月 29 日，国务院办公厅印发《关于推进养老服务发展的意见》，明确提出要建立健全长期照护服务体系，加快实施长期护理保险制度试点，推动形成符合国情的长期护理保险制度框架。

随后，国家医保局、财政部于2020年9月10日联合印发《关于扩大长期护理保险制度试点的指导意见》，将长期护理保险制度试点地区由原来的15个扩大至29个。然而，长期护理保险特殊的服务方式和待遇享受形式，导致长护险相较于其他险种存在更大的欺诈骗保风险，评估或服务人员冒用资质、重复结算评估或服务费用、擅自减免评估或服务对象的自负费用、开展评估或服务时未核验医保凭证、未按管理规范规定提供评估或服务等假评估、假服务、假结算的现象层出不穷。因此，在中国老龄化不断加深、长期护理需求持续增加的背景下，为充分避免和遏制长期护理保险欺诈骗保现象的发生，筑牢长护险基金安全屏障，更好地保障老年群体利益，按照国家健全严密有力的基金监管机制的要求，对长护险服务机构基金监管信用管理机制展开前瞻性的深入研究是必要且具有重要意义的。

（二）长期护理保险的定义

老年长期照护制度可分为长期照护服务体系和长期照护筹资制度，长期护理保险是长期照护筹资制度的一种，也是我国目前正在开展试点并逐步推进的筹资模式。2016年人力资源和社会保障部提出，我国正在试点的长期护理保险是一种通过社会互助共济的方式筹集资金，为长期失能人员的基本生活照料和与基本生活密切相关的医疗护理提供资金或服务保障的社会保险制度。学者们从不同的角度，对长期护理保险做了定义。荆涛认为长期护理保险是一种健康保险，其本质是补偿生活无法自理的被保险人所支付的长期照护服务费。[①] 戴卫东从长期护理保险是社会保险而非商业保险的角度进

① 荆涛：《建立适合中国国情的长期护理保险制度模式》，《保险研究》2010年第4期。

行了界定，他认为长期护理保险的社会保险属性主要体现在两方面，一是国家颁布护理保险法，二是通过社会化筹资的方式分担给付责任；其保障对象是患有慢性疾病或处于生理、心理伤残状态而导致在较长时期内需要他人协助才能完成日常生活的人；其补偿的内容既包括专业机构的护理费用，也包括非正式护理者提供的补助[①]。

综合来看，长期护理保险是通过风险共担机制，对由于衰老、疾病、意外或身体器官衰弱等原因，导致长期处于不能完全自理状态的群体（主要是老年人），提供服务供给或经济补偿的一种社会保险制度。

二、长期护理保险基金监管研究

（一）长期护理保险基金风险分析

长护险的参与主体多，包含政府（主要为医保行政部门和经办部门）、参保人、护理服务机构和服务人员、失能评估机构和评估员以及第三方承办机构（主要为商业保险公司），各方利益不同，加之长护险落地时间短，市场信息不对称，无法避免地会产生道德风险和诱导需求等问题，进而对长护险的基金安全产生威胁。根据参与主体的不同，可以将长护险服务递送全流程分为四个环节，分别为：机构准入、失能评估、服务提供、费用结算，每一环节都存在危害基金安全的风险点，接下来对这四个环节中的风险点及其来源进行具体分析。

1. 机构准入环节：准入资格失真

长护险定点护理服务机构是指依法成立具有法人资质，能开展长期护理服务，经评估后与当地长护险经办机构签订长期护理保险定点服务协议的医疗机构或养老机构。护理服务机构需要向长护险

① 戴卫东：《长期护理保险：中国养老保障的理性选择》，《人口学刊》2016 年第 2 期。

经办机构提交申请材料，长护险经办机构通过书面审核、现场评估及专家讨论等后决定该服务机构是否具有提供长护险服务的资质，审核通过后护理服务机构才能获得长护险基金的给付。

这一环节的风险在于准入资格的真实性问题，即无资质的护理服务机构获得了长护险定点机构资格。这一现象产生主要有两方面原因：一是护理服务机构单方面通过伪造材料、弄虚作假获得准入资格；二是长护险经办机构进行权力寻租，护理服务机构与经办机构合谋，通过利益交换等非法手段获得准入资格。

无资质护理服务机构获得准入资格可能导致“劣币驱逐良币”现象——有资质的护理服务机构被挤出服务市场，不利于护理服务市场的可持续发展，同时护理服务质量也难以保证，导致长护险基金的“无效支出”。

2. 失能评估环节：评估结论失准

失能评估是长护险参保人获得长护险待遇给付的决定环节，是指专业的失能评估人员对申请长护险待遇的参保人进行材料审核和现场评估，评估通过的参保人可以享受由长护险基金购买的护理服务或者直接的现金补贴。

这一环节的参与主体包括参保人及其家属和失能评估员。与疾病诊断不同，疾病诊断除了患者主诉外，一般还需依赖影像学检查和实验室检查等客观资料加以佐证，而失能状况的认定很大程度上取决于参保人对评估量表的回答和反应，具有很强的可操作性。在这种情况下，参保人相较于评估员，对自己的身体状况更为了解，在家属的协助下，可以通过隐瞒身体状况、伪造病历材料等方式通过失能评估或者获得虚高的失能等级，引发护理费用的不合理增长，对长护险基金安全造成威胁。同时评估员的工作态度和工作能力对评估结论的形成也起到了主导作用。评估员一方面可能会出于自身利益与参保人合谋，将未失能的参保人认定为失能人员，恶意欺诈骗保；另一方面可能由于专业知识和评估经验欠缺，导致评估结论的准确性较低。

3. 服务提供环节：质量控制困难

服务提供环节是指长护险定点护理服务机构为参保人提供生活照料和医疗护理服务的过程。按照服务发生场所不同，可以将服务类型分为三类，分别是机构护理、社区护理和居家护理，其中居家护理服务监管难度最大：一是因为护理服务发生在参保人家中，服务内容具有隐蔽性；二是因为失能者居住地较为分散，服务地点具有分散性，给监管带来了极大难度。再加上由于我国老龄化速度较快，护理人员数量严重不足，且普遍存在年龄偏大、专业化程度不高等问题，直接制约了服务质量的提高，最终导致失能者未能享受到与价格相符的服务，也降低了长护险基金的使用效率。

4. 费用结算环节：费用支出不实

费用结算是指长护险定点护理服务机构在为参保人提供护理服务后，将费用清单上报给长护险承办机构，承办机构审核后，将合规费用拨付给长护险定点护理服务机构的过程。

这一过程中主要有两个参与者，一是长护险定点护理服务机构，二是长护险承办机构。长护险定点护理服务机构可能通过伪造费用清单的方式套取骗取长护险基金，包括虚假结算、超支付标准阶段和重复结算等。而对于长护险定点护理服务机构单方面上报的待支付费用清单，长护险承办机构却很难考证其服务发生的真实性和合理性。

（二）长期护理保险基金监管现状及存在的问题分析

1. 监管依据缺失

从国家层面看，我国关于长护险基金监管的立法还处于一片空白，因此各地在进行长护险基金监管时处于“无法可依”的状态。法律法规的缺失难以明确监管主体的责任和保证第三方的独立地位，降低了风险防范效果[①]。

---

① 万谊娜、张仲芳：《委托—代理关系下长期护理服务递送的风险结构与防范机制》，《江西财经大学学报》2021 年第 6 期。

从地方层面看，由于长期护理保险制度在各试点城市推进速度不一，各地长护险的监督管理制度设计也不健全，目前全国49个试点城市中只有北京市石景山区、上海市浦东新区和浙江省嘉兴市专门出台了针对长护险基金监管的文件 。而大部分试点城市关于长护险基金监管的要求零散分布于当地长护险试点办法、实施细则、各种机构管理办法和服务规范中。

2. 监管主体参与度较低

根据国外长保险基金管理经验，对长护险基金应设专门的监管机构和安排专业的监管人员进行监管，但是由于我国的长护险制度尚处于起步阶段，长护险基金的主要来源为基本医保基金，所以长护险基金的监管也暂由医保部门代管，这就造成本就人手短缺的医保部门对于长护险的监管乏力。

第三方承办机构是除医保部门行政监管力量之外的重要补充力量，但是在长护险业务中，承办机构却存在着“不敢管”和“不知道如何管”的问题。原因在于他们由过去的基本医保基金中的“被监管者”转变为长护险基金中的“直接监管者”，态度的转变与能力的提升远远地落后于角色的转换，导致其未能真正发挥在基金监管中应有的作用。

3. 监管信息系统智能化程度低

长护险基金监管涉及主体多，流程复杂，依靠传统检查手段费时费力，效果也不理想。虽然部分试点城市采取了人脸识别、定位打卡等方法来对居家护理服务进行监督，但是目前这些方法智能化程度不高，只能判断服务的发生与否，无法评价服务的内容和质量。长护险监管信息系统相关功能的开发利用也还不尽完善，如个人账户监管、数据统计比对和住院死亡信息推送等功能也未完全实现。①

4. 传统监管手段效率低下

目前对于长护险的监管主要有以下手段：现场巡查、在线监测、

---

① 李凤芹：《加快推进扩大长期护理保险制度试点》，《北京观察》2021年第11期。

上门核查、电话回访、满意度测评等。由于长护险的服务提供场所多且分散，现场和上门检查的方式费时费力，难以日常化。而电话回访和满意度测评由于失能人员及家属有所顾虑，往往流于形式。且这些传统监管手段更侧重于事中及事后监管，无法在事前对危害长护险基金安全的风险点进行预警，难以防患于未然。

三、长期护理保险信用管理机制研究综述

（一）信用管理理论研究

1. 信用和信用管理

信用描述了各社会主体之间开展社会活动过程中相互信任的关系及程度。[①] 法律是信用的制度保证，而信用能对法律未能涵盖的部分加以补充。[②] 孙森认为，信用管理可分为宏观和微观两个层次，宏观层次指作为征信国家，通过构建社会信用体系（即信用法律环境、征信体系、征信管理服务市场、政府信用监管、诚信教育与信用文化等）建设形成守信激励、失信惩戒的社会机制。微观层次主要针对信用交易中的信用风险，通过识别风险、评估风险、分析风险，在此基础上有效地控制风险，并用经济、合理的方法综合性地处理风险来进行信用管理。[③] 而唐明琴认为，信用管理是社会经济管理体系的重要组成部分，是指各经济主体（包括政府、企业、金融机构、个人以及专业信用管理机构）为了实现活动的目的、维持信用关系的正常运行、防范或减少信用风险而进行的收集分析征信数据、制定信用政策、配置信用资源而进行信用控制等管理活动。[④]

刘澄则认为，信用管理存在广义和狭义两种定义，广义的信用

---

① 刘孟嘉、张金穗、陈文等：《定点医疗机构信用管理在医保基金监管中的重要性与实现策略》，《中国卫生政策研究》2020 年第 11 期。

② 刘澄、张锋、鲍新中等：《信用管理》第 3 版，清华大学出版社 2020 年版。

③ 孙森、翟淑萍主编：《信用管理》，中国金融出版社 2012 年版。

④ 唐明琴、王纯红主编：《信用管理》第 2 版，高等教育出版社 2019 年版。

管理指信用活动的参与者利用管理学的方法来解决信用交易中存在的风险问题，信用管理的主要职能包括识别风险、评估风险、分析风险，并在此基础上有效地控制风险并用经济、合理的方法综合性地处理风险。狭义的信用管理指授信者对信用交易进行科学管理以控制信用风险的专门技术。信用管理的主要功能包括五个方面：征信管理（信用档案管理）、授信管理、账户控制管理、商账追收管理、利用征信数据库开拓市场或推销信用支付工具。[①]

2. 医保基金信用管理

综合上述学者的研究可知，信用管理通过运用合理的管理方法，针对信用主体构建相应信用评价体系，并将评估结果辅以奖惩机制加以应用，通过识别、评估、分析信用风险，最终有效控制信用风险，推动形成守信激励、失信惩戒的社会机制。有学者进一步对医疗领域的信用风险进行了研究，医疗机构的信用管理是指医保行政部门对机构实施医疗服务行为中的信用风险进行管理，即对定点医疗机构的信用风险进行识别、分析和评估，并通过制定信用管理政策，指导和协调医疗机构的业务活动，以保障医保基金安全和高效使用，使风险降到最低。[②]

而医保基金监管信用体系则要求医疗市场中参与各方在坚守信用理念的同时，要构建起医保基金监管信用评价指标体系，并将评价结果作为医保基金分配使用的主要标准，根据信用状况约束各利益主体的行为。[③]构建并完善医保基金监管信用体系，对于保障基金安全、提高使用效率具有重要意义。[④]

---

① 刘澄、张锋、鲍新中等：《信用管理》第3版，清华大学出版社2020年版。

② 刘孟嘉、张金穗、陈文等：《定点医疗机构信用管理在医保基金监管中的重要性与实现策略》，《中国卫生政策研究》2020年第11期。

③ 张英杰、张林：《医保信用体系建设为何重要》，《民主与科学》2019年第3期。

④ 郭敏、赵钦风等：《国内外医保基金监管信用体系建设综述》，《中国医疗保险》2020年第11期。

（二）信用管理在医保基金监管中的作用与意义

信用管理是医保基金监管新形势下的必然要求。首先，信用管理拓展了医保监管内容，不仅要求医疗机构遵守现行相关法律、法规，不得蓄意骗保，也对医保管理方和参保人员约定以及贯彻相应的标准，从而达到更加合理地使用医保基金的目的。[①]其次，信用管理延伸了医保监管时效，保证了基金监管力度。传统监管仅针对医疗机构已发生的违法违规行为进行一次性的惩罚，对医疗机构未来的行为不具有约束力、影响力。信用的塑造需要长时间的积累，信用管理打破了传统医保监管的时间限制，其结果是延续性的，具有一定的时间跨度，可以有效保证管理力度、提升管理质量。[②]最后，信用管理可以补充医保监管手段，以引导自觉约束服务行为。通过将信用管理的评价结果与已开展的医疗机构预算管理、检查稽核、定点资格管理等相关联，实施守信激励和失信惩戒，激发医疗机构内在的自觉约束行为的动力。[③]信用管理不仅要求医疗机构被动地接受检查和监督，更致力于通过对信用的识别、分析和评估以及相应的控制手段，提高医疗机构主动的诚信意识，激发其提高信用水平的内在驱动力，促进其取信于医保管理方和参保人的行为表现，从而更加全面有效地保障医保基金的合理使用。[④]

四、信用管理在长期护理保险基金管理中的应用实例

目前，已经有部分城市在长期护理保险基金管理中运用了信用管理的办法，下面以南通市和安庆市为例，分别分析其特点。

---

① 刘孟嘉、张金穗、陈文等：《定点医疗机构信用管理在医保基金监管中的重要性与实现策略》，《中国卫生政策研究》2020 年第 11 期。

② 吴晶妹、韩家平主编：《信用管理学》，高等教育出版社 2015 年版。

③ 李新庚：《社会信用体系运行机制研究》，中国社会出版社 2017 年版。

④ 吴晶妹、韩家平主编：《信用管理学》，高等教育出版社 2015 年版。

（一）南通市照护保险定点机构诚信服务信用等级管理

1. 简要介绍

为充分发挥照护保险定点服务机构照护保险自我管理的主动性和积极性，引导照护保险定点服务机构恪守诚信、规范服务，促进照护保险服务水平的提高，合理、规范使用照护保险基金，切实维护参保人员权益，构建照护保险诚信规范服务体系，南通市出台了长期护理保险定点机构诚信服务信用等级管理办法，并于2020年6月起执行。

2. 评价对象和等级划分标准

南通市照护保险信用评价对象为具备照护保险服务资质并签订照护保险服务协议的定点照护服务机构，包括护理院、照护病区、养老院、居家上门服务公司、辅具服务公司、失能失智预防服务公司、失能失智评定公司等。

照护保险定点服务机构诚信服务信用等级分为A、B、C级。A级（记分不超过15分）表示诚信服务信誉好；B级（记分在16—20分）表示诚信服务信誉较好；C级（记分超过20分）表示诚信服务信誉一般或新定点。定点服务机构诚信服务信用等级评定以贯彻落实照护保险政策规定和诚信履行照护保险服务协议为主要内容。

3. 信用记分标准

南通市照护保险定点机构诚信服务信用评价实行记分制，所有记分内容均为负面内容，依照行为的严重性不同，赋予不同的分值。对于恶意欺诈骗保以致长期护理保险基金损失的行为，赋予了较大分值，例如对伪造、编造服务记录，套取、骗取照护保险基金的行为，一次记40分。

南通市将护理院、照护病区、养老院、居家照护、辅具服务、预防服务7个主体都纳入了信用评价范围，其中护理院、照护病区、养老院适用一份相同的信用记分标准，居家照护、辅具服务和预防服务适用一份相同的信用记分标准，失能评估机构单独适用一份记分标准。记分标准针对评价对象不同，有5—6个一级指标，包括建立健全照护保险政策和履行协议的管理制度、工作机制，基础管理到位；按规定维护并确保医保信息系统安全运转；诚信服务（定点失能评估机构无）；诚信收费；公众信誉；其他要求。每个一级指标下设多个二级指标。

4. 总体评价

南通市的长期护理保险定点机构诚信服务信用等级管理办法纳入了长期护理保险中的 7 个服务主体，范围全面。记分信息可以通过线上信息系统和线下的日常检查得到，能够有效节省人力物力。信用评价结果可以作为考查日常定期检查力度的依据。但是记分制存在的问题是只有负面清单，没有正面清单，难以对定点机构的行为进行积极引导。

（二）安庆市长期护理保险协议服务机构信用评价管理

1. 简要介绍

为推进长期护理保险协议服务机构（以下简称长护协议机构）的信用评价管理工作，提升服务能力、规范服务行为，根据《安庆市医疗保障信用管理暂行办法》等有关规定，安庆市制定了《长期护理保险协议服务机构信用评价管理办法》。

2. 评价对象和等级划分标准

长护协议机构信用评价管理办法适用于安庆市行政区域内长护协议机构，包括定点养老机构、医疗机构和其他服务机构等。信用评价采用积分制管理，医疗保障经办机构（以下简称：经办机构）实施信用评价，围绕协议履行、基金监管、基金绩效、满意度和社会信用五个维度展开评价并科学赋分。

长护协议机构评价指标实行百分制，根据信用积分确定等级，得分越多信用越高。信用等级统一划分为 AA、A、B、C 三等四级。其中总分值在 90 分（含）以上的，评定为 AA 级，表示信用很好；分值为 80（含）—90 分（不含）的评定为 A 级，表示信用好；分值为 70（含）—80 分（不含）的，评定为 B 级，表示信用一般；分值为70分（不含）以下的，评定为C级，表示信用差。

3. **积分标准**

安庆市的信用监管指标体系中共有5个一级指标，分别为协议履行、基金监管、基金绩效、满意度和社会信用。一级指标下共有16个二级指标和40个三级指标。

4. **总体评价**

安庆市在对长护协议机构的信用评价中，纳入了社会信用。同时依据信用等级的不同对长护协议机构进行分类管理，使得信用评价结果被充分利用。但是安庆市长护协议评价指标设置较为简单，未对指标含义进行详细解释，导致在评价中主观随意性较大，也给评价人员积分带来了困难。

（三）各地长期护理保险基金监管信用管理问题总结

除南通和安庆外，青岛市也出台了《青岛市长期护理保险定点护理服务机构评鉴规范》，和信用管理指标体系有相似之处。总体来说，已经有部分试点地区总结基本医保基金信用管理经验，结合本地长期护理保险特点，进行了一些尝试和探索，取得了一些成绩，但是也存在一些问题。

1. **信用立法尚未完成，信用监管的效力不足**

国家层面目前并未出台长护险基金信用监管相关的法律法规和政策文件，导致地方在制订本地区长护险信用管理实施方案时没有依据。所以目前各地方出台的政策大多为管理办法，级别较低，效力不够，约束力不强，导致执行过程中存在“畏首畏尾”的现象。

2. **信用管理主体尚未纳入所有长护险利益相关者**

例如安庆市只有针对长护险协议机构的评价指标，未将参保人和护理服务人员纳入进去。还有其他一些试点地区是将失能评估交由专门的第三方评估机构的，也需要对其行为进行管理。

3. **信用评价指标设置不合理**

第一是信用指标的信度不高，针对性不强。例如很多试点城市在制订信用评价指标体系过程中未厘清其本质含义和目的，模糊了其与绩效指标和满意度评价的区别，很多指标名为“信用评价指标”，实则护理服务机构的服务能力和失能人员及其家属的满意度考察占据了很大比重。第二是信用指标效度不够，导致信用评价结果可能与实际情况存在较大差别。例如青岛市的考核指标设置过于复杂，在实际运用中费时费力，难以得到准确结果，而安庆市的指标设计又较简单，未对指标含义做出详细解释，评价过程中受评价人员的主观性影响较大，可操作性不强。

4. 信用信息收集难度大

长护险基金风险贯穿于失能评估、服务提供和费用结算多个环节，失能人员、评估人员、护理服务人员都可能成为失信主体。这就对信用信息收集和上报系统提出了极高的要求。但是目前还没有一个专门的长护险信用系统能够将所有的线上线下信息汇总，而依靠人工手动更新费时费力，效率低下。

5. 信用评价结果未充分运用

信用联合惩戒机制是医保信用体系运行的核心机制，起着惩恶扬善的激励约束作用。虽然一些试点地区通过信用评价获得了机构和个人的信用等级，但是并未出台配套的激励和惩戒措施。

五、对长期护理保险信用管理机制构建的思考

综合前文研究，我们可以看到目前部分长护险试点地区已将信用管理运用至长护险基金监管中，但是也存在一些问题，未来完善长护险信用监管机制，可以从以下几个方面进行改进：

（一）加强信用评价顶层设计，加快信用监管制度化进程

长护险基金信用监管制度化需要从中央和地方两个层面来进行考虑。在中央层面，国家要尽快出台专门的长期护理保险基金监管法律法规，明确长护险基金使用中的各种违法违规行为定义，从根源上杜

绝违法使用基金的行为。在地方层面，试点城市须因地制宜，一方面建立健全基金监督管理制度，明确监管主体和被监管主体、监管内容和处罚手段等，另一方面建立举报投诉、信息披露、内部控制和欺诈防范等风险管理制度，减少监管层面漏洞，确保基金运行安全有效。

（二）信用评价覆盖主体要全，以推动完善全链条监管

长护险基金管理涉及机构准入、失能评估、提供服务和费用结算等多个流程，除了护理服务机构（包括机构护理和居家护理），还有失能评估机构和辅助租赁公司等，这些都需要纳入信用管理中，需要开发适合的信用评价指标体系对他们进行评价。

同时我们也不能只关注机构类主体，还需要关注个人类主体，比如护理服务人员和参保人。如果没有有效的信用监管机制，护理人员在一家护理服务机构中发生违规行为后，可以换到另外一家机构。此外，对参保人的信用监管也非常有必要，例如上海市就发生了参保人隐瞒身体状况通过失能评估，在享受待遇期间频繁出入健身房的案例。最终只有失能评估机构受到了处罚。如果没有对参保人的信用管理，那么就无法对参保人的欺诈骗保行为产生威慑力。

（三）信用评价指标体系要好，应兼顾科学性与可操作性

信用评价指标体系既不能过于简单，也不能过于复杂，需要符合当地长护险的实际情况。过于复杂的指标体系使得评价实施难度大，费事费力；过于简单的指标体系则无法对主体进行有效的监管。同时信用评价指标体系要与协议管理、绩效评价等进行区分。建议在信用评价指标体系出台前，广泛征求各相关者的意见建议。

（四）信用评价信息来源要广，应持续推进信息互联互通

一方面，积极采用大数据、区块链等新兴技术，不断完善长护险基金智能监控系统，动态调整优化监测指标，对失能评估、服务提供和费用结算环节中的行为数据与基金支出数据等进行自动识别、

分析与研判，对异常数据按照风险程度自动预警和跟踪，智能抓取信用信息，减少人工产生的误差，也更加节省人力物力。另一方面，通过建立综合的信息化平台可以与其他系统比如医保信息系统、社会信用系统互联互通，做到信息共享。

（五）信用评价奖惩机制要明，以着力营造良好发展环境

信用结果处理是信用管理政策中的重要一环，国家出台的有关信用管理体系建设指导方案中均提到，信用体系建设应以守信激励和失信约束为奖惩机制，根据信用主体的信用等级，制定相应手段对信用等级差的失信参保人予以惩戒。

对信用评价结果的运用在于可以对长护险服务机构进行分类管理，对于信用评价等级高的机构通过在服务推荐量上适当给予倾斜，可以调动服务机构自我管理、参与信用评价的积极性，同时降低日常管理、稽核、检查频次等，也节省了监管成本。此外也可以尝试探索将信用等级与年度预算挂钩，不同信用等级分别提高或者降低预拨付的长护险基金百分点。对于信用等级高的人，可以在就医和信贷等服务上开通绿色通道等。

（作者：程文静，武汉大学董辅礽经济社会发展研究院健康经济学硕士研究生；罗宏宇，武汉大学董辅礽经济社会发展研究院健康经济学硕士研究生；王健，武汉大学董辅礽经济社会发展研究院健康经济学教授、博士生导师，武汉大学健康经济与管理研究中心执行主任）

惠民保可持续发展研究

2015 年深圳市试点推出第一款“惠民保”类产品后，这种普惠型的大病医疗补充保险便率先在沿海地区扩散，后在深圳、南京、广州、杭州、宁波、上海、北京等 100 个城市落地，覆盖人群超 1 亿，呈现星火燎原之势，引起各界关注。作为一款主打“社商融合”概念的健康险，惠民保是基本医疗保险和商业健康保险紧密结合的一种创新普惠保险产品，它的定位是为罹患重大疾病、存在大额医疗费用的患者提供费用补偿，具有投保准入门槛低、价格惠民、提供部分目录外保障等特点，兼具公益性和商业性。但首先需要明确的是，惠民保的本质仍是商业保险，2021 年 6 月，银保监会发布《关于规范保险公司城市定制型商业医疗保险业务的通知》，正式将惠民保定名为“城市定制型商业医疗保险”，更明确其商业保险属性。同时，作为健康保险领域的新生业态，惠民保市场整体仍处于初级阶段，尚未形成成熟稳定的模式。本文介绍惠民保快速兴起的背景，归纳其特点和发展趋势，分析其发展瓶颈，探讨惠民保可持续发展的关键政策框架，并提出惠民保可能的发展路径及商业保险公司的未来布局。

一、惠民保快速兴起的背景

（一）惠民保具有普惠金融的特性

2005 年，联合国为实现“千年发展目标”中“根除极度贫困和饥饿”这一目标，首次提出“普惠金融”（Inclusive Finance）概念，并将其定义为“一个能有效、全面地为社会所有阶层（特别是贫穷、低收入群体）提供服务的金融体系”。2011 年，普惠金融全球合作伙伴（Global Partnership for Financial Inclusion）将普惠金融进一步定义为“所有处于工作年龄的成年人（包括目前被金融体系所排斥的人），都能够有效获得正规金融机构提供的以下金融服务：贷款、储蓄、支付和保险”。2013 年 11 月，党的十八届三中全会通过的《中共中央关于全面深化改革若干重大问题的决定》正式提出“发展普惠金融”，这是普惠金融第一次写入党的重要文件，标志着普惠金融已由一种发展理念上升为国家战略。2016 年 1 月，国务院《推进普惠金融发展规划（2016—2020 年）》提出，满足人民群众日益增长的金融服务需求，特别是要让小微企业、农民、城镇低收入人群、贫困人群和残疾人、老年人等及时获取价格合理、便捷安全的金融服务，使我国普惠金融发展水平居于国际中上游水平。支持保险公司开发适合低收入人群、残疾人等特殊群体的小额人身保险及相关产品。2019 年 10 月，党的十九届四中全会通过的《中共中央关于坚持和完善中国特色社会主义制度、推进国家治理体系和治理能力现代化若干重大问题的决定》提出加强普惠性、基础性、兜底性民生建设，习近平总书记在出席会议并发表重要讲话中就如何注重加强普惠性、基础性、兜底性民生建设进行了详细阐述，将其上升到推进国家治理体系和治理能力现代化的高度。2020 年 1 月，银保监会等 13 部委联合下发《关于促进社会服务领域商业保险发展的意见》，提出支持商业保险机构有序发展面向农村居民、城镇低收入人群、残疾人的普惠保险，创新开发符合初创企业、科创企业及相关新业态从业人员保障需求的保险产品和业务，推动经济结构转型升级，促进充分就业。2021 年 3 月，《中华人民共和国国民经济和社会发展第十四个五年规划和 2035 年远景目标纲要》提出，健全具有高度适应性、竞争力、普惠性的现代金融体系，构建金融有效支持实体经济的体制机制，优化金融体系结构，深化国有商业银行改革，加快完善中小银行和农村信用社治理结构，规范发展非银行金融机构，增强金融普惠性，意味着普惠金融仍然是“十四五”期间金融工作的重点内容。2022年1月，银保监会向人身险公司下发《关于印发商业健康保险发展问题和建议报告的通知》，提出通过税收优惠等政策引导，吸引更多人群参保商业健康保险，提升商业健康保险覆盖面，努力为带病体、老年人提供更多的保障选择。

（二）惠民保快速兴起的原因

我国政策与经济环境的变化提升了商业健康保险的需求空间，市场环境变化加快了惠民保发展，技术进步提供了专业支撑。

1. 国家政策层面高度支持多层次医疗保障体系建设

我国的政府医保在经过几十年的发展、变革与整合后，最终形成以职工医保和城乡居民医保两大体系共同覆盖95%以上人口的全民医保制度。自建立伊始，政府医保便始终坚持保基本的核心定位。但随着人们健康意识和医疗需求的不断提升，个人医疗负担也持续加重，尤其是对于保障水平相对较低的城乡居民患者。为减轻高费用城乡居民患者的医疗负担，在经过三年试点后，国务院办公厅于2015年发布了《关于全面实施城乡居民大病保险的意见》，标志着大病医保制度的确立，就此在原基本医保之上进一步扩大保障。然而，由于大病医保的基金并不单独筹资，仅按比例从基本医保的基金池中划拨，故其保障能力主要取决于各地的医保基金收支情况及具体的经办、承办制度安排。尽管如此，中国的政府医保保障能力仍然有限，根据《中国卫生统计年鉴》与《全国医疗保障事业发展统计公报》数据，2020年全国各类医疗卫生机构医疗收入为35713亿元，而医保基金支出21032亿元，占比58.9%。也就是说，个人负担的医疗费用占比高达四成，远超欧美高收入国家平均水平，人民群众因病致贫返贫的现象并不鲜见。

为解决这一困境，进一步完善中国的医疗保障体系，2020年3月，中共中央、国务院发布了《关于深化医疗保障制度改革的意见》，要求到2030年，我国要全面建成以基本医疗保险为主体，医疗救助为托底，补充医疗保险、商业健康保险、慈善捐赠、医疗互助共同发展的多层次医疗保障制度体系。惠民保正是迎着这股政策的春风强势崛起，承担起探索商业保险如何在一定程度的政府参与指导下，进一步降低群众医疗负担的责任。所以，如果将大病医保比作基本医保的保障补丁，那么只赔付基本医保和大病医保报销后医疗费用的惠民保则可以算作补丁之上的又一重补丁。

2. 经济新常态促进商业健康保险需求的释放

国家医保局《2020 年全国医疗保障事业发展统计公报》显示，我国职工医保政策范围内住院费用基金支付 85.2%，居民医保 70%，考虑到罹患大病患者总体费用高，而且需要使用较大比例的目录外药品和诊疗项目，医疗费用负担仍然较重。例如，2019 年浙江省某市有 5463 名困难群众个人就医负担超过 1 万元，其中负担在 2 万元至 5 万元的有 1702 人，负担在 5 万元以上的有 245 人。

随着国民财富的快速积累、消费结构的加快升级，人民群众对生活品质和健康保障的需求日益提升，健康消费成为新的消费热点。在当前社会医疗保障需求不断提高、政府筹资能力有限的情况下，通过发展普惠型商业健康保险，拓宽筹资渠道，提升保障水平，具有较大价值。商业健康保险在多层次医疗保障体系中起到重要的“调压阀”作用，使基本医保承担的部分压力得以释放和转移。通过开展惠民保，在基本医保、补充医疗保险（城乡居民大病保险、职工大额医疗费用补助、公务员医疗补助）的基础上，进一步降低大病医疗费用负担，为全面建成小康社会后预防“因病致贫、因病返贫”作出贡献。

3. 技术进步为惠民保的快速发展提供有力支撑

我国互联网普及程度及相关移动互联科技水平和基础设施的快速发展提升，为惠民保奠定了良好的技术和销售推广基础。一是互联网营销。惠民保精准触达大量人群。通过微信公众号推送、微信转发、抖音直播、互联网广告、朋友圈分享等方式，实现互联网宣传裂变，提升知晓率。二是数据互联互通。针对国家加快推进的医疗数据开放和医保系统互联互通趋势，有利于实现惠民保精准定价、理赔直付和风险管控等。

二、惠民保的特点及发展趋势

（一）惠民保的特点

1. 以城市为基础，一城一险

一是项目名称城市定制。全国已开展的惠民保的名称一般带有城市名称或简称，比如上海“沪惠保”、成都“惠蓉保”等。二是产品责任城市定制。每个地区的项目在产品价格、保障内容、既往症限定、特药数量等方面均有一定差异。部分地区通过当地医疗保障局的指导，获取当地基础医保数据，通过精算测算，产品保障责任更符合当地参保人群的需求，产品价格更为精准。三是参保人群城市定制。在各个地区的项目中，均要求惠民保的被保险人以参与当地的基本医疗保险为投保前提。在基本医疗保险、城乡居民大病保险（职工大额）报销后，再通过惠民保报销。

2. 以社商融合为出发点，形成生态和保障合力

目前，政府、商业保险机构、运营平台共同构成了惠民保的主要角色，共同助推其快速发展。在各地开展的惠民保中，约 70% 的项目由政府部门指导，约 50% 的项目由当地的医疗保障局提供指导。政府端参与的职能部门主要是各地医保局，他们在监督指导的同时，支持商业保险机构设计产品、宣传推广。

对地方医保管理部门来说，参与推动惠民保险，一方面是落地国家关于深化医疗保障体制改革的创新尝试；另一方面，以市场化手段实现医疗保障升级，可以提升居民对于商业健康保险的认知，有助于更好地厘清基本医保的边界，使其更好地立足于“保基本”的定位。

对商业保险机构而言，在健康保险市场竞争日益白热化的背景下，通过城市定制化产品，能够更好地满足客户的医疗保障升级。

在参保期，商业保险机构会借助自身网点和渠道资源进行宣传；进入理赔阶段后，商业保险机构成熟的理赔运营体系，将在接受咨询、受理材料和执行赔付方面发挥关键作用。

3. 惠民保是基本医保和商业健康保险的有机衔接

惠民保是基本医保、城乡居民大病保险（职工大额医疗费用补助）及商业健康保险的有机衔接，是多层次医疗保障体系的有机组成部分。

从筹资来看，惠民保区别于城乡居民大病保险（职工大额医疗费用补助），保费来源于投保人（少数城市允许从职工个账余额扣款），减少了财政和基金负担。

从参保人群看，惠民保项目保障人群为当地基本医保参保人，不限年龄，实现职工与居民统一价格，体现了保障人群的共济。

从产品责任看，惠民保在产品责任上进一步拓展，针对经过基本医保、城乡居民大病保险（职工大额医疗费用补助）报销后的医疗费用进行一定比例的报销，提升整体的医疗保障水平。同时惠民保的责任范围往往包含目录外的特药、目录外住院费用等。由于具有普惠性质，保障程度相对门槛更高的百万医疗险而言仍稍显不足，例如免赔额比较高，部分高端仪器、靶向药、进口药等无法报销。（详见表 1）

同时，惠民保为老百姓提供了了解商业健康保险产品需求的机会，有助于普及保险知识、拓宽保险市场，同时进一步挖掘老百姓对更高层级商业健康保险的需求。从目前判断，惠民保对商业健康保险、百万医疗险的替代作用有限，各自面向的客群（高龄段人群、既往症及保险认知程度）存在差异，从长期看，惠民保有利于整体促进商业健康保险的发展。

表 1　惠民保、城乡居民大病保险和商业健康保险的区别

类　别	基金 / 保费	参保人群	保障内容
居民大病 / 职工大额	从基本医保划拨	不限年龄职业、基本医保参保人	医保目录内，不限既往症

续表

类　别	基金 / 保费	参保人群	保障内容
惠民保	个人付费（少数从职工个账支付）、统一保费	不限年龄职业，基本医保参保人	以目录内住院 + 特药为主，一般对重大疾病患者可投保但不承担既往症赔付
商业健康保险	分年龄段	年龄限制（高龄老人难以承保）	核保条件严格，除外既往症

（二）惠民保的发展趋势

1. 产品特征方面，惠民保整体呈现参保低限制、低保费、高保额、高免赔的特点

截至 2020 年底，23 省 82 地区共上线 111 款惠民保产品（含 5 款全国版产品）。参保限制方面，惠民保不限年龄、不限健康、从健康人群到既往症群体同价同保障；保费方面，多在 100 元以下，平均保费 80.4 元；保障范围方面，102 款和 34 款产品分别补偿医保目录内和目录外住院费用，83 款产品保障特定高额药品费用，还有个别产品包补偿质子重离子检测费用、恶性肿瘤自费项目、自费药等；保障水平方面，免赔额主要集中在 1 万元至 3 万元，保额集中在 100 万元及以上，目录内和目录外住院费用报销比例分别集中在 70%—80% 和 50%—80% 。到 2021 年底，27 省 114 地区共上线 158 款惠民保产品（含 18 款全国版产品）。对比保费，60 元以下的产品显著减少，平均保费 97 元，同比上涨 20.6%；对比保障范围，2021 年 50% 以上产品对医保目录外进行补偿，含特药保障的产品比例超过 85%；对比保障水平，续保的 48 款产品中，18 款降低了免赔额，11 款提高了保额，9 款提高了赔付比例。在积累了一定前序赔付的经验和数据后，迭代的惠民保新产品基本朝保费增加、保障范围扩大、保障水平提升的方向发展，进一步强调了惠民属性。

2. 参保情况方面，2021 年较 2020 年参保率显著上升，但 2022 初现颓势

2020 年惠民保产品平均参保率为 4.2%，2021 年为 9.1%，上涨近5个百分点。参保率呈现两极分化趋势，集中分布在较低参保率（小于5%）和较高参保率（大于30%）区间。2022年情况发生改变，多地惠民保新一期产品参保率不达预期，如青岛“琴岛e保”和上海“沪惠保”在2022年原定参保截止日期时参保率仅分别为去年同期的76.3%和87.27%，群众参保热情开始下降。

3. 承保情况方面，独家承保向多家共保过渡，第三方平台积极入局

惠民保作为一年期的短期健康险产品，各类保险公司均积极参与承保，包括财险公司、寿险公司、健康险公司、养老险公司及农险公司。承保方式则从前期的一家公司独家承保逐步向1至2家主承，多家公司共保的方式转变。在政府支持和指导的项目中，一般由多家商业保险机构负责承保，这样有利于发挥各自优势，同时提高项目可持续运行能力。绝大多数为多家商业保险机构共保，也出现多家商业保险机构销售同样产品，客户选择，由商业保险机构独立承保的情况（如深圳专属医疗险）。保险科技类公司、流量平台公司、大数据公司、特药服务公司和官方运营商等五类第三方平台也积极参与惠民保业务，从2020年的37家增至2021年的58家，主要负责配套制定服务方案，创造持续性价值（协助项目落地、系统搭建、平台运营、宣传推广）以及为参保人提供特药服务、健康管理服务等细分领域服务。

4. 政策趋势方面，惠民保的发展也有一定的利好

首先，从具体的支持来看，2020年的产品中，开放个账支付的比例为33%，2021年这个比例已达到64%。2022年武汉大健康博览会上，银保监会人身险部健康险处处长宫瑞光也表示，惠民保业务在一定程度上满足了老年人的医疗保障需求，为了提升业务的运营效率和服务水平，银保监会正在联合有关部门研究予以引导和规范，切实发挥保险保障作用，确保商业可持续经营。其次，从宏观的方向来看，惠民保的政策空间逐渐清晰。2021年8月，国家医保局、财政部发布《关于建立医疗保障待遇清单制度的意见》，要求各地严格按照国家基本医疗保险药品目录执行，除国家有明确规定外，不得自行制定目录或用变通的方法增加目录内药品。同时拟定、调整和发布医疗保障基本政策，各地可因地制宜，在国家规定范围内制定住院和门诊起付标准、支付比例和最高支付限额。而按疾病诊断相关分组（DRG）医保支付改革全国扩面后，监管部门为防止医院依赖自费项目交叉补贴，将患者的自付比纳入了公立医院的考核指标体系。也就是说，除特药、新疗法外，患者的自费风险已在政府医保体系内基本得到有效控制，惠民保可重点关注目录外费用的保障。而待遇清单统一后，发达地区的参保者待遇福利水平可能有所降低，当地政府可以利用惠民保的特药责任和其他补充健康服务进行调节。

三、惠民保当前的发展瓶颈

（一）随意性大，参保率主要受政府参与度影响

尽管政策在一定程度上控制了费用风险，保证参保率仍是惠民保能长期发展的关键。由于惠民保开放了对老年群体、既往病群体等高风险群体的保障，吸引更多健康群体的参与就对平衡整个风险池至关重要。目前，惠民保的参保率与政府参与程度呈明显的正相关。随着政府参与的深入，惠民保的参保率也呈现显著上升的趋势。打通个人账户付费成为参保率提升的关键。从整体市场来看，个账支持投保参保的平均参保率为 15.1%，远高于无个账支持的 3.8%，2021 年主要的参保量贡献也来自个账开放的城市，其参保量达到全市场参保量的 70%。但医保个人账户能否用来购买商业保险仍存在一定争议。2021 年 4 月，国务院办公厅印发《关于建立健全职工基本医疗保险门诊共济保障机制的指导意见》，明确规范职工医保个人账户使用范围，支付商业保险未列其中。尽管很多地方医保局已经明确开放了使用个人账户购买惠民保的权限，如北京市医保局就正式发文允许使用个人账户购买本市补充医疗保险（现阶段特指北

京普惠健康保），但仍缺少以个人账户筹资后对商业险的政策指导框架。接下来，随着门诊共济制度的进一步完善，国家是否会为进一步提高共济保障水平而降低个人账户资金划拨比例也仍未可知。

（二）东部沿海地区产品保障程度较中西部地区更完善，需进一步提升公平性

惠民保产品整体分布呈现东部沿海省份、四川省基本覆盖，而中西部三、四线城市覆盖率极低的趋势。虽然各方声音也在敦促商业保险公司尽快在三、四线城市开发惠民保产品，降低当地人民的医疗负担，但客观的障碍难以忽视。

首先，三、四线城市的人口偏少，民众购买保险意识低，很难形成规模效应，定价十分困难。价格偏高不符合当地居民的购买力水平，偏低则基金风险过大。其次，医保保障程度不高，不同于东部沿海地区大病医保赔付比例高且保障额度高，中西部三、四线城市的大病医保保障力度本身较弱，即便不论自费部分，医保目录内的自付费用风险也很高，再加上参保率低迷，惠民保基金极易穿底。因此，商业保险公司往往缺乏在这些城市开发惠民保产品的动力，即使已经推出的惠民保产品，其保障力度也很难与发达地区产品相比较。如云南某地推出的惠民保产品，保费 69 元，仅保障医保目录内自付费用和 15 种特定高额药品费用，免赔额 1.5 万元，赔付比例 80%，两项责任共用 100 万元保险额度。而同期的苏州“苏惠保”保费仅 79 元，同时覆盖四项保障，包括门诊住院目录内自付 / 目录外合规自费费用、质子重离子治疗和 CAR-T 治疗、特定高额自费药械和重度恶性肿瘤住院津贴。除门诊住院自付 / 合规自费费用免赔额 3 万元、赔付比例 90%，保障金额 100 万元外，质子重离子、CAR-T 和特定高额自费药械均无免赔额，报销比例 70%，保障金额各 100 万元，合计高达 400 万元。两相对比之下，足可见商业保险公司对中西部三、四线城市惠民保产品设计的谨慎之态。

（三）不同地区产品赔付率相差较大，高赔付地区可持续性存在风险，低赔付地区群众获得感弱

基本医保、大病医保的基础保障加上高免赔额的限制使得惠民保的目录内医疗费用赔付风险相当可控，然而目录外费用却全然不同。由于不受到基本医保约束，患者的目录外费用风险往往难以进行精确测算，主要取决于医生的诊疗行为。这也导致商业保险公司在设计惠民保的目录外医疗费用责任时，并无统一的标准，表现出完全不同的两种倾向。一种对目录外费用的赔付限制较少且赔付比例较高，如上海“沪惠保”；另一种则不承担目录外费用或设定高免赔额及低赔付比例。前者虽然保证了较高的保障水平，但粗放的管理模式极易造成基金的穿底。数据显示，“沪惠保”在运营仅 8 个月时累计理赔金额就已达到 5.24 亿元，占总保费收入的六成以上，若非疫情遏制了就医需求，可能面临穿底困境。而后者虽然控制了基金风险，却没有真正降低患者的医疗负担，实难撑起“普惠”名号，如杭州“西湖益联保”2021 年承保期间，就因为赔付比例过低远未达成政府要求而临时增加对目录外自费费用的补偿。更有甚者部分惠民保赔付标准案件只有几十件，赔付金额仅百万元，赔付率低于 10%，个别地区的惠民保产品甚至在上线不久后即停售。过低的赔付率会严重影响群众的获得感，加之惠民保的定位是防止大病巨灾风险，只有当本身的医疗费用极高时才可能得到赔付，因此健康群体开始时可能会被低保费高保额的宣传吸引而投保，然而在经历了一到两个保障期后，也会由于难以获得赔偿而放弃投保。

四、惠民保可持续发展需要的政策框架

当前惠民保发展过程中出现的随意性大、公平性差、稳定性弱的问题极可能导致其最终陷入“死亡螺旋”，若想持续稳定发展让利于民，则国家应制定一套稳定的政策框架以规范引导，具体包括筹

资机制、待遇机制和风险调节机制三个方面。

（一）筹资机制

根据遗传、环境等因素，各类人群的健康风险有很大区别。对惠民保来说，由于其不限制参保人群的特点，天然对老龄人群和既往症人群等高风险人群有更大的吸引力。因此在筹资过程中，需要建立风险分担机制，让风险被政府与各类组织、不同人群分担。对于政府，可以提供多种筹资支持。比如可以继续开放个人账户购买惠民保，充分利用沉淀的个账资金提升群众健康保障。除此之外，政府也可以统一资助贫困对象、残疾人、孤儿等需要救助的人群购买惠民保，实现精准扶贫济困。同时，还可以通过税收优惠的方式鼓励企业为员工购买惠民保“团单”，单位为员工投保的补充医疗保险可以在一定额度内税前列支。对于组织，可以鼓励慈善机构进行慈善捐赠，为需要的人群统一购买惠民保。对于人群，可以通过产品设计，将参保率和保障水平挂钩，鼓励群众积极购买以整体上获得更好的待遇。

（二）待遇机制

目前并未有政策规定惠民保产品应该提供的基础保障，多由当地政府和承保公司根据当地具体的医保、医疗情况设定，这也就造成各地待遇保障差异较大、不公平问题突出的现状。针对这个问题，可以参考奥巴马医改中关于基本健康福利（Essential Health Benefit，EHB）的规定。根据《平价医疗法案》（*Affordable Care Act*），美国健康险市场销售的个人计划和小型团体计划需要涵盖 10 项基本健康福利，包括门诊服务，急诊服务，住院服务，怀孕、分娩及新生儿服务，心理健康服务，处方药服务，康复服务，检验检查服务，预防与慢病管理服务和儿科服务，具体的承保范围（如各类治疗的次数等）可由各州根据当地情况调整。我国政府可以借鉴此思路规定惠民保的基本福利，如必须覆盖目录内自付费用、目录外自费费用和特药费用，但具体的起付线、赔付比例和保障额度可由各地根据实际情况进行调整，最大化地保证惠民保产品待遇的一致性，公平兼具普惠。同时，对于特药保障和目录外费用保障，商业保险公司也应效仿政府医保目录形成自己的商保目录，实行动态调整，同时在行业协会的带领下形成采购联盟，与医药企业形成谈判机制，进一步明确待遇保障范围的同时压缩运营成本，降低超赔风险。

（三）风险调节机制

健康险市场天然的信息不对称特点使逆选择成为威胁健康险持续运营的主要原因。惠民保保费统一、起付线偏高的特点更易造成健康人群脱落，加速逆选择进程，最终导致赔付支出不平衡。如果这个不平衡没有一个制度性的机制加以调整，最终会影响到整个惠民保市场的发展，甚至会使这个产品消失。为解决这个问题，无论是美国等以商保为主体的健康险体系，还是德国等社保商保双轨制的健康险体系，都通过构建风险调节机制，设定风险保费来消除承保群体风险水平不同造成的盈利或亏损。简单来说，就是可以通过设立风险平衡基金，事前预测和事后补偿相结合，先在年初根据各保险机构投保人的相关数据，基于风险评估模型对各保险机构间在风险保费上进行调配，然后在年末针对各保险公司本年度的实际支出与事前预测的差额，进行一定比例的转移支付，最终保证公司收到的保费与其所承保的健康风险相匹配。具体到惠民保产品来看，省级监管部门可以设立风险平衡基金，通过预先的风险评估确定不同人群的风险保费，再根据各承保公司承保的人群体征在保司间形成交叉补贴，最后年底清算，对承担了更多高风险人群的保司进行进一步的事后补贴。这样可以公平合理地补偿保险方承担的风险，减少保险方对参保人群的选择，促使保险方之间建立基于管理效率和服务质量的良性竞争。

五、惠民保创新产品案例——宁波“工惠保”项目

泰康养老积极投身普惠保险领域，助力宁波“工惠保”在保障待遇、筹资方式、运行机制、推广方式、服务体验等方面积极创新，有效提高了当地百姓高额医疗费用的保障水平，切实解决了“因病致贫，因病返贫”问题。

（一）主要做法

1. 产品创新，填补保障空白

一是创新产品设计。“工惠保”在产品设计上主要体现为“一突破、两精准、三不限”的普惠型补充医保产品。“一突破”是指突破医保目录限制，开放自费用药；“两精准”是指精准保障、精准定价；“三不限”是指不限投保年龄、不限健康状况、不限职工居民，均可保可赔。二是体现补充保障。主要针对医疗费用的高额部分、自费医疗费用和癌症处方外配部分的保障，具体为：门诊特病、住院、癌症外配处方医疗费用，目录内 2 万元以上部分个人负担部分报销 100%，目录外 2 万元以上部分个人负担部分报销 80%，保障额度各 100 万元。三是突出产品特色。为癌症高额药品费用负担人群提供精准保障，助力解决患者罹患癌症后因病致贫、因病返贫的难题，加入癌症处方外配药保险金，不限药品，不限目录，为全国首创。

2. 筹资创新，整合多方资源

“工惠保”项目通过整合工会经费、银行的投保补贴、保险公司的公益基金，丰富筹资渠道，在不增加财政支出的情况下，降低参保人个人保费的支出，资助劳模、贫困职工，使广大职工享受到真真切切的实惠。一是丰富筹资来源。宁波总工会政策突破，发文《关于允许使用工会经费为职工集体投保工惠保等事项的通知》，允许单位集体投保的费用可在工会经费中列支，为全国首创。二是金融机构开展保费补贴。宁波银行出资 3000 万元，为 100 万名职工家属提供“工惠保”投保补贴。中国银行宁波市分行捐资 20 万元，为

2231位市级以上劳动模范赠送“工惠保”产品，并为通过“甬工惠”渠道投保的前2万名职工，每人提供10元的资金补贴。三是对贫困人员进行赠险。“工惠保”承保机构泰康养老通过赠险，为宁波各级工会会员中的产业工人、新业态从业人员和市级建档困难职工赠送“工惠保”约9000份。

3. 服务创新，提供医疗资源

为了使“工惠保”参保人能享受到专业便捷、内容丰富的医疗健康服务，泰康养老联合宁波市总工会引进了医疗健康服务方“宁波云医院”，通过统一采购服务的方式，共享“宁波云医院”拥有的宁波全大市各级医疗机构9500余名医生、6200余名护士资源和上海30家重大疾病协助挂号服务平台，为广大“工惠保”参保人免费提供网上专家问诊、慢病续方送药、上门医疗护理、重疾绿通预约等4大类11项医疗健康管理服务权益。

（二）取得成效

1. 提高保障水平，减轻患者负担

“工惠保”产品提高了宁波广大参保职工高额医疗费用的保障水平。例如宁波城镇职工医保参保人陈先生就收到了来自“工惠保”的16.95万元理赔款。2020年12月，陈先生因罹患重大疾病住院治疗，在宁波市定点医院住院共产生医疗费用25.86万元，其中基本医保与大病保险合计报销0.93万元，“工惠保”报销16.95万元，大幅降低了其医疗费用负担。

2. 实现重大创新，获得多项殊荣

“工惠保”项目因其创新性的产品责任、创新性的运营思路、创新性的推广模式，于2020年12月2日由宁波市国家保险创新综合试验区实施领导小组办公室批准作为“宁波市重大保险创新项目”，成为宁波市国家保险创新综合试验区首个获批的寿险重大创新项目，并获得3年创新保护期；2021年3月15日，宁波职工普惠保险平台“工惠保”项目案例在中国保险服务创新案例征集活动中被《中国银行保险报》评为“2020—2021年度中国保险服务创新典型案例”。

3. **媒体广泛关注，品牌效应凸显**

“工惠保”产品推出后，得到了社会各界的普遍赞誉和广泛认可，全国总工会新媒体、中国新闻网、新华网、光明网、环球网、新浪、中国网、浙江新闻、中国宁波网、《宁波日报》、甬派等主流媒体聚焦“工惠保”项目落地，主动对“工惠保”项目进行报道，逐步形成“工惠保”项目品牌效应。

六、惠民保可能的发展路径及商业保险公司的未来布局

尽管监管部门对惠民保的态度整体较为支持，但想要达成前述稳定的政策框架仍有很长的路要走，需要监管部门深入调研后出台整体性的配套政策。若政府有较强的支持力度，或许惠民保可以长久有效地衔接政府医保，切实降低群众的重特大疾病医疗负担。但若政府参与力度未如预期，则惠民保对所有人群一致的保费和高企的免赔额很容易使健康群体弃保，陷入死亡螺旋的陷阱，最终导致保险公司无力承担亏损停止售卖，又使老年群体和既往症群体陷入因病致贫返贫的高危风险之中。

惠民保的未来走势同样影响着商业保险公司对健康险市场的布局。保险公司想在未来形成长久的竞争力，不应逆惠民保之风口。而随着DRG支付和药品耗材集采在国内不断扩面，医保控费的红线使得患者难以在公立医疗体系内获得高端的进口药品耗材和良好的就医服务。但渴望更高质量医疗的需求是客观存在的，未来医疗服务的分级为商业健康险带来了新的机遇。因此，商业保险公司公司应当两端发力，一端在政策配套相对成熟的地区积极入局惠民保，在政府指导下探索商业医保目录，修炼自身的控费与运营能力的同时，形成与医药耗材企业的谈判能力；另一端针对中高收入人群，形成替代基本医保的高端健康保险，绕开政府医保的控费限制，为

客户提供质量更高、体验更佳的优质医疗服务。

（作者：冯鹏程，泰康养老健康保险发展中心副总经理、高级经济师；李明强，泰康保险集团战略发展部总经理；李璟媛，泰康保险集团战略发展部医院业务发展分析师）

商业健康保险参与药品支付的行业实践与思考

一、商业保险探索药品保险的背景

（一）应对不同人群的多元化健康保障需要多层次医疗保障体系

当前，随着个人卫生支出的增加、人口老龄化趋势的加剧，我国医疗保障基金收入降速将成为新常态，中长期可持续存在一定压力，需要新的筹资模式来分散风险。另外，城镇化进程加速、中等收入群体壮大、慢病人群扩大，社会保障供给能力难以跟上人民快速增长的健康保障需求，这也激发出多元化的商业健康保险需求。

1. 基本医保提供基础保障，商业健康保险保障配置提升空间大

（1）医疗保障基金筹资能力下降成为新常态，医保支付承压。2021 年，全国基本医疗保险基金（含生育保险）总收入 28710.28 亿元，较上年增长 15.55%；总支出 24011.09 亿元，较上年增长 14.16%。2021 年医保基金总收入增速较总支出增速高出 1.39%，这主要有赖于带量采购、打击骗保等医保控费组合拳的发力。尽管目前基金滚存结余较为充裕，但依然存在结构性的问题。一方面，基金中三分之一是个人账户，且基金结余的地区分布也不平衡，部分人口流入的省份结余占比较大，而人口流出的省份、老龄化程度较高的省份医保压力则很大。据 2020 年统计年鉴和 2019 年全部医疗保障事业发展统计公报数据显示，2019 年全国城乡居民医保当年结余率为4%，有7个省份的城乡居民医保出现当年结余为负的情况，分别是西藏、北京、山西、吉林、河南、福建和安徽。另一方面，职工医保结余情况普遍优于居民医保结余，城镇职工医保和城乡居民医保也存在制度和统筹层次参差不齐的情况。

从中长期来看，医保基金也存在收支平衡的压力。当前我国经济由高速增长阶段转向高质量发展阶段，叠加新冠疫情反复造成的不确定性，经济增长面临复杂风险，必然增加医保基金筹资的压力。同时人口老龄化和慢病化程度加剧，新设备、新技术、新药、新材料的使用导致医疗费用快速增长，医保基金的支出压力也持续增大。其中，由人口加速老龄化导致的退休人口数量激增是医保基金支出快速上涨的主要原因。《2020年全国医疗保障事业发展统计公报》数据显示，在城镇职工基本医疗保险费用中，2020年全国医疗机构发生费用总计11281亿元，其中，在职职工医疗费用4598亿元，退休人员医疗费用6683亿元。相比之下，在职职工参保人数是2.542亿，而退休人员仅为0.903亿，在职职工与退休人员参保人数比是2.82:1，发生费用比却是0.69:1。也就是说，在职工医保制度的3.446亿参保人中，退休人员占比仅为26%，但发生的费用却达59%。整体来讲，医疗费用增长趋势引起的医保基金运行风险不容忽视。

（2）基本医疗保险覆盖率高，但报销深度不足，医疗保障仍有一定缺口。我国医疗保障制度以基本医疗保险为主，国家医保局发布的《2020年全面医疗保障事业发展统计公报》显示，截至2020年底，医疗保险覆盖全国95%以上的人口，总人数达13.61亿，其中职工基本医疗参保人数3.44亿，居民基本医疗参保人数10.17亿。（详见表1）

表1　2018—2020年中国基本医疗保险参保情况数据表（单位：万人，%）

	2018年	2019年	2020年
职工基本医疗保险参保人数	31673	32925	34423

续表

	2018 年	2019 年	2020 年
城乡居民基本医疗参保人数	102779	102483	101677
合计参保人数	134452	135408	136100
总人口	139538	140005	141178
参保率	96.4	96.7	96.4

数据来源：2018—2020 年国家医疗保障事业统计公报。

但受报销项目范围、起付线、报销限额的影响，基本医疗保险覆盖广却保障程度有限。根据泰康人寿 2018 年理赔年报披露，51.07% 的客户医疗费用基本医保报销不足 50%，仅有 13.21% 基本医保报销比例高于 70%，近半数人群需要自行承担超过 50% 的医疗费用。若仅依赖基本医保，居民多样化医疗保障需求将难以得到满足，这也形成了对补充性商业健康保险的必然需求。

2. 慢性病、亚健康人群增大，激发个性化商业健康保险需求

慢性病是指慢性非传染性疾病，不是特指某种疾病，而是对一类起病隐匿、病程长且病情迁延不愈的疾病的概括性总称。常见的慢性病主要有心脑血管疾病、癌症、糖尿病、慢性呼吸系统疾病，主要对脑、心、肾等重要脏器造成损害，易致伤残，影响劳动能力和生活质量，且医疗费用极其昂贵，从而增加社会和家庭的经济负担。

中国疾病预防控制中心数据显示，目前慢性病致死率已居全国总死亡率之首，我国慢性病导致的死亡人数占总死亡人数的 88%，导致的疾病负担占总疾病负担的 70% 以上。慢性病已成为影响国家经济社会发展的重大公共卫生问题。与此同时，人民群众的健康意识得到增强，对慢性病的预防措施和关注度增加，这类被称为“次标体”的群体，有着强烈的投保和付费意愿，他们对健康保障的需求强烈但也一直面临花钱也买不到合适的保险的尴尬境遇。上述背景，激发了商业保险公司不断探索个性化的、针对不同带病体的、定制化的健康保障及健康管理产品的意愿，也为健康险行业带来下一个指数级增长引擎，引领行业走出健康人群“红海”、进入慢性病人群“蓝海”。

（二）深化医改进程及相关政策给商业保险补位带来新机遇

1. 医改进入深水区，支付方式改革的挤出效应明显，保障缺位亟待商业保险填补

DRG 和 DIP 都是医保支付方式改革的重要组成部分，均以实现医、保、患三方共赢，提高医保基金使用效率为目标。医保支付方式改革旨在通过调节卫生资源配置总规模、结构，促进医疗机构转变运行机制，促使医疗服务提供方主动控制成本，推进医疗费用和医疗质量“双控制”，让患者享受适宜医疗服务的同时减轻疾病经济负担。

虽然支付方式改革是破解过度医疗的关键，但同时也难以避免为控费而导致医疗不足的现象发生。过于强调控费也可能使医院缺少动力引进高端治疗设备或者特效药品对患者进行治疗，或者缺少动力进行前瞻性的临床研究、引入创新性的治疗手段，这对一部分期待获得优质医疗服务或前沿治疗方案的患者来说无疑会出现需求无法被满足的情况。而随着医改进入深水区，以及支付改革的全面推行，未被满足的优质医疗服务需求缺口也将进一步被放大。

商业健康保险作为医疗保障体系中不可或缺的重要组成部分，与基本医疗保险形成互补和衔接，可以顺应趋势覆盖此类“新刚需”的支付空档，从而具备成为未来健康保险行业增长新引擎的巨大潜能。

2. 药品集中带量采购带来行业冲击，为商业保险支付院外用药创造机会

已常态化开展的药品带量采购工作，在控费方面发挥了巨大作用。截至 2020 年，通过实行带量采购节约的药品费用总体超过 1000 亿元，老百姓尤其是慢性病人群的用药支出下降明显，但同时不可忽视的是，集采也引起了一部分原研药品“被替代”。但出于疾病控制需要、副作用耐受程度、品牌认知等方面的原因，原研药的

需求依然存在，患者自费使用非带量采购中选药品并不少见，更多通过连锁药店、民营医院、私人诊所等渠道购得。

商业健康保险作为医保的重要补充，过往对医疗费用的支付集中在重疾的住院费用报销上，随着带量采购的常态化实施，轻疾和慢病的自费用药需求已经在传统医院体系以外形成了完整的药品消费格局，也为商业保险与新型渠道结合，构筑“原研药品 + 院外网络 + 商保支付”的小闭环创造了机会。

商业保险公司针对有确切用药需求的带病群体开发健康险产品，能让患者在用药上多一种选择，通过建立商保目录，联合医药流通商，将通过一致性评价但未中标带量采购的药品，以及专利到期原研药的供给承接起来，拓宽患者自主选择药品的空间。此外，创新型健康险还可以根据药物对疾病进展的真实疗效设置不同报销比例，引导患者使用疗效好的药品，形成医疗服务和医药产业基于患者获益和疗效的良性局面，探索中国特色的药品福利管理（PBM）模式与落地方案。

此外，商业保险公司能高效衔接专业第三方健康管理体系，参照疾病进展的理赔数据，使得按依从性和远期结果相结合进行患者管理支付成为可能，并最终沉淀为以患者为中心的“好医、好药、好服务”商保健康保险解决方案。

3. 政策推动互联网医疗行业快速发展，为商业保险与互联网医疗的融合式发展铺平道路

2018 年 4 月，国务院办公厅发布《关于促进“互联网 + 医疗健康”发展的意见》，“互联网 + 医疗健康”的发展迎来新起点。2019 年 8 月，国家医保局公布《关于完善“互联网 +”医疗服务价格和医保支付政策的指导意见》，将“互联网 +”医疗服务价格纳入现行医疗服务价格的政策体系统一管理，对符合条件的“互联网 +”医疗服务，按照线上线下公平的原则配套医保支付政策。2020 年 7 月，国务院办公厅发布《关于进一步优化营商环境更好服务市场主体的实施意见》，在保证医疗安全和质量的前提下，进一步放宽互联网诊疗范围，将符合条件的互联网医疗服务纳入医保报销范围，制定公布全国统一的互联网医疗审批标准，对于互联网医疗行业的发展具有重要意义。

近几年，政策端的逐渐明朗促使互联网医疗的服务水平和专业度迅速提升，疫情的催化更加速了互联网医疗的发展进程，北京、上海、四川、广东、江苏等地陆续将“互联网＋医疗”服务纳入医保结算体系，覆盖常见病、慢性病的线上复诊购药。各地的试点突破虽然对现有支付格局影响有限，但是却为商业保险的介入设定了参照物。

虽然改革在提速，但目前医保还无法做到全覆盖，这给“商业保险＋互联网医疗”的创新提供了巨大空间。多家险企在积极自建互联网医院及云服务平台的同时，也与第三方互联网医疗平台开展广泛的合作。利用医疗数据助力新型商业保险产品研发和精准销售，通过可穿戴设备监测生命体征变化，通过线上平台提供复诊开方、运动指导、饮食建议、在线问诊、在线购药等服务，促进商业保险从支付到管理的进化，发展空间极其广阔。

二、国内商业健康保险与医药产业融合的探索与实践

作为多层次医疗保障体系的重要组成部分，商业健康保险在满足差异化医疗需求及创新药的推广应用上将起到越来越重要的作用。新时期医疗改革进入深水区，同时创新药蓬勃发展，这都为医药险模式酝酿了发展空间，医药险赛道迅速崛起，也成为商业保险公司发展的重要切入点。近几年，医药险市场逐步打开，孵化了镁信、圆心、思派等初具药品福利管理雏形的第三方平台，也吸引了行业内的众多玩家入场，医药流通商、互联网医疗平台、医药零售电商、直接面向患者的药房（DTP 药房）、商业保险公司等均积极参与其中。虽然药品保险市场活跃，但其背后的商业逻辑尚未真正打通，多方耦合尚未形成利益格局，医药险闭环的建设仍有待持续积累、探索和磨合。

（一）聚焦高值创新药、肿瘤药，特药保障责任成为医疗险标配

1. 特药险遍地开花，推动商业保险与医药领域的深度结合

特药险是致力于为医保外特药提供费用保障的一类新型健康保险，其中的“特药”主要是指用于治疗重特大疾病，费用较高、疗效确切且无其他治疗方案可替代的新药，包括抗癌所需的靶向药物、免疫药物等。与传统医疗险不同，特药险并不直接提供费用补充，而是直接赔付药品，以及提供用药指导、药品配送等服务，因此对于商业保险公司的医药资源有很高的要求，这也是商业保险公司在该业务模式里的核心能力与壁垒。

2018 年，特药险在行业内首次推出，目前主要有两种产品形式，分别为附加特药责任，与百万医疗、惠民保绑定销售；以及单独销售的特药保险。

根据 Latitude Health 数据库，2020 年特药险覆盖的药品数量明显增加，目录超过 60 种药品的产品占比大幅增加，最多扩展到 80 种以上，而覆盖少于 20 种药品的产品占比逐年缩小。目录中覆盖最多的前 10 种药品，以新纳入医保目录的高价药为主。由于这些高价药纳入医保后仍有较高的自付金额，商业保险可在医保之上对其进行有效补充。

特药险是商业保险与医药结合最深的领域，而且作为列出正面清单的医疗保险产品，门槛低、有吸引力，可作为商业保险公司的获客产品，长期也可根据医疗改革迭代更新。尽管目前该模式对特药支付的贡献量有限，但未来增长空间巨大，代表着商业保险作为医疗支付方发展的未来。

2. 创新支付模式，为高价特药打开医保支付外的一扇窗

特药险的推出为高价特药开启了一扇窗。部分高价创新药物开始主动寻求医保之外的市场，定向针对患者人群的创新支付模式也逐步形成。目前特药险的创新支付模式主要有以下几种：（1）药品

福利，是指用药品折扣 / 福利的方式，提高昂贵药品的可及性，降低患者用药负担，同时也可激励患者更好地遵从医嘱;（2）疗效保障，主要是指为用药不获益的患者提供费用补偿，增强患者对疗效的信心；（3）药品分期支付，适用于治疗费用确定同时金额较高的产品，保险作为金融工具，可以提供分期支付。

创新支付模式初期由第三方管理公司（TPA 公司）发起，帮助商业保险公司建立起与药企对话的通道。该模式目前已经成为肿瘤特药上市的“标配”，根据《中国肿瘤特药支付报告（2020）》，2019 年创新支付模式为患者承担了约 30 亿元的负担。虽然基于现有合作模式，商业保险仅承担产品设计和支付通道，作为销售渠道的作用尚未显现，但未来发展空间较大，商业保险将承担更重要的支付方角色。

3. 惠民保蓬勃发展，成为特药市场的新兴支付通道

2020 年以来，惠民保即城市定制商业健康险如雨后春笋般在全国各地铺开。根据银保监会数据，截至 2021 年 10 月上旬，惠民保全国参保人数突破 7000 万，保费超过 70 亿元。区别于传统健康险，惠民保具有低保费、宽门槛、高保额、承保已病人群、政府支持及“一城一险”的特征，其保障范围衔接基本医保，一般为经医保报销后，再报销医保目录内的医疗费用和特定药物。

对于创新药企而言，受药品零加成、带量采购政策影响，未中标的药品开拓院外市场势在必行，获取新患者、留住老患者成为每家药企的刚需。随着全国 100 多个城市惠民保的扩张，惠民保系列产品的特药目录已经成为药企不能放弃的市场。

特药责任保障是惠民保中的一项重磅责任，也是其核心卖点，大约 8 成惠民保提供了特药保障。一般来说，每个惠民保平均有 10—20 个特药产品，药品数量明显少于百万医疗险的特药目录。其中，“北京普惠健康保”和“乐城特药险”保障药品种类最多，涵盖 100 种特药，包括 75 种海外特药和 25 种国内特药。目前，国内外创新特药研发进展加快，特药品种体量较大，面对全国乃至全球范围的众多特药品种，如何精准锁定特药目标，最大限度满足群众的保障需求，是普惠险特药目录制定的关键。

在群众健康保障需求日益增长的前提下，普惠险特药目录也将随着出险数据的积累和基金池的持续稳定运行覆盖更多种类的药品，并从单纯的肿瘤用药逐步扩大到罕见病，甚至涵盖更多疾病类型的创新药，提升特药遴选的需求导向、科学导向和价值导向。

（二）探索高风险人群保障，慢病保险市场的本土化创新

在过去的几年里，个人健康险一直保持了较高水平的增长，但是从产品端来看，投保条件明显对年轻人更为友好；而医疗费用压力较大的慢病患者和老人反而被商业健康保险“拒之门外”，保险产品供给不足。

慢病人群如何实现风险可保，是行业一直在积极探索的重点和难点。目前商业健康保险不仅在逐步提高投保年龄上限，而且努力增加针对高血压、糖尿病等特定慢性病群体的健康保险产品供给，不断完善产品设计，丰富健康管理服务，更好地满足市场需求。

1. 由药企或流通企业主导，探索“以药为主，以险为辅”的慢病商保解决方案应运而生，旨在降低特定慢药品种的药费支出

2021 年，阿斯利康发起“心享未来药品福利保障计划”，设计了 3 年、5 年两套保障方案，主要针对规律使用倍他乐克的患者提供包括药品福利和高血压并发症保障在内的解决方案。以 3 年的保障方案为例，患者前 18 个月可以到指定药房购药，后 18 个月享受药费报销，缓解了用药负担的同时，还可以享有并发症保险保障——入组期间，如果出现急性心肌梗死，患者可以获得最高 4000 元的保险赔付。

上海亿保健康整合了线下药店资源保障药品供应，与商业保险公司合作在 2021 年陆续推出了“老白慢病保”系列商业保险产品，针对痛风、高血压、糖尿病等常见慢性病，制定专属慢病药品目录、理算规则与服务方式，商业保险对目录药品给予一定比例的报销，

降低慢病患者的药费支出。

2.“健管 + 医药 + 商保”的本土化创新——由医疗服务、药品供应、保险公司多方联合主导，各施所长，探索管理型商业保险产品的综合解决方案

众安保险携手阿里健康共同推出面向乙肝患者的“医 + 药 + 保”一体化的百万医疗保障服务（以下简称“乙肝保”），不仅给患者提供用药和财务方面的保障，同时还可以协助患者关注日常健康管理，获得肝癌早筛优惠、疾病监测等全方位健康权益，实现对乙肝患者“医 + 药 + 保”全病程的保障。相比于传统慢病保险只保药品，乙肝保则是围绕专项疾病而设计的健康管理新模式。

众安还依托其患者福利平台“橡树健康”与制药企业、器械厂家、康复服务公司为房颤患者提供包括药物治疗、日常管理、手术报销、术后康复的综合性保障计划。

（三）常见病保险市场探索“互联网 +”融合，用高频服务提升商业保险用户感知

家庭常见病症，因其症状轻、病程短，且发病具有一定偶发性和突然性，因此，尽管相关药品医保可以覆盖报销，然而由于往返医保定点医院费时费力，患者多选择自主线上或线下购药。而在线下购药方面，由于医保定点零售药店覆盖密度有限，患者难以在线下获取药品的支付保障。与此同时，近年来我国消费者已经逐步培养起线上购药习惯，且新冠疫情进一步助推了医药电商的发展。2020 年疫情期间倡导减少接触，一方面培养了人们线上求医问药的使用习惯，另一方面提高了人们的健康意识，当年药品终端市场线上终端增速高达 59%。

传统的健康险，保障责任主要涵盖住院服务，而且免赔额较高。大病发生率低，用户对商业保险产品的感知力低、获得感弱，是商业医疗保险的痛点，可以报销患者日常门诊费用和药品费用的门诊险也应运而生，但对于线下高频的常见病门诊服务及药品报销，因

控费压力大而普遍缺乏产品供给。

互联网医疗行业的快速发展，为线上门诊险的推出提供了契机。线上门诊险不仅在一定程度上填补了市场需求的空白，提升了百万医疗险的产品竞争力，全面增加了用户黏性，覆盖就医服务全需求，而且也能积极赋能药企，进一步提升药品的可及性。

三、国际上药品支付的实践与经验借鉴

商业健康保险在医疗保障体系中的定位决定了其在药品支付中的角色作用，也决定了商业保险药品目录的主要模式。下面以典型商业保险模式的美国、典型社会保险模式的德国、典型全民医保模式的英国和法国作为案例分别介绍。

美国的医疗保险体系以商业健康保险为主，其药品目录采用正面清单模式，且具有高度市场化构建的特征。由于美国药品福利管理行业的发展，商业健康保险的药品目录除了由保险机构设计外，药品福利管理公司也会设计并匹配给保险机构和产品。在药品目录的设计原则上，具有同时界定商品名和规格、药品分层、使用限制的共同特征。药品分层是指对药品进行有效、安全、经济等因素的综合价值评估，根据评估结果进行目录分级，药品价值等级越高，保障水平越高。一般来说，大多数通用处方药、仿制药为高价值类药品，非首选的品牌药或高价药品为低价值类药品。使用限制则分为事先授权和阶梯疗法，以此来约定药品的适用情况。在控费方面，美国实施医药分离的制度，由药品福利管理公司连接保险机构、医疗服务提供方、药品供应和流通方、患者，并在赔付支出的控制上发挥重要作用。激烈的市场竞争也使各家保险公司对资金和支付的管理十分严格，约束了医疗服务提供者和患者的行为。[①]

---

① 中国保险行业协会、中国卫生信息与健康医疗大数据学会、太平洋健康保险股份有限公司:《商业健康保险目录的标准制定与长期发展》。

德国是“双元制”健康保险体系，以法定健康保险为主、商业健康保险为辅。商业健康保险针对高收入人群，其中替代型为主，补充型为辅。德国保险药品目录为负面清单模式，排除适用于轻微症状的药品、低效药品、保健药品和大部分非处方药品后，原则上所有处方药获准进入市场就自动纳入医保赔付范围。[①] 与法定健康保险相比，商业健康保险的药品目录清单排除规则更为友好，从而扩大了药品覆盖范围，同时对于目录内的药品有更高的赔付金额和更少的使用限制。商业健康保险行业高度自治，行业协会基于便利性、质量和经济效率的原则代表成员参与药品目录评估，并动态调整与新药上市速度相匹配，同时与制药企业等进行谈判，商定与数量相关的药品采购价格和支付金额，因此创新类药物的可及性在商业健康保险参保人中得到了很好的保障。据统计，商业健康保险参保人创新专利药品的处方数量占比约为 27%，而法定健康保险参保人创新专利药品的处方数量占比仅为 6.6%。正是商业健康保险对创新类药物所持的开放态度，使它成了药品创新最重要的推动力量之一。[②]

英国的国家卫生服务体系（NHS）基本覆盖所有国民，商业健康保险主要针对收入较高的人群，约 11% 的英国居民拥有商业健康保险保单[③]。商业健康保险药品目录由各保险机构自行决定，在国家卫生服务体系药品目录基础上进行补充衔接，采取正、负面清单结合的机制，与国家卫生服务体系相比，负面清单排除范围更小，正面清单引入先进治疗方法且不受疾病种类和事先授权的限制。相较于国家卫生服务体系，商业健康保险在齿科、心理等专科上扩展了药品的赔付范围，对于癌症等重大疾病有更全面的保障。但由于英国商业健康保险在医疗保障体系中并不占据主导地位，所以在药品

① 邵晓军、蒋伊石：《商业健康保险在德国医保体系中的定位与策略》，《保险理论与实践》2021 年 10 期。

② 邵晓军、蒋伊石：《商业健康保险在德国医保体系中的定位与策略》，《保险理论与实践》2021 年 10 期。

③ 贾宇飞、于保荣：《商业健康保险在医药费用支付中的作用及国际经验》，《卫生经济研究》2020 年第 5 期。

给付中的作用和管理水平也都相对有限。

在法国，几乎所有人口都可得到公共医疗保险的保障，因此商业健康保险以补充保障—自付保障为主。虽然社会医保覆盖范围广泛，但是自付比例较高，在药品方面，仅有极少数的危及生命和长期用药支付比例为 100%，大部分药品的支付比例在 65%—100%，大约 35% 的药品支付比例低于 30%[①]。商业健康保险在药品支付方面主要关注自付部分的保障。

四、面向药品生态链的整体解决方案：行业的创新实践

基于自有大健康生态战略，部分勇于探索创新的行业主体将线下医疗与线上保险相结合，链接药企和医疗服务机构，积极打通医药险闭环。在医药险领域，行业主体不断探索、创新，推出覆盖线上线下，从健康人群到已病人群在特药、慢病用药、家庭常备药物方面的药品保障，致力于为客户提供医药健康的整体解决方案。

（一）特药领域：提供可及、有支付价值的产品

特药通常是指针对重大疾病、疗效确切、价格高的创新药物，其对患者、医疗卫生系统及社会有延长寿命、提高生活质量、延缓疾病进展、减少医疗费用及促进经济发展等多方面价值。中国每年新发约 400 万癌症患者，“健康中国 2030”提出总体癌症 5 年生存率提升 15% 的目标，特药可及性有助于实现这一目标。但此类药物国内外研发进展快速，目前存在医保覆盖程度不足的实际问题，从而为商业保险提供了发展空间。

① 中国医药创新促进会、中国外商投资企业协会药品研制和开发行业协会：《构建中国医药创新生态系统系列报告第三篇：多层次医疗保障体系，助力人民健康和产业高质量发展》，2021 年。

1. 特药保险产品设计与行业实践

目前，市场上的特药保险产品可以分为健康人群的特药保险和已病人群的特药保险，普遍以附加险的形式存在，其主要目的是补偿客户医保保障外的支付能力。

健康客户普遍对重大疾病具有高保障需求，尤其是针对恶性肿瘤治疗的优质先进诊疗手段，比如昂贵的靶向药和免疫疗法，基本医保覆盖能力有限的同时对客户的自费支付能力要求颇高。因此，能够提供特药保障的商业健康保险成为补偿健康客户基本医疗保障外支付能力的必要选择。2019 年泰康在线推出的“药神保”即属于典型的健康人群特药保险，并迅速发展成为百万医疗险的标准配置。“药神保”选取社保外自费负担最重、最刚需的肿瘤用药，突破性地首次打通商业保险与医药行业，促进了双方的深度融合，为打通商业保险与医疗产业奠定了基础。

已病人群尤其是肿瘤患者的医疗费用开支巨大，而且他们罹患重疾后，对于特定病种诊疗路径下的药品依从性较高，高昂的长期用药花费报销和长期用药后的疾病进展保障是此类客户迫切需要的。对于此类客户的特药产品设计开发更立足于客户根本需求，聚焦于优质的单病种特药目录，提高客户用药依从性的同时降低疾病进展概率，通过保险保障增强已病客户的用药信心。近年来已有诸多成熟的创新支付项目案例，如中国初级卫生保健基金会、泰康在线与镁信健康推出的“泰愈新生”肺癌患者保险等，创新支付项目链接医药生态企业、第三方公司和保险公司，切实帮助患者以更低的成本更便捷地享受到前沿的药品和医疗服务，同时通过有效的随访和追踪疾病进展主动发现患者的疾病进展信号。

2022 年，对带病体保险保障的探索从特药责任延伸到单病种复发转移保障上，乳腺癌患者复发保险的推出是商业健康保险在带病体保险上的又一重大创新。如“好效保·粉红卫士”既为患者复发提供风险保障，还附加乳腺癌治疗所需的全面用药目录，为患者解决院外购药难题保驾护航。

2. 特药目录设计思路与进展

特药目录的设计以临床价值作为需求导向，与基本医保目录联动形成有益补充，从而达到满足保障需求、提高保障效率、最大化资金保障效用的目的。由于我国药品审批的监管现状，国内实际获批的特药药品种类和适应证与国际先进水平相比仍存在较大提升空间。2018 年，国务院赋予海南省全国唯一的临床急需进口医疗器械和药品（不含疫苗）的审批权，允许在博鳌乐城国际医疗旅游先行区使用国内尚未注册、国外已经上市的创新药械产品。截至 2021 年底，累计药品首例应用已有 58 种。此外，2021 年广东省启动“港药通”计划，引入临床急需、香港已经上市并有成功的临床应用经验且内地无同类注册产品的药品、医疗器械。将此类国内虽未上市但基于先行区特许药械政策的药品目录补充至保障范围，能够为解决患者在优质特药的药品负担方面提供创新的支付方案。

3. 特药服务：打造医生处方 + 保险审核 + 配送直赔特药闭环服务体系

在特药服务供给方面，优质三甲医院受限于院内药品目录品规数量，难以在院内覆盖全面的创新特药品类，专家出具的最新治疗方案尚需解决院外药品供应问题，因此院外直接面向患者的药房直赔网络的覆盖是特药服务的保障基础。与此同时，下沉区域医疗信息存在闭塞，医生获取最新治疗方案能力较弱使患者特药可及性也受到影响，布局优质的专家网络方可解决下沉区域患者先进特药的保障覆盖问题。此外，从近几年的特药保险产品经营情况来看，健康客户的特药理赔非常有限，同时由于特药在国内的适应证拓展与国外部分国家不同步，以致国内无法使用国外上市药品品种及未审批的适应证，打通海南及大湾区先行先试特药品种的服务链路可以进一步扩大保障范围。

构建医生处方 + 保险审核 + 配送直赔特药闭环服务体系，方能在满足优质医疗服务供给的基础上发挥商业保险的兜底作用，真正提高创新特药的科技性，缓解人民群众的高额药品费用负担。处方审核、保险核赔、购药直赔等都是保险公司攻坚健康保险必备的专业化运营能力。

（二）慢病用药：为慢病人群提供药品支付 + 疾病管理 + 药事服务的综合解决方案

据《中国居民营养与慢性病状况报告(2020年)》，2019年，慢病患病人数合计约为8亿，受人口老龄化、城镇化加速发展等诸多因素的影响，我国疾病谱已发生变化，未来慢病人群基数仍将不断扩大，且患病率数据也正在呈现增长趋势。慢病患者通常需要长期、定期服药以控制病情，据《2021年慢病用药零售市场与消费行为分析》报告显示，2020年慢病用药在医院、社区中心、卫生院以及中国城市实体药店终端合计销售额达3078亿元。绝大多数慢病用药品种均为临床长期使用，同一品种分为原研药品（多为跨国制药企业的进口药品）和仿制药品（多为国产药品）。2018年国家医保局成立并推行医保药品国谈后，以及受到带量采购影响，慢病原研药品被挤出医保和/或医院药品目录，以立普妥（阿托伐他汀钙片）为例，根据河南医药采购平台的数据，2019年3季度销售额为1.43亿元，而2021年3季度销售额腰斩为仅0.71亿元，原研药品院内销量下降，也侧面反映了原研药品正在被挤出医院，患者对此类优质原研药品的需求在医院内无法被满足。

1. 慢病用药的保险产品设计与行业实践

慢病客户是保险市场普遍认为承保风险较高的人群，在承保评估中属于次标体人群，传统的核保结论一般是除外承保、加费承保、延期承保或拒保。但是慢病人群的保险需求普遍存在。商业保险公司在医疗险经营的过程中，经常会遇到慢病客户，比如三高、乳腺结节、甲状腺结节、肝病等慢病患者无法正常通过健康告知获得医疗险保障的情况。另外，2021年10月银保监会发布《关于进一步丰富人身保险产品供给的指导意见》，提出，加快满足70岁及以上高龄老人的保险需求，对既往症和慢性病的人群给付合理保障。市场和监管的导向都推动了可承保既往症和慢性病人群的商业保险的发展。

慢病客户的典型医疗需求是解决慢病药品长期服用带来的高昂医疗花费开支。尤其是价格偏高的原研药品，在带量采购后大量掉标医保采购，客户需要自费支付长期用药开销。基于以上慢病客户和医药生态的需求痛点，慢病人群保险保障方案设计上应涵盖用药报销、并发症住院报销、重症给付等保障责任，同时还需要配套提供优质的健康管理服务，通过后续长期用药服务和病程追踪管理，控制疾病进展，把“防治结合”的理念落到实处，全面形成多层次、多元化的慢病防治和健康促进体系。

对于下沉市场的慢病患者来说，就医面临诊疗水平相对有限且用药品种选择少的现实问题。同时在保障方面，患者以新农合为主，仅能为其提供住院费用报销。下沉市场老龄化问题突出，以中老年人为主的慢病患者人数多，保障不足，除了极贫困地区，县域及农村市场慢病患者的治疗意愿和付费能力并不差。这些因素均给商业健康保险留出了发展空间，针对三高慢病人群设计包含用药目录和并发症保障的保险产品，打造灵活可变的产品体系，满足不同疾病、不同年龄、不同购买力的患者的需要。在商业慢病保险业务推广中，应向下沉淀基层市场商业保险医药服务网络，向上链接药品生产企业，引入最适宜项目模式的药企资源和药品品类，不断优化商保药品目录，提升保障深度，不断探索针对慢病人群的创新支付解决方案。

2. 慢病用药服务：打通互联网医院网络，解决慢病药品处方可及性

针对慢病人群和慢病药品的健康险解决方案需要深度整合药品流通资源，衔接商业保险与购药福利，在降低患者用药负担的同时，打通慢病管理过程中在线问诊、药品购买、保险赔付、送药到家等环节，为客户提供高质量原研药品，弥补医保慢病优质药品覆盖度低的问题。2021 年，慢病互联网问诊购药直赔服务陆续落地，可支持自动核赔及人工核赔灵活组合，在保险风控的同时提高慢病客户购药直赔便捷性，提高原研慢病药品可及性。

（三）家庭常备药物：链接互联网医疗，提升用户感知

1. 家庭常备药品的保险产品设计与行业实践

健康客户始终是传统保险产品承保的主力人群，承保过程中普遍伴随健康告知、等待期等核保手段进行客户甄选。此类客户的大病发生率整体偏低，若购买高免赔额医疗险，则很可能多年缴费却没有发生理赔，客户感知偏弱，导致优质客户的续期和续保脱落。但是，此类客户的高频门诊需求和常用药品需求普遍存在，通过解决其头疼脑热等小病时购药的便捷性和优惠力度问题，能够提高该类客户的保险理赔感知，使更多客户能够体会到保险的保障温度。

以“微医保·门诊险”为例，该产品 2019 年作为健康保险产品的补充上线，让消费者小病看门诊也可以获得补偿，减轻消费者的看病负担，使其享受更全面的健康保障。2020 年，该产品进一步升级，增加互联网门诊责任，搭建在线问诊购药直赔服务体系，丰富客户保障。该产品通过对药品目录的管理获取一定的药品折扣，结合常见病的发生率，为客户提供高性价比的在线门诊保障和在线购药服务。“神农保中药险”产品则是商业健康保险在互联网中医药领域的首次试水，该产品面向 0—80 岁居民承保，提供中药保障与 45% 的报销比例，同时提供药品直赔、线上复诊、代煎调剂、送药上门等服务，进一步覆盖中药保障。

2. 家庭常备药服务：打通互联网药店 + 商保直付，解决购药便捷性

围绕家庭常备药品的服务需要，进行以客户服务体验为中心的服务流程整合设计，在既往先问诊再购药的业务模式基础上，升级为购药商城是更满足客户消费习惯的流程设计。在专业化运营服务能力建设上，商业保险公司可以基于常见病症遴选药品目录建设自选药品商城，购药直赔全流程串联，并提供专业医生 7 × 24 小时在线接诊，便捷解决常见疾病问诊需求，搭建全国 O2O、B2C 及到店自提药品供给

服务网络，打破药品服务供给的区域限制，同时沉淀药品服务数据，为后续药品目录迭代升级及“保险 + 服务”创新探索提供有力支持。

五、疾病管理体系助力药品保险专业化经营：背景与展望

（一）疾病管理体系的背景

根据联合国发布的 2019 年《世界人口展望》报告，世界人口平均预期寿命已达到 72.6 岁，比 1990 年提升了 8.4 岁。心血管病、艾滋病等疾病逐渐从致死性疾病变成可控制的慢性疾病，曾经被认为是不治之症的癌症，目前正在逐渐慢病化。2016 年，国务院发布《“健康中国 2030”规划纲要》，把人民健康提升到国家战略层面，医疗卫生体系发展理念从“以疾病治疗为中心”向“以健康促进为中心”转变。

保险行业自建疾病管理体系有其独特的时代背景。一方面，自建疾病管理体系是保险公司健康保险业务可持续发展的需要。近年来，健康保险保费在保持高速增长的同时，其成本控制和赔付风险也不容忽视。自建疾病管理体系，能够让用户更持久地维持健康或控制病情，带来更少的疾病赔付，从而支撑健康险可持续经营。同时，疾病管理体系为保险公司提供了探索生态合作的重要路径。通过疾病管理体系，保险公司可以在药企创新支付项目中为用户提供购买药品、保险赔付、健康管理的多元服务，实现“医 + 药 + 险”业务链条互通，提供真正意义上的大健康服务。另一方面，关注健康也是客户的需求。保险客户对服务的诉求不再限于挂号、绿通等传统保险服务，对带病诊疗等全生命周期服务的需求也日渐增长。以泰康在线为例，截至 2022 年 4 月，其疾病管理体系已覆盖 9 万余人，其中在长程管理中的医疗险理赔后的肺癌、乳腺癌客户均超过 4000 人；在药品场景中，该体系为医疗险特药责任完成近 2000 例用药合理性判断，也为近万人

提供了院外口服抗癌药的用药管理服务。

（二）疾病管理体系在药品服务领域的经验

健康保险理赔聚焦的病种，也正是医药行业主体在产品研发、销售上最关注的疾病领域。保险公司构建的疾病管理体系，可以在肺癌、乳腺癌、冠心病等疾病领域为患者群体提供基础的院外病程管理服务，帮助患者正确用药，获得更好的临床效果，也帮助医药行业主体积累真实世界的患者数据，以更好地推动研发和服务的质量改善。

以晚期肿瘤患者为例，服用化疗药及特药容易产生腹泻、恶心、呕吐、皮疹、口腔溃疡、甲沟炎及高血压等不良反应。一些药物的不良反应具有滞后性，并不能在医院及时发现并处理。居家用药时，部分患者因缺乏对不良反应的了解，易出现自行减量、停药或换药等行为，影响治疗效果。

泰康在线某药品保险项目涉及 7000 多名肿瘤患者的院外用药管理，完成随访的患者中至少有七成的人产生过不良反应，这些不良反应导致部分患者自行减药、停药或换药。在专业的随访管理后，患者有机会恢复正常用药。（详见图 1）

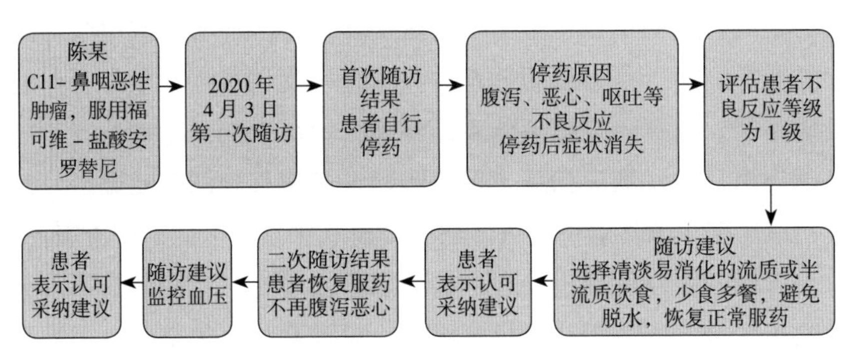

图 1　泰康在线某药品保险项目患者随访管理示意图

在用药管理中，接受 6 个月随访管理试验组的药物持有率（MPR）属于高值区间 (MPR>0.6) 的人数略高于对照组（剔除仅购药一次的患者）。对于其中用量最大的 3 种药品，6 个月的随访管理可以平均提升福可维购药量 7 片（约 1 周药量），泰瑞沙 37 片（约 5 周药量），乐卫玛 17 片（约 2 周药量）。

（三）疾病管理体系的未来

疾病管理体系在肿瘤特药领域积累了较多服务经验，后续还将在用药人群更广的慢性病和常见病领域积累服务经验和数据。和肿瘤类疾病不同的是，非肿瘤类慢性病的病程更长，患者的急迫程度相对较轻，且人群规模会更大。随着多个病种领域的患者服务经验的持续积累，该服务体系将为各类医药领域创新支付项目提供强有力的专业化服务和数据支撑，成为各个行业主体在医药生态领域合作的重要基础设施。

（作者：丁峻峰，泰康在线副总裁；张婷，泰康在线健康险事业部；张晶泽，泰康在线健康险事业部；冯刘阳，泰康在线健康险事业部；陈驰，泰康在线健康险事业部）

从百万医疗到长期医疗：商业医疗险产品创新实践的逻辑思考

乘着健康险蓬勃发展的东风，我国商业医疗险也步入百家争鸣、万花齐放的繁荣期。伴随着2016年百万医疗险的一炮走红，商业医疗险有效补充医保范围外空缺的市场定位逐渐凸显。高免赔额带来的高杠杆奠定了百万医疗险的创新底色，但市场对其“不可持续性”的质疑一直是短期百万医疗险的“阿喀琉斯之踵”。随着监管发文规范保险公司长险长做、短险短做的商业医疗险经营理念，费率可调型长期医疗险将商业医疗险的创新点逐步指向了保障范围的优化和保险期间的延长。

一、商业医疗险市场的发展变化

近几年，外部大环境的变化和国内人民健康意识的提升促进了健康险的高速发展。2010—2020年，我国健康险保费增速年化近30%。2016—2020年，健康险市场实现保费收入翻番。（详见图1）我国健康险主要以疾病险为主，其中医疗险与疾病险大体呈现三七开的局面，且医疗险占比持续提升。

我国社会基本医疗保险制度采用“保基本、广覆盖”的制度框架，以医保目录作为基础控费手段之一，可以有效扼制过度医疗、医疗滥用等现象，控制医疗费用上涨；此外，在报销目录内又有起付线、赔付比例、封顶线的设置。而医疗行业是技术高度敏感型行业，医疗水平日新月异，例如CAR-T细胞免疫疗法，一针就能使部分血液癌细胞清零，实现了癌症治疗领域的重大突破，但在最新的医保目录谈判中因为价格超过医保基金压力线而没有成功进入。因此，客观存在的医疗保障缺口是商业健康险发展的天然土壤。

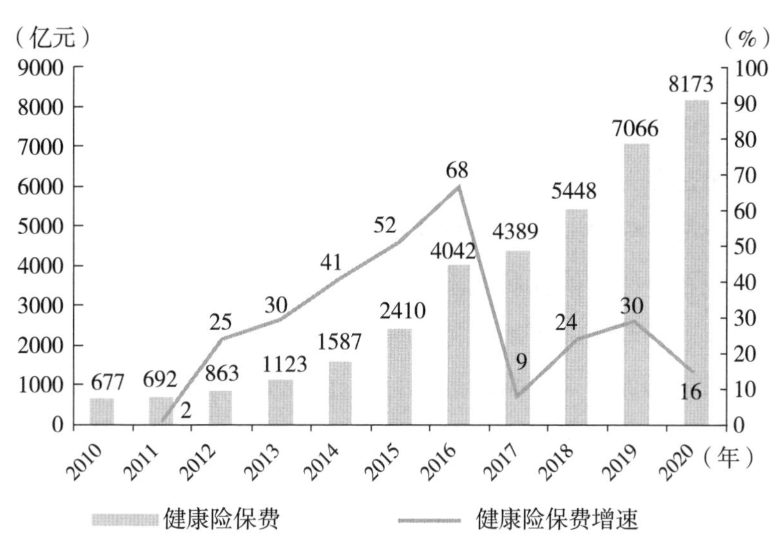

图 1　2010—2020 年我国健康险保费规模及增速

商业健康险的发展进程与我国医保政策的演变紧密相连，起初，保险公司主要以参与新农合和基本医保经办的角色出现。2006 年，保监会颁布《健康保险管理办法》，这是我国第一部健康保险专业化监管规章，商业健康险进入快速发展的阶段。

作为商业健康险组成部分的商业医疗险早期主要以补充社保范围内住院费用的附加险形式存在，报销额度较低。20 世纪 90 年代开始，随着外籍外派员工在国内医疗需求的增多，高端医疗险迎来了发展机遇。

商业医疗险发展的拐点在 2016 年前后，国内保险公司相继推出代表公司品牌的百万医疗险，如泰康健康尊享系列、平安 e 生保系列、众安尊享 e 生系列，一经推出便迅速走红成为爆款医疗险。百万医疗只是一个约定俗成的叫法，它实质上是泛指 2016 年以来的一类高保额的医疗险产品，一般来讲具有高免赔额、高报销比例、突破社保目录以及以短期险形式实现长期保障的特征。正是因为具有上述特点，短期百万医疗险产品改写了中国商业医疗险的发展进程，各公司凭借百万医疗险迅速做大国内医疗险市场。百万医疗险产品的开发，采用在初始品牌下不断迭代升级的策略，同时以住院责任为核心对产品进行保障责任升级。以众安尊享 e 生为例，自诞生以来经过 18 次迭代，产品升级方面包括扩展特需国疗责任、重症轻症给付责任、重症津贴责任、海外医疗责任、家庭共享免赔额等。寿险公司是百万医疗险的主要参与方，其市场份额约占 47%，专业健康险公司份额约占 28%，财险公司承接了剩下的 25%。

早期百万医疗险保障期限主要以一年期为主。究其原因，一方面是医疗通胀较高，且疾病持续理赔风险不确定；另一方面是当时监管对保证续保有着严格的规定，不允许调费，锁定费率前提下定价难度太大。2020 年 3 月，银保监会办公厅下发《关于长期医疗保险产品费率调整有关问题的通知》，正式允许保险公司自主开发费率可调的长期医疗险。同年，平安、太平洋、泰康、人保、新华均推出保证续保 10 年期以上的长期医疗险。由于长期医疗险风险较高，目前只有几家头部保险公司的长期医疗险获批上市。长期医疗险尚属新鲜事物，且在长期医疗险上市前，市面上已有承诺续保、不因健康状况拒保等续保方式（已被监管禁止），容易与保证续保混淆，因此市场对长期医疗险保证续保仍不敏感，直到 2021 年第一季度，长期医疗险新单保费开始迅猛增长。

长期医疗险的出现填补了医疗险长期保障领域的空白，在此之前，短期医疗险最大的弊端在于续保机制。在续保实务中，若被保险人在上一保险期间没有发生理赔，通常能自动核保进入下一保险期，且享受无等待期的续保优惠；但被保险人若发生重大理赔，通常会被核保拒之门外，而保险公司最多负担保险期结束 30 日内的相关医疗费用，后续医疗费用只能通过社保报销和自付消化。因此长期医疗险的保证续保条款相较于短期医疗险具有绝对优势，能够有效延长保障期限，更具竞争力，具有较好的发展前景。但也应清晰认识到，长期医疗险带来的额外风险，如医疗通胀风险、死亡螺旋风险等。

二、短期百万医疗险的创新实践

（一）百万医疗险的主要形态和创新点

1. 百万医疗险的主要形态

百万医疗险，顾名思义，承保的是客户的医疗费用支出，且保额水平通常达到百万元。作为费用补偿型医疗保险，百万医疗险通常与医疗费用挂钩，产品定位清晰。

市场上百万医疗险的标配责任主要为一般医疗保险金，包括住院医疗费用、特殊门诊医疗费用、住院前后门急诊费用等。部分百万医疗险产品含有重大疾病医疗保险金、恶性肿瘤医疗保险金、特定疾病及手术医疗保险金、质子重离子医疗保险金、恶性肿瘤特定药品费用医疗保险金、院外药品费用保险金、类重疾的小额津贴等。以下为两款市场上较为常见的一年期百万医疗险的产品形态。（详见表 1）

表 1　一年期百万医疗险产品形态比较

<table>
<tr><td colspan="3">公司名称</td><td>xxxx</td><td>xxxx</td></tr>
<tr><td colspan="3">产品简称</td><td>xxxxxxx</td><td>xxxxxxx</td></tr>
<tr><td colspan="3">主附险</td><td>主险</td><td>主险</td></tr>
<tr><td colspan="3">交费方式</td><td>年交</td><td>年交</td></tr>
<tr><td colspan="3">医院类别</td><td>二级及以上的公立医院普通部</td><td>二级及以上的公立医院普通部、上海市质子重离子医院</td></tr>
<tr><td colspan="3">投保年龄</td><td>0—60 岁</td><td>0—60 岁</td></tr>
<tr><td colspan="3">续保方式</td><td>非保证续保</td><td>保证续保 5 年</td></tr>
<tr><td colspan="3">最高续保年龄</td><td>最高续保至 105 岁</td><td>最高续保至 80 岁</td></tr>
<tr><td colspan="3">调费上限</td><td>—</td><td>—</td></tr>
<tr><td rowspan="6">医疗保险金责任</td><td colspan="2">特定疾病范围</td><td>100 种重疾 +121 种罕见病</td><td>120 种</td></tr>
<tr><td colspan="2">免赔额形式</td><td>社保不可抵扣免赔额</td><td>社保不可抵扣免赔额</td></tr>
<tr><td rowspan="2">给付比例</td><td>一般疾病</td><td rowspan="2">100%/60%（社保罚则）</td><td rowspan="2">100%/60%（社保罚则）</td></tr>
<tr><td>特定疾病</td></tr>
<tr><td rowspan="2">年度免赔额</td><td>一般疾病</td><td>1 万元</td><td>1 万元</td></tr>
<tr><td>特定疾病</td><td>0 免赔</td><td>0 免赔</td></tr>
</table>

续表

<table>
<tr><td rowspan="4">医疗保险金责任 *</td><td rowspan="2">年限额</td><td>一般疾病</td><td>300 万元</td><td>200 万元</td></tr>
<tr><td>特定疾病</td><td>600 万元</td><td>200 万元</td></tr>
<tr><td colspan="2">年度总限额</td><td>600 万元</td><td>400 万元</td></tr>
<tr><td colspan="2">无理赔优待</td><td>—</td><td>—</td></tr>
<tr><td colspan="3" rowspan="2">其他必选责任</td><td>1. 质子重离子：600 万元，100% 赔付，床位费限 1500 元 / 天</td><td rowspan="2">恶性肿瘤（重度）津贴：1 万元、一次为限</td></tr>
<tr><td>2. 恶性肿瘤院外特定药品费用：600 万元，100% 赔付</td></tr>
<tr><td colspan="3" rowspan="3">可选责任</td><td>1. 重大疾病：1 万</td><td rowspan="3">—</td></tr>
<tr><td>2. 重大疾病津贴：100 元 / 天，每次住院限 30 天，最多累计 180 天</td></tr>
<tr><td>3. 免赔额豁免</td></tr>
<tr><td rowspan="3">风险管控措施</td><td colspan="2">保证续保期间内给付</td><td>—</td><td>—</td></tr>
<tr><td colspan="2">单项限额</td><td>有</td><td>—</td></tr>
<tr><td colspan="2">药品或器械清单</td><td>有药品清单</td><td>—</td></tr>
<tr><td colspan="3">费率折扣</td><td>3 人及以上投保 95 折、非吸烟体折扣</td><td>—</td></tr>
</table>

2. 百万医疗险的创新点和突破

百万医疗险作为商业医疗险领域的爆款，一举成为近几年医疗险的最大增长点。低端医疗险仅补充社保目录内超出社保报销比例的部分，而高端医疗险定位高净值人群，重点在于提供医疗过程中全方位闭环服务。百万医疗险的繁荣填补了商业医疗险市场上中端系产品的空白。百万医疗险产品成功引爆市场的原因有以下两点：

一是弥补了低端医疗险未能覆盖到的社保目录外的部分，完善了商业医疗险产品体系，扩展了商业医疗险覆盖人群。图 2 为泰康人寿某医疗险经验理赔数据，赔付比例在 80% 以下的人群占比达到了 96%，客观存在的社保报销缺口成为百万医疗险发展的天然土壤。

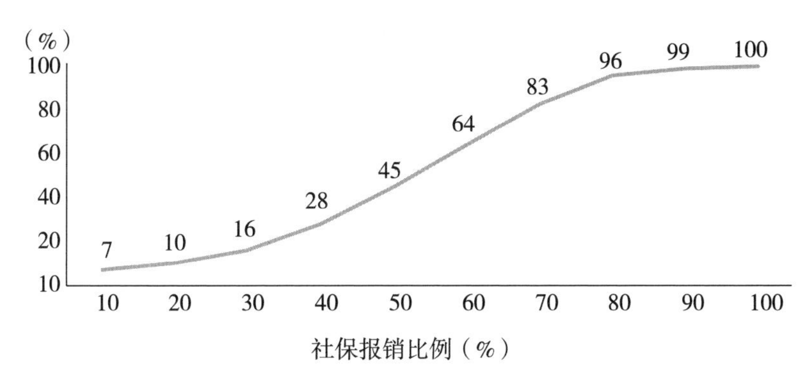

图 2　不同社保报销比例人群占比情况

二是以低件均保费撬动百万元保额，并凭借高免赔额来控制理赔支出，从而拉低保费，提升了产品的性价比。百万医疗险产品设计的切入点在于免赔额，以 1 万元绝对免赔额为例，社保平均报销比例在 48% 左右，这意味着医疗总费用超过 2 万元才能达到保险公司起付线，通过泰康人寿某医疗险理赔数据可以发现，医疗总费用分布严重右偏，2 万元以下医疗总费用占比高达 95%，故而百万医疗险得以实现百元保费撬动百万元保额的形态创新。

（二）百万医疗险的价值和伴生问题

1. 对市场的影响：扩大了商业医疗险的市场规模

根据行业交流数据，受新冠疫情的影响，2020 年百万医疗险保费规模同比增速达到 50% 以上，有些公司保费规模甚至实现翻倍。保守估计，2020 年有约 1 亿人次购买百万医疗险。根据艾瑞咨询披露数据，百万医疗险 2021 年市场规模将达 740 亿元，2025 年有望突破 2000 亿元，增长率持续维持在较高水平，后续增长率预计也将保持在 20% 以上。（详见图 3）

百万医疗险的主力客群一般集中在 30—45 岁出险率小的优质群体中。根据泰康人寿某医疗险承保数据，25—45 岁投保人群占比超过 60%。而这部分人群作为劳动力市场上的主力军，往往配备了企业补充医疗险，过去对商业医疗险的关注度和需求度较低。在大环境发生变化和健康意识不断加强的背景下，百万医疗险在高额医疗费用部分的有效补充能够切中该部分消费人群的需求点，进而使其成为百万医疗险的覆盖人群。

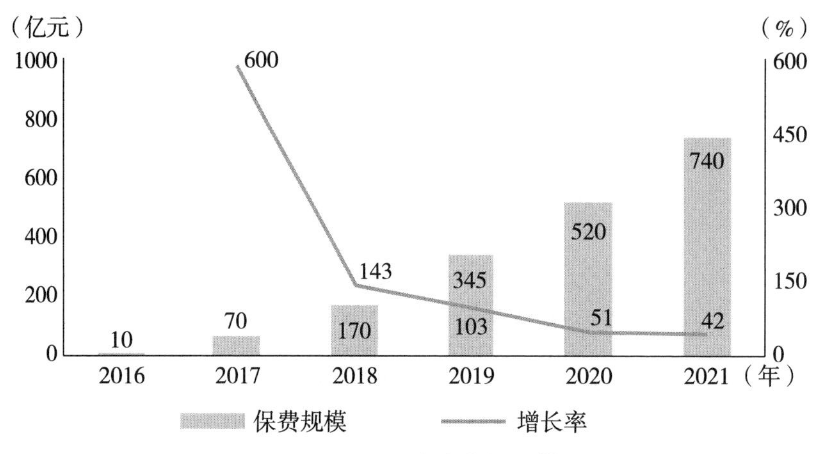

图 3　百万医疗险市场规模

2. 对客户的影响：切实缓解“因病致贫”的财务压力

百万医疗险能切实缓解投保人“因病致贫”的风险，从泰康人寿某百万医疗险系列产品的理赔情况来看，百万医疗险的赔付金额占总合理医疗费用的比例达 43%，与社保报销比例基本持平，基本覆盖了投保人社保报销外的医疗费用支出。在第二个保单年度，21% 的理赔客户为上年度已经理赔过的既往客户。

由于通常配置了较高的免赔额，导致医疗费用处于低水平时百万医疗险能起到的作用很小甚至为 0，但在超出社保报销限额的高额费用段，百万医疗险的保障水平则显著提升，甚至可以达到 100% 报销。根据图 4 泰康人寿某百万医疗险的理赔情况可以看出，百万医疗险的补偿比例随医疗费用的增长不断上升，而患者的自付比例由于商业保险的存在大大降低，充分减轻了患者在高费用段医疗支出的压力，百万医疗险产品对消费者的医疗费用支出起到了有力的“保护伞”作用。

3. 对行业的影响：各参与主体逐步走向专业化

百万医疗险的火爆引起了供给端对于医疗险产品的重视，尽管市场结构正逐渐由高速发展迈向成熟稳定，市场竞争者仍在不断涌入，产品形态也在不断升级迭代。随着大环境对消费者健康保障意识的激发，消费者在加强商业医疗险需求的同时，对产品和服务内容也有了更高的要求。

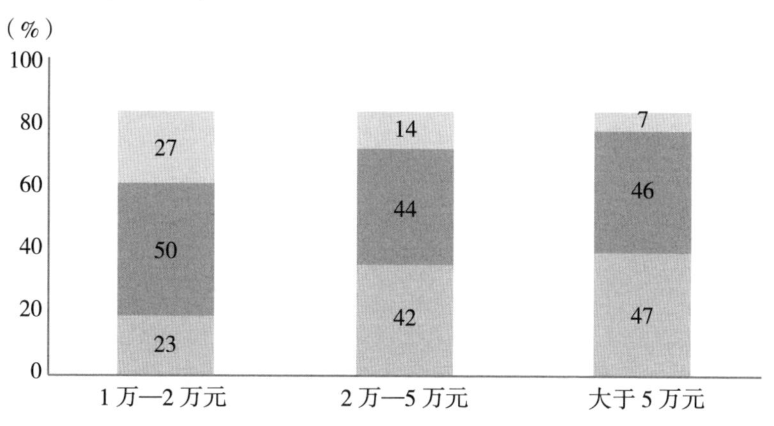

图4 理赔人群医疗险费用结构占比（示例）

在此基础上，为满足市场需求及业务发展需要，产品形态将不断创新，保障属性和服务属性将更加突出。由于商业医疗险与消费者健康状况息息相关，未来“保险＋健康服务”的模式将体现出更为深度的融合。

医院、保险公司和消费者在医疗险业务流程上缺一不可，百万医疗险的产品定位决定了三大参与方需要高频交互，其中蕴含的风险点正是对保险公司风险管理能力的挑战。

4. 百万医疗险的伴生问题

目前，百万医疗险的销售方式主要包括代理人（线下）渠道和网销（线上）渠道两类，为更好地吸引消费者，续保成为一大宣传点，同时也引发了一定的市场混乱。“短险长做”成为一种伤害市场的做法，一方面客户的利益与其预期发生偏差，另一方面保险公司对于经营长期业务的风险准备不足。这种短险长做的形式与长期医疗险有本质区别，一旦出现赔付恶化，保险公司可以通过停售产品及时止损，客户利益无法得到确定性保障。当续保规则得以明确，市场逐步走向规范，短期医疗险产品由于不保证续保，其市场经营又面临新的挑战。

三、长期医疗险的起步与展望

由于短期医疗保险的“短期性”，消费者一直对保险公司提供的医疗险的稳定性、未来的可持续性抱有很大的疑问，保险公司难以进一步拓展市场。短期险的“短期性”与消费者对“可持续保障”的需求之间的矛盾越来越明显。

2020 年 3 月，银保监会发出《关于长期医疗保险产品费率调整有关问题的通知》，正式批准保险公司开发费率可调的长期医疗险，并将短险长做列为重点监察行为，意在填补国内长期医疗险市场空白，规范产品形态，实现长险长做、短险短做。然而既往短期医疗险产品的开发经验并不能照搬于长期医疗险，长期医疗险经营存在与短期医疗险不同的风险点，保险公司在开发长期医疗险的实践中也是摸着石头过河。

（一）长期医疗险的风险

医疗行业是技术高度敏感性行业，日新月异的诊疗水平像是悬在保险公司头上的“达摩克利斯之剑”，始终制约着保险公司医疗险产品的开发。在实务操作中，短期医疗险影响较小，一旦发生赔付恶化或出现新诊疗技术，保险公司可以通过产品停售及开发新产品添加免责条款等方式控制风险。而长期医疗险更具不确定性，在产品开发定价实践中，目前最大的难点在于没有经验数据可以支持模型搭建，由于过去医疗险产品开发集中在一年期短险，续保方式迥异造成缺乏赔付恶化数据、疾病持续理赔数据和退保率数据，此外，调整费率对于产品风险池的刺激效应也没有办法衡量。长期医疗险的保证续保特性决定了其风险具有多样性、复杂性、滞后性的特征。

1. 医疗通胀风险

医疗健康是基本民生热点问题，更是政府治理的核心方向之一。

大量公共资源投向医疗领域决定了医疗费用具有较高的通胀水平，根据美世咨询发布的《全球医疗成本调研报告》，全球医疗通胀水平达10%，近年有所下降但仍维持在9%以上，是经济通胀水平的近3倍。长期医疗险保证续保期限可长达20年，医疗通胀风险在较长的保险期间内呈指数型递增，未来赔付情况具有较大不确定性；此外，医疗通胀将侵蚀免赔额的杠杆效应，目前保险公司只需要对超过免赔额的大病进行理赔，未来会有越来越多的小病由于医疗通胀而突破免赔额达到保险公司起付线。

2. 政策风险

医保制度和医疗体系的变革将对商业医疗险的成本产生系统性的影响。医保制度决定社会医疗保险的报销水平及留给商业健康险的发展空间，目前社保报销水平在50%左右，但医保制度处于一个动态的更新过程，在国内经济发展疲软、医保基金支付压力大的背景下未来发展方向不明，需要在长期医疗险产品经营过程中持续关注。而医疗体系的变革将改变医疗资源的分配格局，影响患者就医行为。例如目前正在推行的按人头付费、单病种付费、DRGs等支付方式改革，在有效控制医疗费用增长的主效应下，也必将对商业保险公司和个人产生一系列波动效应，使长期医疗险经营更具不确定性。

3. 死亡螺旋风险

保险公司经营长期医疗险需要面对的首要内部风险便是死亡螺旋风险。死亡螺旋是指由于健康体不断脱退、带病体不断积累造成的承保风险池内健康状况恶化、保费持续攀升现象。死亡螺旋可以分解为选择效应与持续治疗效应。

（1）选择效应。选择效应是指保险公司依托核保能力选择健康体组建产品风险池的行为，此时风险池内健康状况由于选择效应达到最高。随着保单年度进展，选择效应在不断衰退，一方面存在部分健康体出险变成带病体，另一方面风险池内带病体具有较高黏性，轻易不会退出风险池，而健康体具有较强自主选择能力，可能会被调费刺激或其他更优惠的产品吸引，进行选择性退保。选择效应的持续衰退是风险池内健康状况不断恶化的主要原因。

（2）持续治疗效应。持续治疗效应是指带病体由于病情延续需要横跨不同保单年度进行持续理赔的现象。不同病种持续治疗效应不同，但重大疾病具有较强的持续治疗效应，且持续治疗年度随着医疗技术的进步在不断增加，因此未来持续治疗效应将进一步增强；此外带病体可能因疾病相关症、并发症需要持续治疗，或因病导致身体抵抗能力下降罹患新发疾病需要持续治疗。

选择效应与持续治疗效应对彼此有正反馈影响，例如健康体脱退后风险池内健康状况恶化，持续治疗效应在不健康的风险池基础上会被放大，而持续治疗效应造成赔付恶化进而调费则会刺激健康体脱退造成选择效应衰退。选择效应的衰退与持续治疗效应的增强交织在一起，造成了长期医疗险死亡螺旋风险，如何防范死亡螺旋风险是长期医疗险首要经营目标。美国 Prudential 公司于 1973 年发售一款费用报销型长期医疗险，形态与我国目前百万医疗险较为相似，该产品最高累计有效业务 34 万件，1981 年业务闭合后出现明显健康体脱退，至 2008 年底，该产品只有 681 人存续。30 年间该产品费率增长了 200 倍，频繁的费率调整加速了产品的死亡螺旋进程，造成健康体脱退。

（二）长期医疗险的国际研究

很多发达国家或地区具有悠久的商业健康保险业发展历史，形成了较为成熟的长期医疗险运行框架，建立了较为完善的费率调整机制。而我国长期医疗险仍处于起步阶段，相较于国外长期医疗险市场，我国现阶段长期医疗险仍不成熟，监管文件只对产品基本形态作出规范，具体经营方法、调费相关问题并未明确列示，各家保险公司经营思路不成系统，未形成一致的长期医疗险经营办法。我国可调费长期医疗险产品名称必须带“费率可调”字样，原因在于允许带保证续保条款的长期医疗险进行费率调整属于特殊情形，需要特殊标示，而国外则没有如此鲜明的要求。此外，国外长期医疗险具有鲜明的社会职能，政府将长期医疗险定位为社保的有力补充，采取各种政策为长期医疗险引流，甚至允许特定人群购买商业长期医疗险代替社保，而我国长期医疗险则是完全的商业化，政府并无任何助推动作。虽然有诸多背景及形式上的不同，但经营长期医疗险的基本思路仍有相似之处，不同国家和地区在经营长期医疗险的过程中形成了各自鲜明的特色及独特优势可以借鉴：例如美国政府背景鲜明，奥巴马法案指导全民参保，并提供保费补贴，框定了产品基本责任、设计风险分担机制、细化定价环节，建设流程清晰规范的调费机制等；德国将长期医疗险定位为社保的替代性产品，允许收入超过一定标准的人群以商业长期医疗险替代社保，且在制度上给予老年人充分的关照，包括均衡保费定价，年轻时为年老时储蓄准备金，将利润用于对冲老年人保费支付压力，以及为老年人建立标准计划等等；香港长期医疗险形态更加灵活，产品责任、保障计划、费率都可以调整且允许保险公司退出长期医疗险的经营；新加坡具有较强的控费能力，通过铺开医院网络和医生网络，并结合预授权、无理赔优惠的定价设计将保险人群引导到网络医院就诊，极大程度上控制了医疗费用的通胀。

（三）长期医疗险产品的发展前景与建议

从消费者角度出发，长期医疗险保证续保条款相较于短期医疗险具有绝对优势，目前长期医疗险处于起步阶段，预计未来会进一步扩大市场占有率。长期医疗险的良性可持续发展，关系保险公司及保险行业的稳健经营，更关系消费者的切身医疗保障需求。但长期医疗险在我国是新生产品，行业缺乏运营经验，渠道和客户对于调费和产品限制条件的接受度较低，加大了产品经营的难度。从国外的经验来看，成熟市场如美国及德国的医疗险已历经近百年的发展，客户对产品的理解程度较深，保险公司对医院及第三方服务商也有丰富的经营管理经验，监管规则也在市场的发展中经历了无数的打磨调整，在应对系统性风险中不断加强和完善，从而形成鼓励促进又引导制约的配套的政策机制。

从产品特性上讲，长期医疗险具有类似于基本医疗保险的社会属性，一方面极大地提高了医疗险保障水平，另一方面也对商业保险可持续性发展的平衡机制提出了更高的要求。从国际经验看出，长期医疗险的发展和经营离不开相互关联且联动的一整套政策机制的支撑，因此政府干预和强化监管是发展商业长期医疗险的先决条件。目前我国已经出台了《关于长期医疗保险产品费率调整有关问题的通知》，对长期医疗险的调费作出了初步规范。未来应对长期医疗险经营的细节进行规则指导，例如设立一定的长期医疗险经营门槛，形成具体的准入条件；对长期医疗险产品设立开发进行指引，并要求具备一定的长期风险控制手段；建立明确的行业费率审核及调节机制；等等。

长期医疗险产品开发只是一个开始，可持续运营将成为保险公司新的挑战。长期医疗险的竞争将从价格竞争逐渐转向精细化的精算定价能力、控费能力和服务能力竞争。长期医疗险的产品创新也将面临一个新的局面，而产品创新应该充分考虑以下几个方面：

1. 相对稳健的定价策略

我国商业长期医疗险刚起步，保险公司需要时间感知市场，识别风险。《关于长期医疗保险产品费率调整有关问题的通知》规定三年不调费的原则客观上能帮助保险公司提高投保人黏性。无论从风险管理角度还是提高投保人留存率角度，在产品上市之初都应该科学并充分定价，为产品长期运营打好基础。

2. 提高继续率水平

预防死亡螺旋的关键在于维持较高的继续率，而自然费率定价且费率可调的产品会天然刺激投保人退保。提高长期医疗险的继续率水平的管理，需要相关部门在主险与附加险的设计考量、平准佣金的设计、无理赔优惠举措等方面下功夫。

3. 搭建医院、医生网络

目前保险公司无法与医院实现有效协作，在有条件的情况下，保险公司应当积极地搭建自己的医院和医生网络，通过预授权引导客户到指定医院就诊，加强对高风险人群的事中管理和临床引导，通过提供费用垫付等额外服务提高产品竞争力。国内大型保险公司都在积极建立自己的医疗网络，为扩大长期医疗险保障范围、提高用户黏性打下基础。

4. 与健康管理服务充分结合

在医疗险发展成熟且产品同质化现象严重的情况下，消费者越来越重视产品的健康管理服务。医疗险尤其是长期医疗险的功能不应仅限于对疾病发生后的费用进行补偿，还要为客户提供全流程的健康管理。“保险 + 健康管理服务”模式，将单纯的事后费用补偿转变为全流程的健康管理服务，既能够改变传统保险经营模式下医疗控费的难题，变被动应付为主动出击，又能够通过健康教育、健康咨询、预防保健等手段有效降低人群发病率，进而降低赔付率，提高产品盈利能力。

四、医疗险创新实践的思考

商业医疗险市场自 2016 年起发生的实质性变革根源于产品的突破，而创新为市场的发展注入了源源不断的动力。无论是短期百万医疗险还是长期医疗险，探究其产品的设计，发掘创新的底层逻辑，可以让商业医疗险市场继续保持蓬勃发展的态势，真正承担起国民医疗保障三支柱之一的重要作用。

纵观近年来医疗险的创新，主要集中在保障范围的优化和保险期间的延长上，而保险公司对于这两点的保障承诺的强化在于精准地匹配到客户的医疗保障需求。通过对客户需求的简单分析可以发现，客户无非是想达成两个愿望:“把我的合理医疗费用都保障起来”以及“不要在我需要保险的时候把我拒保掉”。百万医疗险能够迅速成为市场的宠儿，一个突破是对社保目录外诊疗费用100%报销，另外一个突破则是用短期险的形式实现对客户较长期间的保障承诺；而长期医疗险则以更为规范的形式约定了对客户的长期保障。

保障范围的优化涉及的方面很多，除了突破社保目录这一设计之外，将保障拓展至医院之外，以及将保障责任细化，都是目前市场产品的创新点。可预见未来医疗险产品在保障范围上的设计还有一定的突破空间。

商业医疗险产品的创新还有两个重要的方向，一是与健康管理和服务的结合，二是与医疗网络的结合。

保险与健康管理和健康服务的结合已经成为行业的共识和大势，是此前着重于解决财务问题的传统保险产品向现在着重于解决服务问题的延伸。但现实问题是两者如何结合。目前看来，处于蓬勃发展态势的健康管理和健康服务，相对于保险产品来说还是略显稚嫩，无论标准化的形式、服务品质标准还是可持续性，都处于不断升级的阶段，更遑论客户的付费意愿了。因此，现阶段产品与服务的结合大多是增值服务性质的和短期试验性的。在功能上，支持业务销售目的和提升客户体验的服务居多，提升控费能力和客户健康水平的健康管理较少。坚定不移地坚持“产品＋服务”，一方面需要不断提升服务的内容和品质，推动标准化、产品化，强化健康管理与服务的价值，培养客户的价值意识；另一方面更需要健康管理与健康服务的均衡发展。所谓保险产品与健康管理和服务的结合应该只是阶段性的进程，最终的保险产品特别是健康险产品，就应该是具有两者有机结合新内涵的产品。

健康险产品与医疗网络的结合各国早有先例，在我国的实践中需要考量有中国特色的医疗体系。在与公立医疗体系的合作中，此前常常提及的保险公司的相对弱势地位，在近几年的发展中已经有所改善。仅仅着眼于客户的输送在中短期内仍然是无法增加保险公司合作筹码的，但医疗机构特别是公立医疗机构的多样化的需求可以成为合作的突破点，如资本需求、科室建设等。做大支付仍然是商业健康险发展坚定不移的目标，通过加强与医疗机构多方面的合作是持续做大支付的正循环入口。具备了一定的医疗网络合作，产品的创新就可以有更多的可能，比如专病专网产品、地区网络产品、优选网络产品等等。商业健康险经营的复杂之处在于多方利益的纠缠，然而这也正是产品创新的潜在突破口。

随着近几年商业健康险的飞速发展，各家保险公司对于健康险经营专业能力的提升也是越来越重视，比如早些年鲜有人提及的“控费”现在已经变得非常普遍。总体来讲，健康险经营专业能力的提升落后于产品创新以及业务发展的速度。换言之，产品的创新集中于对风险承受能力的突破，而相应的对风险的管理能力还不到位，甚至是认知都不到位。如果使产品创新长期暴露于风险之下，不仅掣肘创新本身，对于保险公司的经营也有很大的危害。因此未来的健康险产品创新必须基于专业化的经营，既包括专业化的运营，也包括专业化的销售。只有建立在专业化经营和对风险的充分认知及管理的基础上，产品的创新才有迹可循、有理可依，市场竞争才是合理的、充分的，而不是低水平的、内卷的、不可持续的。

（作者：张勇，泰康人寿健康险事业部助理总经理，中国精算师；柳惠泽，泰康人寿产品开发与创新高级精算主任，北美准精算师；唐泽，泰康人寿产品开发与创新高级精算助理，北美准精算师）

老年人口健康发展与对策研究

一、提高老年人健康水平是建设健康中国的重要内容

1999年末，我国60岁及以上老年人口已占总人口的10.1%，标志着我国进入了老龄化社会。2018年，我国60岁及以上老年人口规模为2.9亿，占总人口的17.9%；65岁及以上老年人口规模为1.67亿，占比达到11.9%。联合国人口司发布的2019年《世界人口展望》报告指出，21世纪，中国老年人口规模先增后降，老年人口比重不断上升。60岁及以上老年人规模，2020年为2.5亿，占总人口比重的17.4%；2026年左右将超过3亿；2035年超过4亿；2055年达到峰值4.88亿；占比约35.6%。随后缓慢下降，但2100年仍在4亿以上，占比达37.8%。若按65岁及以上老年人规模统计，2020年为1.72亿，2035年将超过3亿，2050年为3.66亿，2060年达到峰值3.98亿，随后缓慢下降，2100年为3.39亿，占比31.8%[①]。总之，未来中国人口的老龄化和高龄化趋势将进一步加重。人口老龄化对社会经济、人口发展带来了挑战，个体的衰老也影响着老年人的生存质量。为应对人口老龄化，1997年召开七国首脑会议首次提出“积极老龄化”的概念框架，并作为政治宣言，于2002年写进联合国第二届世界老龄化大会，强调以积极的心态看待老龄化，使老年人从社会负担转变为社会发展的动力。其中，“健康”是实现积极老

---

① United Nations, *World Population Prospects 2019: Highlights*, June 2019, https://population.un.org/wpp. #UNPopulation.

龄化的支柱之一，良好的健康状况有利于老年人延续成年期的生活方式，实现积极老龄化。

健康是人口素质的重要组成部分，是促进人的全面发展的必然要求，也是广大人民群众的共同追求。2016 年 8 月，习近平总书记在全国卫生与健康大会上讲话指出："没有全民健康，就没有全面小康。"10 月，中共中央、国务院印发了《"健康中国 2030"规划纲要》，指出，未来 15 年是推进健康中国建设的重要战略机遇期。放眼国际社会，推进健康中国建设也是积极参与全球健康治理、履行 2030 年可持续发展议程国际承诺的重大举措。2017 年 3 月，国家卫生计生委、国家发展改革委、教育部等 13 部委联合出台《"十三五"健康老龄化规划》，提出"优化老年医疗卫生资源配置，加强宣传教育、预防保健、医疗救治、康复护理、医养结合和安宁疗护工作，建立覆盖城乡老年人的基本医疗卫生制度，构建与国民经济和社会发展相适应的老年健康服务体系，持续提升老年人健康水平"的规划目标。

老年人的健康状况不仅反映了老年人的生命质量，还反映了中国社会经济和医疗卫生事业的发展，且可预测国家和家庭在养老和医疗方面支出的重要数据基础。促进老年人健康素质的提高是积极应对老龄化的重要举措，也是推进健康中国建设的重要环节。本文在明确目前中国老年人健康素质态势的基础上，明晰老年人健康发展的主要阻碍，提出促进老年人健康素质和健康水平提高的对策。

二、老年人健康素质评价指标的选取

衡量老年人的健康素质不仅需要全面把握老年人健康的基本态势，较好地实现疾病前的积极预防；而且需要充分体现"健康公平"，以期完善相关健康政策，营造良好的健康支持环境，促进老年人健康。世界卫生组织在 1978 年国际初级卫生保健大会上发表的《阿拉木图宣言》中重申：健康不仅是没有疾病或不虚弱，而且是身体、心理和社会的良好适应状态。据此，目前有关健康的多维测量大多围绕生理、心理、社会和总体评价展开。本文主要采用以下评价指标对老年人的健康素质加以分析。

（一）老年人的身高、体重与身体质量指数（BMI）

身体素质是人口质量的自然条件和基础，是人口素质的载体，老年人的体质状况随着年龄的增长而逐步下降，相应地，老年人的身体形态和身体素质也发生退化。身高和体重表征着老年人的身体形态特征，是评定个体身体素质的重要指标。其中，老年人的身高在一定程度上可以用于评定老年人的衰老程度，随着年龄的增长，老年人的身高逐步下降；老年人的体重则反映着老年人的营养状况，在一定程度上预示着老年人罹患老年期常见慢性病等风险的大小，也是老年人是否长寿的晴雨表之一。另外，基于老年人的身高与体重计算得到的老年人的身体健康指数［BMI，其值为体重（千克）与身高（米）的平方之比］，根据《中国居民膳食指南（2016）》提出的标准，65岁及以上老年人的BMI在20—26.9之间属于健康体重，小于20或高于26.9均属于不健康体重。借助身体健康指数，可以对老年人的体质状况作出总体评价。本文利用2014年全国老年健康影响因素跟踪调查数据，分析65岁及以上老年人的身高与体重。

（二）老年人的健康自评

研究表明，健康自评不仅能反映个体机体的健康状态，而且可以很好地概括主客观层面的健康状况[①]。同时，健康自评与医生判断的健康状况之间有持续的正相关关系；当两者出现不一致时，个体倾向于对自己的健康状况估计过高，而不是过低，相对而言，健康

---

① Idler, E. L. and Yael. Benyamini, "Self-related Health and Mortality: A Review of Twenty-seven Community Studies," *Journal of Health and Social Behavior*, 1997, (38): 21-37.

自评比医生估计的健康状况更稳定[①]。国内也有学者研究发现，健康自评与身体健康状况等客观指标具有良好的一致性[②]。另外，自评健康也是把握国民医疗卫生需求和服务需求总量的途径[③]。2010年全国人口普查和2015年全国人口抽样调查均询问了60岁及以上老年人的自评健康状况，并设置了四个选项：健康、基本健康、不健康到生活能自理、生活不能自理，本文据此分析老年人的健康素质的总体情况和失能水平。

（三）慢性疾病患病率

随着年龄的上升，老年人身体逐渐机能下降，罹患慢性病、重大疾病的概率也有所上升。慢性疾病患病率是反映人口健康状况、疾病负担和卫生服务需求的重要指标之一。老年人罹患的慢性病主要包括高血压、心病/冠心病、糖尿病、中风及脑血管疾病、支气管、肺气肿、哮喘病或肺炎等呼吸器官疾病、肺结核、白内障、青光眼、癌症、前列腺疾病、胃肠溃疡、帕金森病、褥疮、关节炎、痴呆、癫痫、胆囊炎或胆石症、血脂异常、风湿或类风湿、慢性肾炎、乳腺增生、子宫肌瘤、前列腺增生、肝炎等。本文根据中国人民大学2016年中国老年社会追踪调查数据对60岁及以上老年人患各种慢性病患病率进行分析。

（四）老年人的预期寿命与健康预期寿命

人口的死亡水平从一个角度反映了人口的健康状况，人口的平均预期寿命是根据死亡率估计出的人口平均寿命期望值。平均预期寿命既是测量人口健康水平的主要指标，也反映了社会总和

---

① Maddox GL. and Douglass EB, "Self-assessment of Health: A Longitudinal Study of Elderly Subjects," *Journal of Health and Social Behavior*, 1973, (14):87-93.

② 方向华、孟琛、刘向红等：《健康自评与老年人健康状况的前瞻性研究》，《中华流行病学杂志》2003年第3期。

③ Lang T and Delpierre C. , "How are you?: What do you mean?," *European Journal of Public Health*,2009,19 (4):353-354.

发展水平和人口生活质量。虽然平均预期寿命可以反映人们的健康状况，但随着人口老龄化，老年人口，特别是高龄老年人口的增加，平均预期寿命延长的同时，人们的平均带病期或不健康期也同时在延长，即出现了人口健康状况下降。为了更好地反映人们的生存质量，健康预期寿命应运而生。健康预期寿命指平均预期寿命处于不同健康状态下的时间①，它将预期寿命和健康相结合，以此来考察存活至某一年龄的人在未来可能处在健康状态上的时间。健康预期寿命不仅考虑了死亡率，而且考虑了处于特定年龄上的健康情况，从而成为考察一个国家或地区整体健康状况、评估医疗卫生需求和健康负担的有力工具。本文将借助于已有研究中有关老年人平均预期寿命和健康预期寿命的研究结论，对老年人的健康素质进行分析。

三、当前中国老年人口的健康素质

（一）老年人的身高与体重

1. 老年人的平均身高随年龄的增大而下降，并存在性别差异和城乡差异

2014 年全国老年健康影响因素跟踪调查（CLHLS）数据显示，随着年龄的增大，我国 65 岁及以上老年人的平均身高呈下降趋势。分性别看，男性老年人的平均身高下降幅度相对较小，女性老年人的平均身高下降幅度相对较大。较大的标准差也表明，同一年龄组的男性老年人、女性老年人间的身高也具有较大的差异。（详见表 1）

① Carol Jagger .1999.Health expectancy calculation by the Sullivan method: A practical guide. NUPRI research paper series No .68 Nihon University Population Research Institute.

表 1　65 岁及以上老年人的身高（单位：厘米）

年龄分组	男性		女性		合计	
	均值	标准差	均值	标准差	均值	标准差
69—	165.45	6.705	154.85	6.302	161.96	8.248
70—74	164.14	7.444	152.71	8.213	158.86	9.667
75—79	162.82	8.432	151.49	7.148	157.57	9.681
80—84	162.7	7.838	149.83	7.61	156.22	10.051
85—89	161.28	8.061	148.35	8.141	154.79	10.363
90—94	160.36	8.147	146.89	8.427	153.18	10.675
95—99	159.97	9.399	146.9	7.39	152.34	10.494
100+	158.52	9.371	144.89	8.98	148.03	10.73
总计	162.15	8.298	148.84	8.476	155.16	10.708

分城乡看，各年龄组城市老年人的平均身高均高于相应年龄组镇和乡村老年人的平均身高。各年龄组城市男性老年人的平均身高普遍高于镇和乡村男性老年人，各年龄组镇和乡村男性老年人的平均身高差别相对较小。女性老年人中，镇和乡村女性老年人的平均身高差别相对较小，城市 75—84 岁女性老年人的平均身高明显高于镇和乡村相应年龄段女性老年人（注：因城市 69 岁及以下老年人样本数较小，在此不做比较）。（详见图 1）

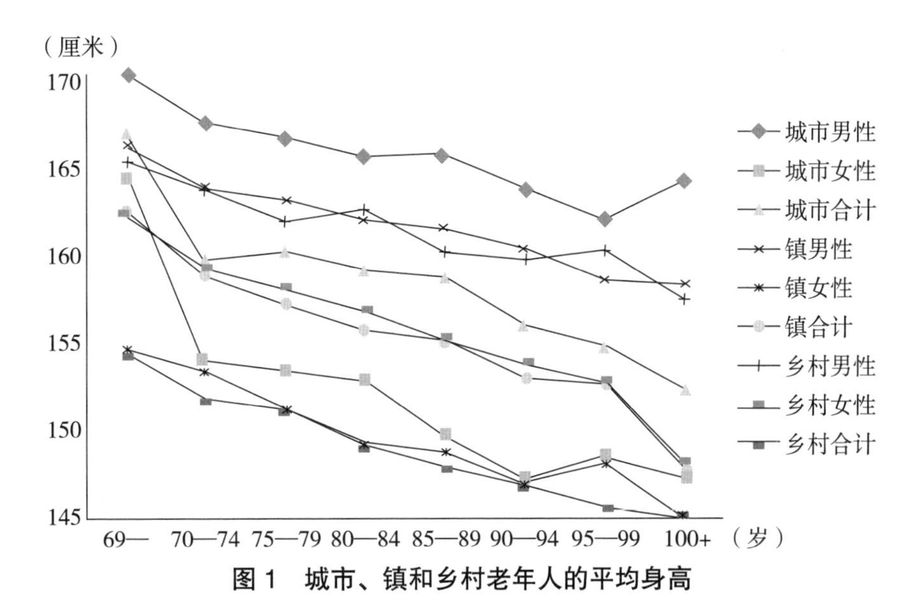

图 1　城市、镇和乡村老年人的平均身高

数据来源：2014 年全国老年健康影响因素跟踪调查。

2. 城市老年人平均体重高于镇和乡村老年人

由表 2 中 65 岁及以上老年人的平均体重可知，随着年龄的增大，老年人的平均体重呈下降趋势，男性老年人的平均体重明显高于相应年龄组的女性老年人。较大的标准差表明老年人个体间的体重具有明显的差异。

表 2　65 岁及以上老年人的体重（单位：公斤）

年龄分组	男性		女性		合计	
	均值	标准差	均值	标准差	均值	标准差
69—	64.69	11.334	56.38	11.254	61.99	11.942
70—74	62.35	11.703	54.82	10.705	58.86	11.858
75—79	60.03	11.596	52	10.882	56.31	11.957
80—84	58.89	11.301	50.9	10.371	54.87	11.551
85—89	56.65	12.361	47.09	10.283	51.81	12.317
90—94	55.2	10.886	44.92	9.395	49.63	11.325
95—99	53.39	10.316	44	10.721	47.93	11.517
100+	51.55	8.865	42.15	9.514	44.26	10.156
总计	58.39	11.861	48.17	11.186	52.99	12.589

数据来源：2014 年全国老年健康影响因素跟踪调查。

分城乡看，城市老年人的体重高于镇老年人，乡村老年人的体重相对最低。70 岁以上城市男性老年人的平均体重明显高于镇和乡村相应年龄的老年男性，镇和乡村男性老年人平均体重差异相对较小。70 岁以上城市女性老年人平均体重明显高于镇和乡村相应年龄的老年女性，镇女性老年人的平均体重高于乡村相应年龄段女性老年人。这一结果在一定程度上表明，城市老年人的营养状况好于镇和乡村老年女性。造成城乡老年人体重上差异的，除了男性和女性骨骼、肌肉和脂肪等在人体内的分布有差别外，城乡社会经济发展水平与家庭收入的差异引起的老年人生活环境、营养摄入等的差别也不容忽视。（详见图 2）

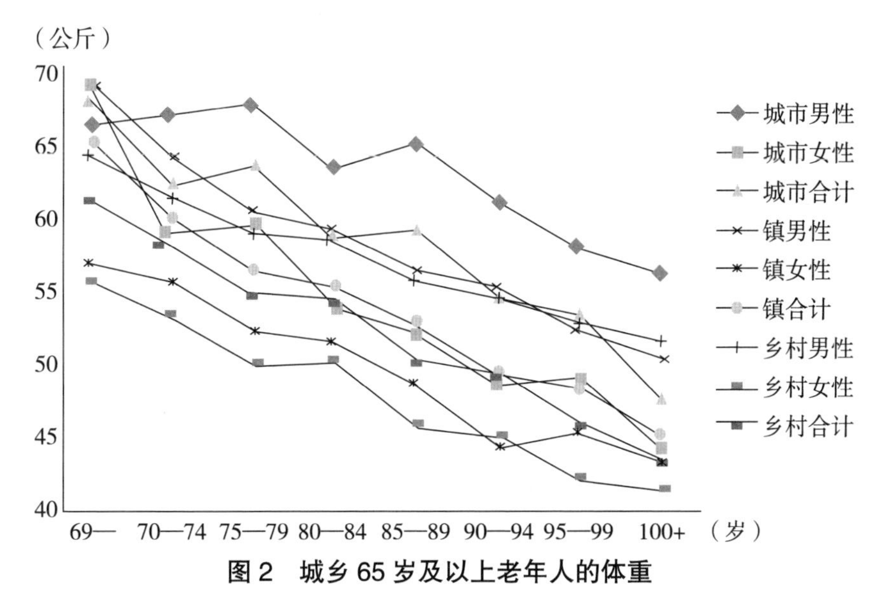

图 2　城乡 65 岁及以上老年人的体重

数据来源：2014 年全国老年健康影响因素跟踪调查。

3. 老年人的身体质量指数（BMI）

根据 2014 年全国老年健康影响因素跟踪调查得出的 65 岁及以上老年人的身高和体重数据，计算老年人的身体质量指数，得出以下两点结论。

（1）随年龄的增大，体重处于健康范围的老年人比例下降，偏瘦的老年人比例上升，偏胖老年人比例下降。分性别看，男性老年人中 74 岁及以下老年人约 70% 以上处于健康体重范围；75 岁及以上老年人中体重处于健康范围的比例降低，男性老年人群体身体健康状况有所下降；80 岁及以上老年人中偏胖的比例明显降低，偏瘦的比例上升，至 85 岁已有三分之一多处于偏瘦的状态。女性老年人中，仅 69 岁及以下老年人中处于健康体重范围的比例超过 70%，70 岁及以上老年人中偏瘦、偏胖的比例明显高于相应年龄组的男性老年人，一定程度上表明，中高龄老年人中女性老年人的健康状况差于男性老年人。（详见表 3）

表 3　老年人的身体质量状况

年龄	男性 BMI			女性 BMI		
	<20	20–26.9	>26.9	<20	20–26.9	>26.9
69—	16.04	71.12	12.83	16.48	70.33	13.19
70—74	17.42	70.29	12.3	17.9	66.11	15.99
75—79	23.97	64.53	11.49	27.62	58.86	13.52
80—84	24.01	68.65	7.34	26.52	59.33	14.15
85—89	34.33	56.94	8.73	38.34	53.95	7.71
90—94	36.5	57.58	5.91	47.01	46.56	6.43
95—99	42.29	55.22	2.49	56.04	38.83	5.13
100+	47.98	47.4	4.62	55.07	41.08	3.85

数据来源：2014 年全国老年健康影响因素跟踪调查。

（2）城市老年人体质健康状况优于镇、乡村老年人，男性好于女性。分城乡看，城市男性老年人中身体健康指数处于健康体重范围的比例高于镇男性老年人，镇男性老年人相应比例又高于乡村男性老年人；乡村男性老年人中偏瘦、偏胖的比例均高于相应的镇、城市男性老年人。城市、镇和乡村女性老年人身体质量状况与男性老年人相似，相对而言，女性老年人处于健康体重范围的比例明显低于男性老年人，偏瘦的女性老年人比例远高于男性老年人，城市、镇偏胖的女性老年人比例高于相应区域的男性老年人。（详见表 4）

表 4　城乡老年人的身体质量状况

区域	男性			女性		
	<20	20–26.9	>26.9	<20	20–26.9	>26.9
城市	19.81	66.75	13.44	25.94	58.09	15.96
镇	28.42	63.22	8.36	34.68	54.55	10.78
乡村	30.41	61.59	8	41.41	50.98	7.6
合计	28.31	62.82	8.87	37.18	53.08	9.74

数据来源：2014 年全国老年健康影响因素跟踪调查。

（二）老年人的自评健康状况

1.80% 以上的老年人自评身体健康，处于基本健康、不健康但生活能自理的中间状态的老年人规模扩大

2010 年、2015 年均有超过 82% 的 60 岁及以上老年人自评健康

或基本健康，2015 年自评身体不健康但生活能自理的老年人比例高于 2010 年，但自评生活不能自理的老年人比例略低于 2010 年。可见，5 年来，中国老年人中健康状况处于基本健康、不健康但生活能自理的中间状态的老年人数量呈扩大趋势。（详见图 3、图 4）

2. 男性老年人的自评身体健康状况好于女性

2015 年男性老年人中自评身体健康的比例高于女性老年人，自评身体基本健康、身体不健康但生活能自理的比例均低于女性老年人，女性老年人中生活不能自理的比例明显高于男性老年人。与 2010 年相比，男性老年人和女性老年人自评身体健康的比例均有所下降，自评身体基本健康的比例均有所上升。另外，2015 年女性老年人自评生活不能自理的比例明显高于 2010 年。（详见图 5）

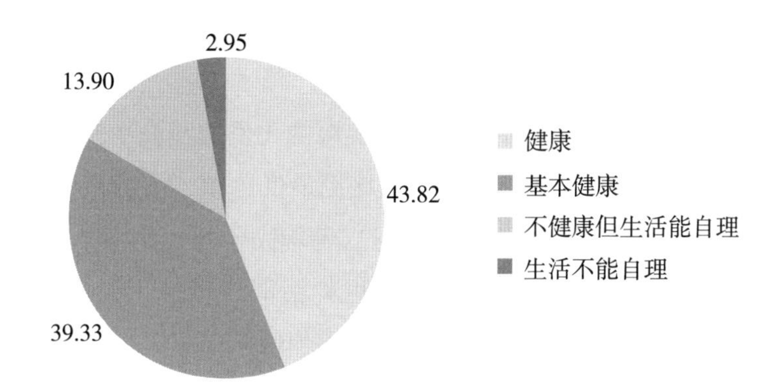

图 3　2010 年老年人自评健康比例（%）

数据来源：国家统计局 2010 年全国人口普查汇总数据。

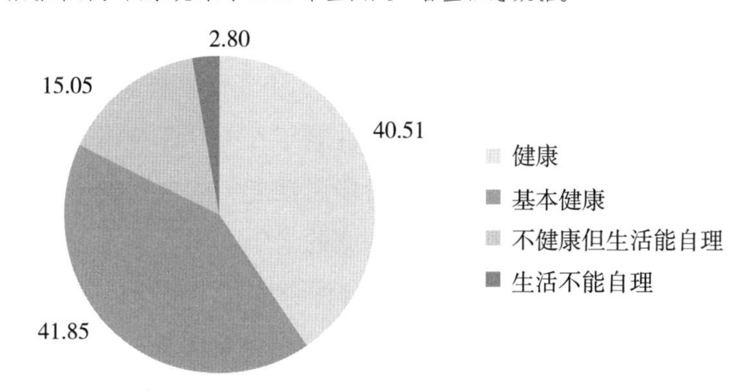

图 4　2015 年老年人自评健康比例（%）

数据来源：国家统计局 2015 年全国人口 1% 抽样调查汇总数据。

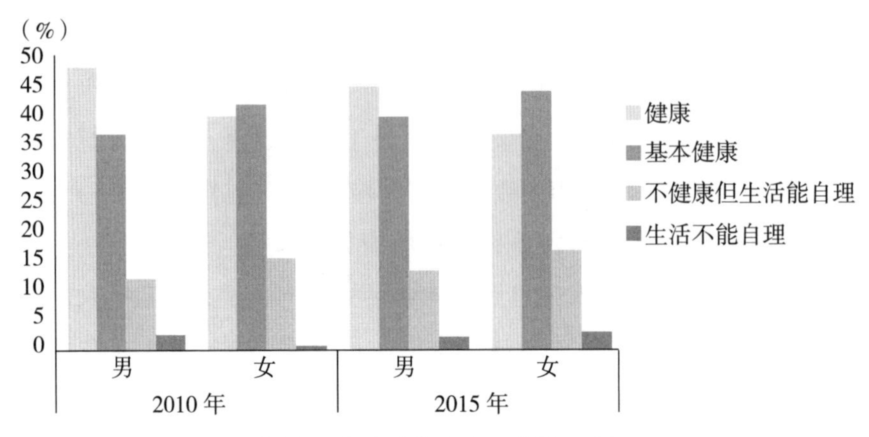

图5　分性别的老年人健康自评

数据来源：国家统计局2010年全国人口普查汇总数据、2015年全国人口1%抽样调查汇总数据。

3. 城市老年人自评健康状况好于镇、乡村老年人，乡村老年人的健康状况有所改善

2015年城市老年人中自评身体健康的比例明显高于镇和乡村老年人，乡村老年人自评身体健康的比例最低；镇、乡村老年人自评身体基本健康的比例差别不大，但二者均高于城市老年人；城市、镇和乡村老年人中自评身体不健康但生活能自理的比例依次上升；城市、镇和乡村老年人中生活不能自理的比例相差不大。相对而言，2010年至2015年间乡村老年人的健康状况有所改善。（详见图6）

4. 中低龄老年人的健康状况有所提高，高龄老年人健康状况下降

进一步地，分老年人性别看，2015年人口抽样调查数据显示，随着老年人年龄的增大，男性和女性老年人中自评身体健康的老年人所占比例呈下降趋势，且各年龄段男性老年人自评身体健康比例高于女性老年人；自评身体基本健康的老年人比例呈先上升后下降的趋势，且在80岁前女性老年人自评身体基本健康的比例略高于男性老年人，但在80岁后男性老年人中自评身体基本健康的比例高于女性老年人。随着年龄的上升，老年人中自评身体不健康但生活能自理的比例均持续上升。女性老年人中自评身体不健康但生活能

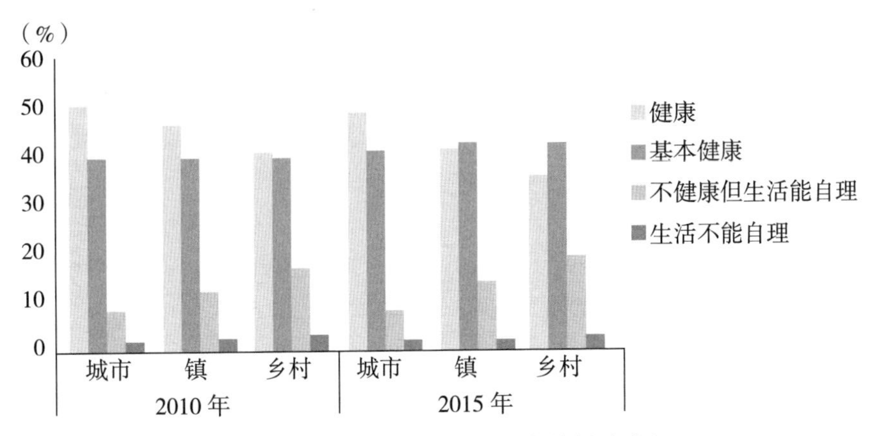

图6　城市、镇和乡村老年人的健康自评

数据来源：国家统计局2010年全国人口普查汇总数据、2015年全国人口1%抽样调查汇总数据。

自理的比例高于相应年龄组的男性老年人，这种差异在90岁及以上老年人中逐步缩小。60岁后男性和女性老年人生活不能自理比例均呈上升趋势，80岁及以上女性老年人生活不能自理比例明显高于男性老年人。90岁后，男性老年人自评身体健康的比例高于女性老年人，自评生活不能自理的比例低于相应年龄的女性老年人，这也证实在高老龄组男女两性生存率的差异缩小且发生反转。

比较图7和图8可知，2015年各年龄组男性、女性老年人中自评身体健康的比例明显低于2010年，85岁之前男性、女性老年人自评身体基本健康的比例高于2010年。2015年各年龄组老年人自评身体不健康但能自理的比例高于2010年，但2010年、2015年老年人生活不能自理的比例无明显差异。整体而言，5年间中低龄老年人的健康状况有所提高，但高龄老年人健康状况下降，带病存活高龄老年人数量增多。这在一定程度上表明，中国老年人的整体健康状况呈变弱趋势，但随着医疗水平和生活水平的提高，带病生存老年人数量上升，持续周期增长。（详见图7、图8）

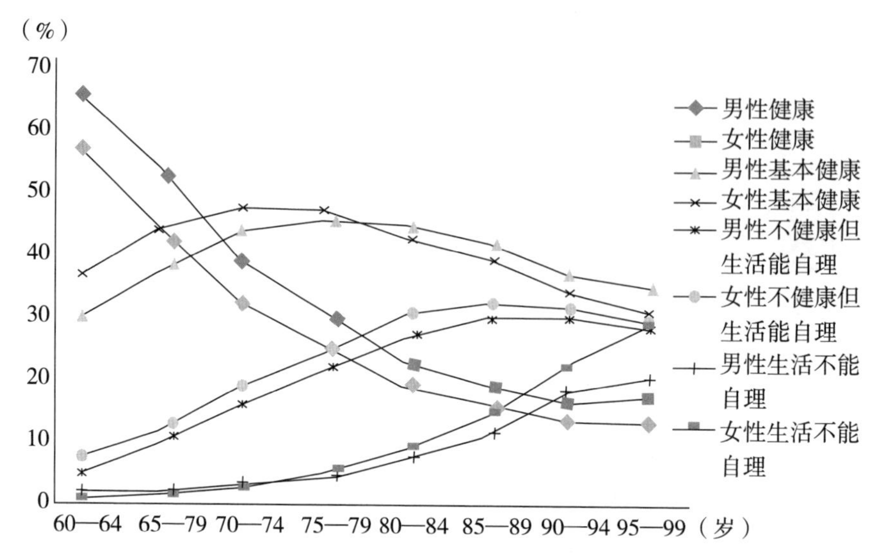

图 7　2010 年分性别的老年人自评健康

数据来源：国家统计局 2010 年全国人口普查汇总数据。

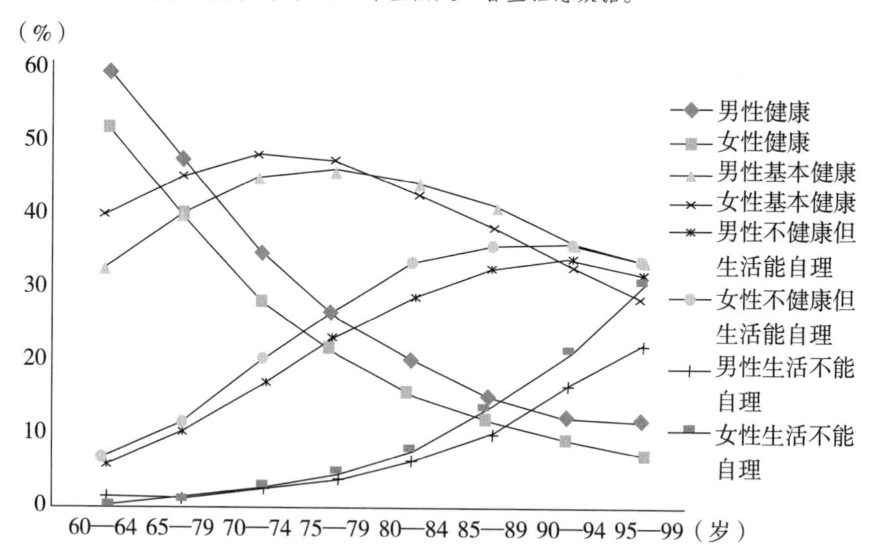

图 8　2015 年分性别的老年人自评健康

数据来源：国家统计局 2015 年全国人口 1% 抽样调查汇总数据。

（三）老年人的失能率

1. 老年人失能率随年龄的增大而上升，同龄女性老年人失能率高于男性

由图 9 中 2010 年、2015 年男性和女性老年人失能率的分析结

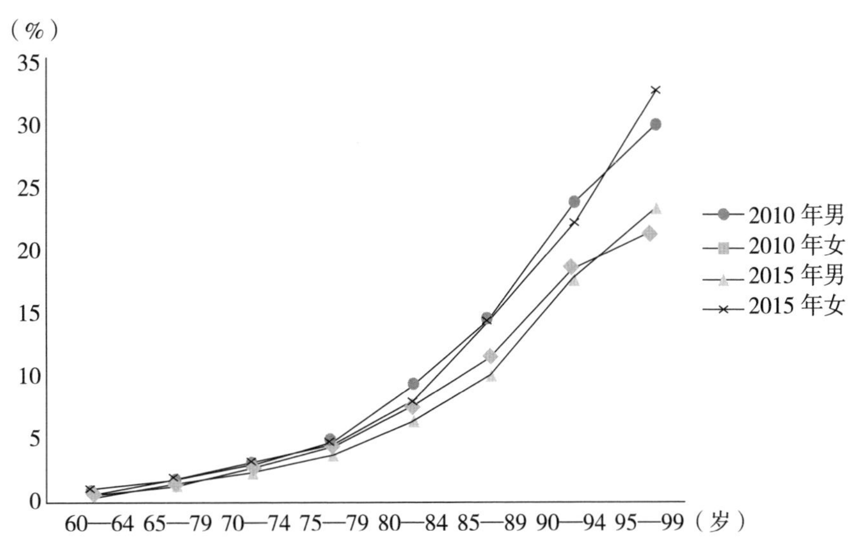

图 9　分性别的老年人失能率

数据来源：国家统计局 2010 年全国人口普查汇总数据、2015 年全国人口 1% 抽样调查汇总数据。

果可知，随着年龄的增大，老年人的失能率呈明显上升趋势。60—74 岁老年人中失能率尚低于 5%；79 岁及以下男性和女性老年人失能率差异较小，80 岁及以上老年人失能率快速上升，且女性失能率明显高于男性，2015 年老年人失能率明显高于 2010 年。

2. 城市、镇和乡村老年人的失能率随时间推移均呈上升趋势

由图 10 中城市老年人的失能率可知，在 80 岁之前，男性老年人和女性老年人的失能率无明显差异，80 岁以上男性老年人的失能率与女性老年人的失能率均快速上升，且女性老年人的失能率随年龄的增大上升得更快。2010 年第五次全国人口普查时期，75 岁以下男性、女性老年人的失能率均在 2% 以内，80—84 岁组老年人失能率均不到 5%，85 岁以上女性老年人的失能率与男性老年人的失能率差异扩大，90—94 岁组男性老年人中约 10% 失能，女性老年人则达到约 12%。2015 年各年龄组男性、女性老年人的失能率均高于 2010 年，80—84 岁组老年人中失能率已超过 5%；女性老年人中 85—89 岁组失能率已逾 10%，90—94 岁组失能率近 20%，95—99 岁已接近 30%；各年龄组男性老年人失能率相对低于女性老年人

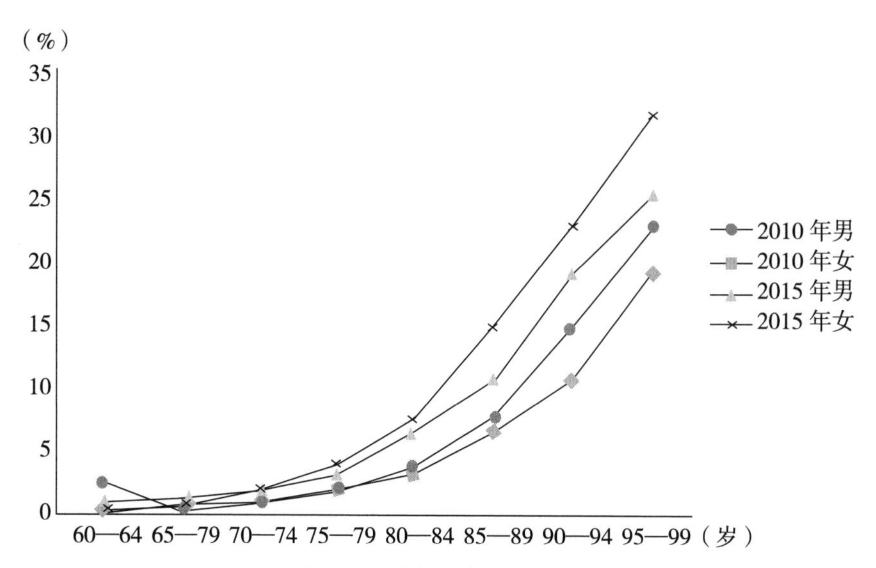

图 10　城市老年人失能率

数据来源：国家统计局 2010 年全国人口普查汇总数据、2015 年全国人口 1% 抽样调查汇总数据。

2—5 个百分点。

由图 11 中镇老年人的失能率分析结果可知，2010 年 84 岁及以前各年龄组女性老年人与男性老年人失能率无明显差别，2015 年

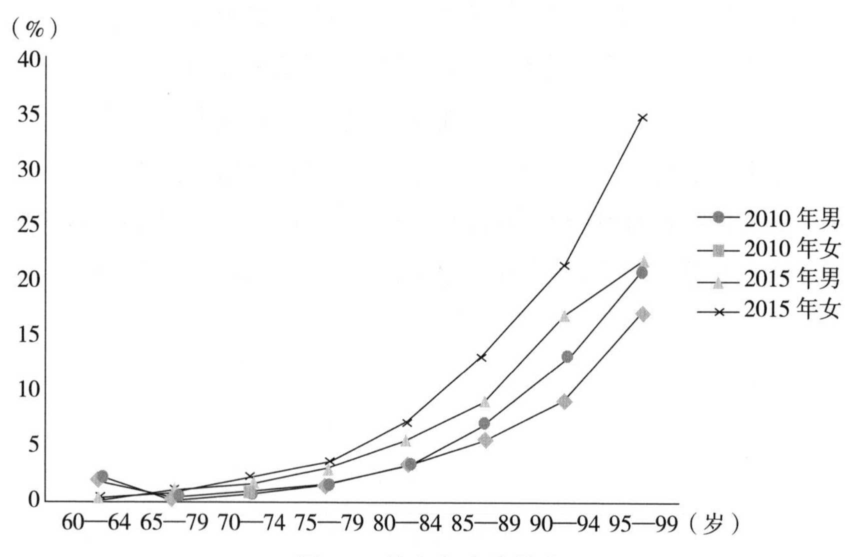

图 11　镇老年人失能率

数据来源：国家统计局 2010 年全国人口普查汇总数据、2015 年全国人口 1% 抽样调查汇总数据。

亦如此；85 岁后差异逐步扩大，95—99 岁组女性老年人失能率约达到 20%，女性老年人失能率约高于相应年龄组男性老年人 3% 左右。2015 年 85 岁后女性老年人和男性老年人失能率差异明显扩大，95—99 岁组女性老年人失能率近 35%，比相应年龄组男性老年人高出约 13%。

2010—2015 年，乡村老年人的失能率也呈上升趋势，2010 年 84 岁及以下男性和女性老年人失能率差别不大，85 岁后差异逐步扩大；2015 年，80 岁及以上女性老年人与男性老年人的失能率差异逐年上升，95—99 岁女性老年人失能率逾 30%，约高于男性老年人 8 个百分点。（详见图 12）

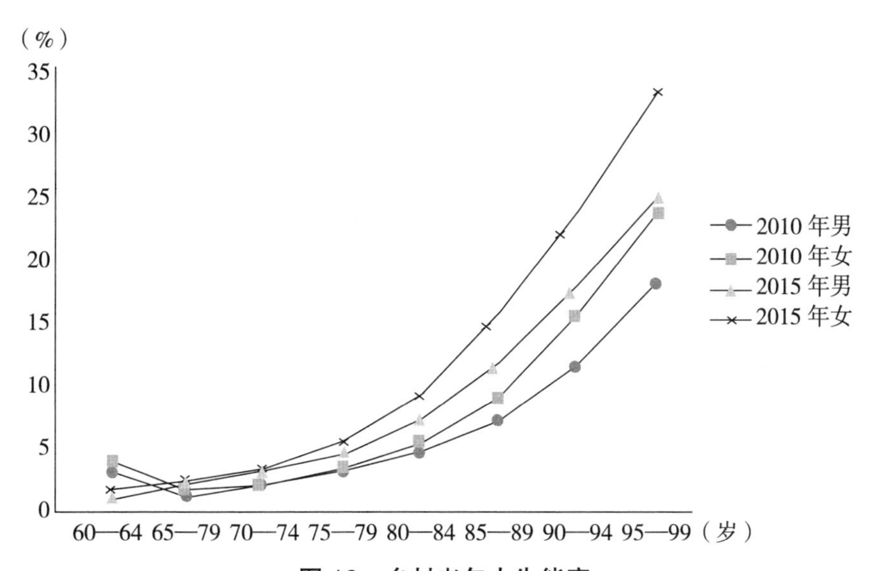

图 12　乡村老年人失能率

数据来源：国家统计局 2010 年全国人口普查汇总数据、2015 年全国人口 1% 抽样调查汇总数据。

总体上，随着时间的推移，城市、镇和乡村女性和男性老年人的失能率均呈上升趋势，且女性老年人的失能率高于相应年龄组男性老年人。城市、镇和乡村 84 岁以下老年人失能率差别不大，85 岁及以上老年人中城市、镇和乡村老年人失能率依次上升，女性和男性老年人失能率差异逐步扩大。这一结果，在一定程度上表明自

20世纪90年代推进健康老龄化战略以来，生活环境的改善、生活质量的提高、医疗护理和康复机能的提高，改善了中低龄老年人的健康状况，失能存活期逐步向生命末端压缩。另外，城市、镇和乡村老年人失能率的差异也在一定程度上表明，相对于镇、乡村，城市相对较好的医疗条件和生活质量有效地促进了老年人健康状况的提高，缩小城乡社会经济、生活环境等的差距将有助于更好地实现健康公平与健康老龄化。

（四）老年人慢性疾病患病率

1. 半数以上老年人患慢性病，慢性病患病率存在城乡、年龄和性别差异

由2016年中国老年社会追踪调查（CLASS）数据结果可知，约57%的60岁及以上老年人患慢性病，且不论是城市还是农村，女性患慢性病的比例均高于男性；城市老年人患慢性病的比例略低于农村老年人。（详见图13）随着年龄的增长，患慢性病的老年人比例呈上升趋势，60—64岁老年人中约50%患慢性病，85—89岁老年

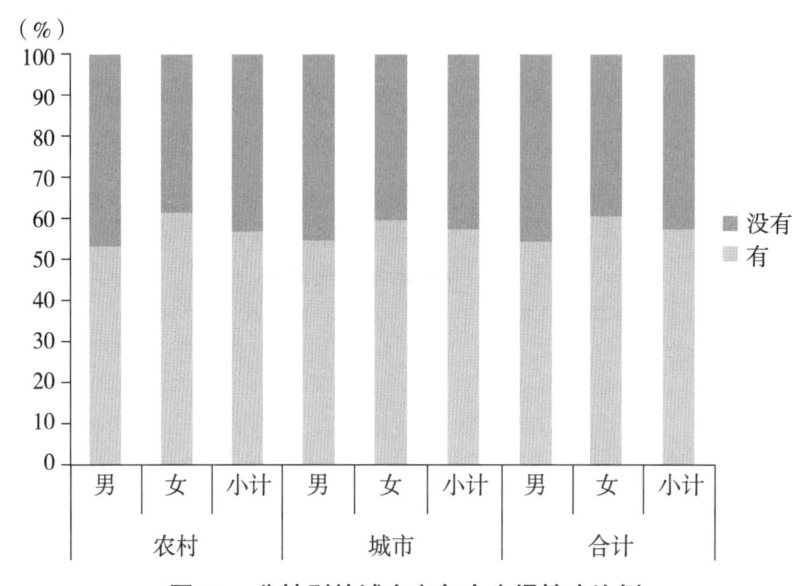

图13　分性别的城乡老年人患慢性病比例

数据来源：2016年中国老年社会追踪调查数据。

人中则有近 65% 的人患慢性病；城市 69 岁及以下的低龄老年人中患慢性病的比例低于农村相应年龄的老年人，但 70—89 岁老年人患慢性病的比例均高于相应年龄的农村老年人。（详见图 14）

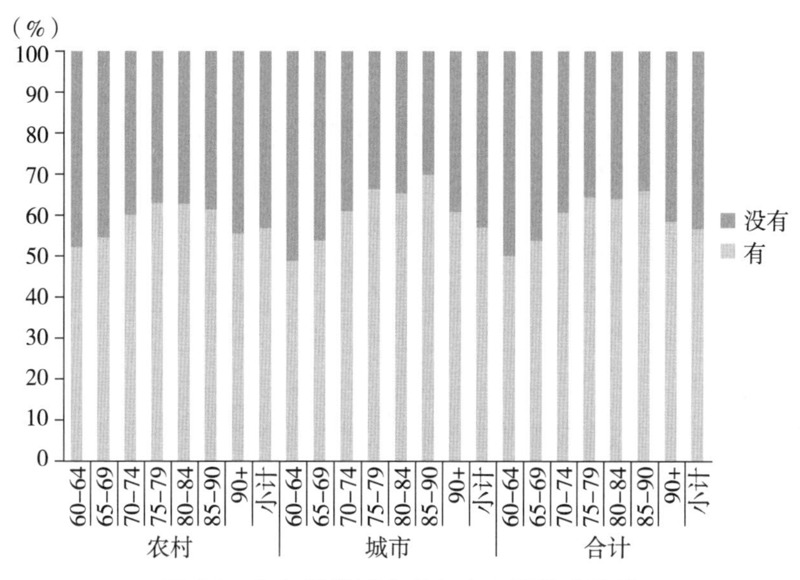

图 14　分年龄的城乡老年人患慢性病比例

数据来源：2016 年中国老年社会追踪调查数据。

2. 随着年龄的增大，患慢性病的老年人患病种类增多

在患慢性病的 60 岁老年人中，约 41.9% 的人患 1 种慢性病，近 27% 的人患有 2 种慢性病，约 15% 的人患有 3 种慢性病，约 7.7% 的人患 4 种慢性病，约 8.7% 的人同时患有 5 种及以上慢性病，其中约 0.2% 的人同时患 10 种及以上慢性病。在患慢性病的 80 岁老年人中，约 37.2% 的人患 1 种慢性病，约 26.2% 的人患 2 种慢性病，约 15.6% 的人患 3 种慢性病，约 8.4% 的人患 4 种慢性病，约 5.8% 的人患 5 种慢性病，约 3.2% 的人患 6 种慢性病，约 3.7% 的人患有 7 种及以上慢性病，最多的患 11 种慢性病。

3. 高血压、心病 / 冠心病、颈椎 / 腰椎病等慢性病在城乡老年人中发病率较高

由表 5 给出的分性别的老年人各种慢性病患病率可知，高血压、心病 / 冠心病、颈椎 / 腰椎病、关节炎、糖尿病、类风湿病、脑血管

病（含中风）、慢性支气管炎/其他呼吸道疾病是老年人最为常见的慢性病，患病率均在10%以上。半数以上老年人患高血压，女性老年人患高血压、心病/冠心病、颈椎/腰椎病、关节炎、糖尿病、类风湿病的比例均高于男性老年人。

表5　分性别的老年人慢性病患病率（单位：%）

慢性病名称	男性	女性	合计
高血压	48.53	52.49	50.59
心病/冠心病	20.70	23.56	22.19
颈椎/腰椎病	19.67	23.92	21.88
关节炎	17.73	23.03	20.49
糖尿病	13.46	16.02	14.79
类风湿	11.80	15.02	13.47
脑血管病（含中风）	11.03	10.66	10.84
慢性支气管炎/其他呼吸道疾病	11.73	9.66	10.66
胃肠炎或其他消化系统疾病	8.99	10.34	9.69
耳聋	7.91	7.75	7.82
青光眼/白内障	6.57	8.39	7.52
其他慢性疾病	6.03	5.71	5.86
骨质疏松	4.88	6.07	5.50
前列腺疾病	5.07	/	2.73
肾脏疾病	1.66	2.18	1.93
阿尔茨海默病	1.56	1.38	1.47
肝脏疾病	1.63	1.30	1.45
神经系统疾病	0.83	1.09	0.96
癌症/恶性肿瘤	0.96	0.74	0.84
泌尿系统疾病	0.89	0.77	0.83
结核病	1.02	0.41	0.70
乳腺疾病	0.10	0.74	0.43
帕金森氏症	0.41	0.41	0.41
生殖系统疾病	0.19	0.47	0.34

数据来源：2016年中国老年社会追踪调查数据。

由表6中城乡老年人慢性病患病率可知，高血压、心病/冠心病、颈椎/腰椎病、关节炎是城乡老年人常见慢性病。城市老年人中患糖尿病的比例几乎是农村老年人的2倍；农村老年人中患颈椎/腰椎病、关节炎和类风湿病的比例明显高于城市老年人；脑血管病（含中风）、慢性支气管炎/其他呼吸道疾病、高血压是城乡老年人最常见的慢性病，且城市老年人的患病率高于农村。

表6 分城乡的老年人慢性病患病率（单位：%）

慢性病名称	农村	城市	合计
高血压	46.28	54.28	50.59
心病/冠心病	20.70	23.46	22.19
颈椎/腰椎病	24.72	19.45	21.88
关节炎	25.65	16.06	20.49
糖尿病	9.62	19.22	14.79
类风湿	18.35	9.30	13.47
脑血管病（含中风）	11.51	10.26	10.84
慢性支气管炎/其他呼吸道疾病	13.27	8.42	10.66
胃肠炎或其他消化系统疾病	12.44	7.34	9.69
耳聋	9.36	6.51	7.82
青光眼/白内障	9.06	6.20	7.52
其他慢性疾病	6.44	5.37	5.86
骨质疏松	5.87	5.17	5.50
前列腺疾病	2.49	2.93	2.73
肾脏疾病	2.09	1.79	1.93
阿尔茨海默病	1.29	1.62	1.47
肝脏疾病	1.79	1.17	1.45
神经系统疾病	1.00	0.94	0.96
癌症/恶性肿瘤	0.56	1.08	0.84
泌尿系统疾病	0.73	0.91	0.83
结核病	1.06	0.40	0.70
乳腺疾病	0.23	0.60	0.43
帕金森氏症	0.40	0.43	0.41
生殖系统疾病	0.40	0.28	0.34

数据来源：2016年中国老年社会追踪调查数据。

慢性疾病已经成为老年人健康的主要威胁，慢性病的预防和控制是未来健康政策和健康管理关注的重点。

（五）老年人的平均预期寿命和健康寿命

1. 老年人的预期寿命、健康寿命随年龄的增大而降低，且存在性别和城乡差异

老年人的平均预期寿命代表着某一时期老年人口的总死亡水平。表 7 给出了基于 2010 年第六次人口普查数据，在对死亡数据进行修正的基础上，测算出的老年人的预期寿命和健康寿命。分析表中表值可知，随着年龄的上升，老年人的预期寿命、健康寿命均呈降低趋势。60 岁及以上各年龄女性老年人的预期寿命均高于同龄的男性老年人；60—84 岁各年龄女性老年人的健康寿命均高于同龄的男性老年人，85 岁及以上女性老年人的健康寿命略低于同龄的男性老年人。同龄老年人中男性的死亡水平高于女性，老龄化程度越高，女性老年人占老年人口的比例越大。

表 7　2010 年老年人的平均预期寿命和健康寿命（单位：年）

年龄	女性		男性		合计	
	健康寿命	预期寿命	健康寿命	预期寿命	健康寿命	预期寿命
60	18.53	21.28	16.15	18.19	17.23	19.76
61	17.69	20.44	15.40	17.43	16.45	18.96
62	16.86	19.61	14.67	16.69	15.69	18.18
63	16.04	18.79	13.98	15.96	14.95	17.40
64	15.23	17.98	13.27	15.23	14.21	16.64
65	14.45	17.19	12.60	14.54	13.52	15.90
66	13.68	16.42	11.95	13.86	12.83	15.18
67	12.90	15.64	11.27	13.16	12.11	14.45
68	12.16	14.89	10.64	12.5	11.44	13.75
69	11.42	14.14	10.03	11.86	10.79	13.06
70	10.71	13.43	9.46	11.24	10.17	12.40
71	10.06	12.77	8.93	10.67	9.61	11.80
72	9.4	12.09	8.37	10.09	9.03	11.17
73	8.78	11.46	7.85	9.56	8.47	10.59
74	8.16	10.83	7.33	9.03	7.93	10.02

续表

年龄	女性		男性		合计	
	健康寿命	预期寿命	健康寿命	预期寿命	健康寿命	预期寿命
75	7.58	10.23	6.87	8.53	7.44	9.48
76	7.02	9.64	6.4	8.06	6.93	8.95
77	6.45	9.05	5.94	7.55	6.44	8.40
78	5.94	8.51	5.54	7.11	6.00	7.92
79	5.46	8	5.19	6.69	5.59	7.45
80	5.03	7.51	4.83	6.29	5.19	7.01
81	4.66	7.09	4.54	5.95	4.85	6.64
82	4.28	6.67	4.21	5.62	4.52	6.27
83	3.93	6.27	3.89	5.31	4.18	5.91
84	3.61	5.91	3.61	5.01	3.89	5.59
85	3.33	5.57	3.35	4.74	3.59	5.28
86	3.06	5.23	3.13	4.49	3.34	4.98
87	2.74	4.91	2.86	4.25	3.06	4.7
88	2.51	4.61	2.7	4.02	2.86	4.44
89	2.33	4.36	2.53	3.83	2.64	4.21
90+	2.09	4.12	2.41	3.68	2.46	4.01

资料来源：张文娟：《中国养老服务体系建设》，社会科学文献出版社 2017 年版，第 204—205 页。

进一步地，从不同时期老年人的预期寿命和健康寿命看，60 岁、65 岁和 80 岁的女性老年人、男性老年人在 1987 年、1992 年、2000 年和 2010 年的预期寿命和健康寿命基本呈上升趋势，这也在一定程度上表明，随着我国社会经济的发展，医疗卫生水平的提高，老年人的总体健康状况逐步提高，且女性老年人的预期寿命与健康寿命均高于男性老年人。在落实老龄政策的各个环节中切实贯彻男女平等的基本国策，进一步向女性老年人倾斜的同时，关注男性老年人，努力增加男性老年人口的余寿，缩短高龄女性老年人的寡居期。（详见表 8）

表 8　中国老年人的预期寿命和健康寿命（单位：年）

性别	年龄（岁）	1987 年		1992 年		2000 年		2010 年	
		预期寿命	健康寿命	预期寿命	健康寿命	预期寿命	健康寿命	预期寿命	健康寿命
男性	60	15.9	11.9	16.4	13.2	17.5	13.6	18.2	16.2
	65	12.6	9.3	13.0	10.2	13.9	10.5	14.5	12.6
	80	5.5	4.3	5.8	4.4	6.0	4.2	6.3	4.8
女性	60	18.8	13.3	19.4	14.7	20.5	14.4	21.3	18.5
	65	15.0	10.7	15.6	11.7	16.6	11.2	17.2	14.5
	80	6.5	4.8	7.1	5.1	7.4	4.5	7.5	5.0

资料来源：张文娟：《中国养老服务体系建设》，社会科学文献出版社 2017 年版，第 204—205 页。

另外，无论男性还是女性，城镇老人的预期寿命都高于农村老人，随着年龄的增长，城镇男性老人与农村男性老人在预期寿命上的差距在不断缩小，而女性老人中两者之间的差距则呈现先缩小后扩大的趋势；在健康预期寿命上，农村老人却高于城镇老人，随着年龄的增长，城镇老年人与农村老人在健康预期寿命上的差距呈现先扩大再缩小的趋势；城乡老年人在健康预期寿命上的差距在不同出生队列中也存在差异，年龄相同的情况下，较晚出生队列的老年人中健康预期寿命的城乡差距相对较小[①]。

2. 老年人带病生存时长随年龄增大而减小，女性带病生存时长高于男性

老年人的预期寿命中扣除健康寿命后的带病存活时间（年），即为老年人在生命最后阶段需要他人照料的时长。由图 15 可知，随着年龄的增大，老年人的带病生存时间逐步减少。如 60 岁时，女性老年人的带病生存时间接近 2.8 年，男性老年人约为 2 年；65 岁时，女性为 2.7 年，男性约为 1.9 年；80 岁时，女性约为 2.5 年，男性约为 1.6 年。总体上，随着年龄增大，女性和男性老年人的带病生存

① 焦开山：《中国老年人健康预期寿命的不平等问题研究》，《社会学研究》2018 年第 1 期。

时间均呈下降趋势，但女性老年人的带病生存时间比同龄的男性老年人长，女性老年人更可能是长期照护的主要服务对象。

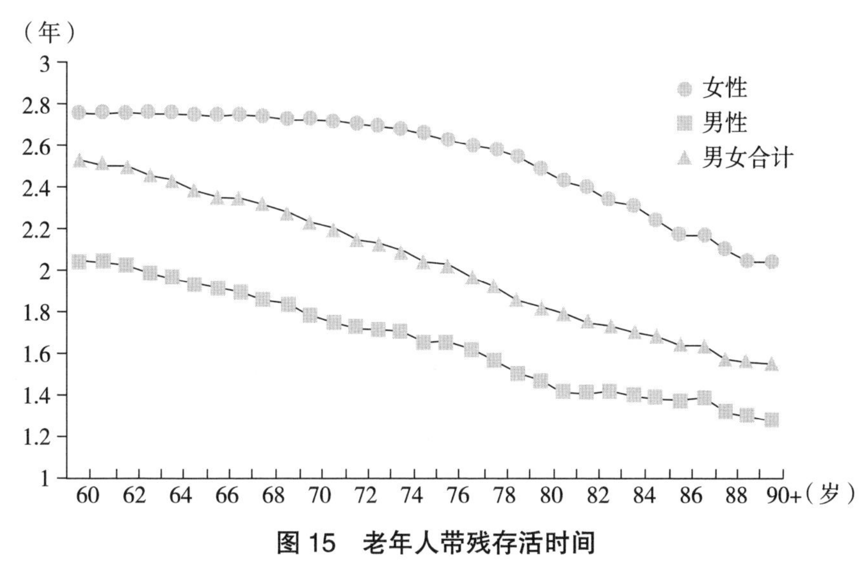

图 15　老年人带残存活时间

资料来源：张文娟：《中国养老服务体系建设》，社会科学文献出版社 2017 年版，第 204—205 页。

3. 男性老年人余寿期的生存质量高于女性老年人

健康预期寿命占余寿的比例反映了老年人的生存质量，由图 16 可知，女性老年人的健康寿命占预期寿命的比例低于同龄的男性老年人，这也在一定程度上表明，虽然女性老年人的预期寿命长于男性老年人，但相对更高的健康寿命说明男性老年人在余寿期的生存质量高于女性老年人。

4. 2020—2100 年中国老年人预期寿命呈增长态势，但低于主要发达国家水平

日本、英国、意大利、德国和美国是世界主要发达国家，也是较早进入老龄化，且目前老龄化程度较高的国家。根据联合国《世界人口展望》2019 年修订版发布的世界各国老年人 60 岁和 80 岁的预期寿命数据，对比分析 2020—2100 年中国与日本、英国、意大利、德国和美国等五个国家 60 岁和 80 岁老年人的预期寿命，得出以下两点，详见图 17—图 22。

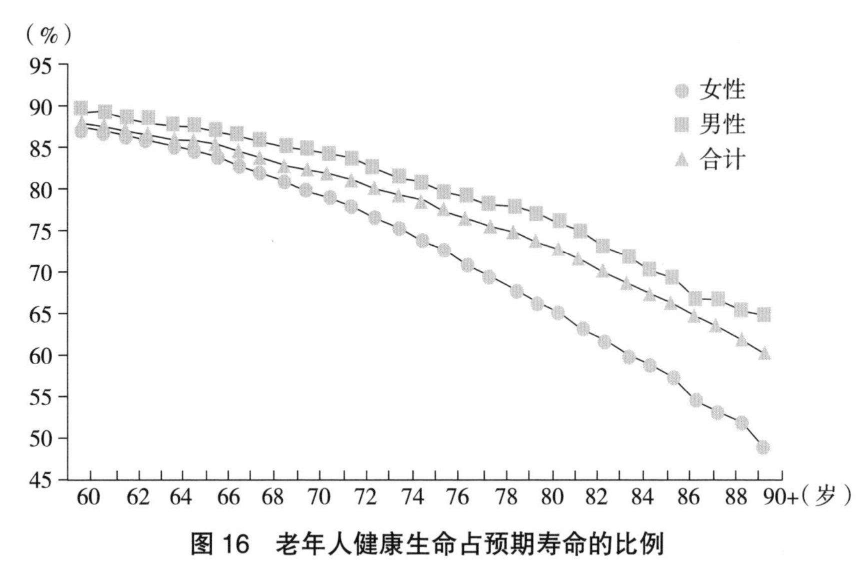

图 16　老年人健康生命占预期寿命的比例

资料来源：张文娟：《中国养老服务体系建设》，社会科学文献出版社 2017 年版，第 204—205 页。

（1）中国 60 岁老年人预期寿命远高于 80 岁老年人，但 60 岁老年人预期寿命与发达国家的差距也高于各年份 80 岁老年人。由图 17、图 18 和图 19 可知，2020—2100 年中国 60 岁老年人的预期寿命呈上升趋势，从不足 21 年上升到近 29 年，且各年份 60 岁老年人预期寿命与日本、英国、意大利、德国和美国的预期寿命差距呈缩小趋势。相对而言，各年份日本 60 岁及以上老年人的预期寿命最高，其次为意大利、德国、英国和美国，中国与日本 60 岁老年人预期寿命差距约 7 岁，且这种差异相对比较稳定；2020 年及后续的 40 年美国 60 岁老年人预期寿命高于中国约 3 岁，随着 2060 年后美国老年人预期寿命的降低，中国和美国老年人的预期寿命差距缩小。对于 80 岁老年人而言（见图 20、图 21 和图 22），中国与日本老年人的预期寿命相差约 4 岁；与英国、意大利、德国和美国等国老年人的预期寿命相差约 2 岁，且这种差异在 2020—2100 年相对比较稳定。另外，随着时间的推移，中国、发达国家 60 岁和 80 岁老年人的预期寿命普遍提高，但中国 60 岁老年人的预期寿命与发达国家的差距明显高于中国 80 岁老年人与发达国家的差异。

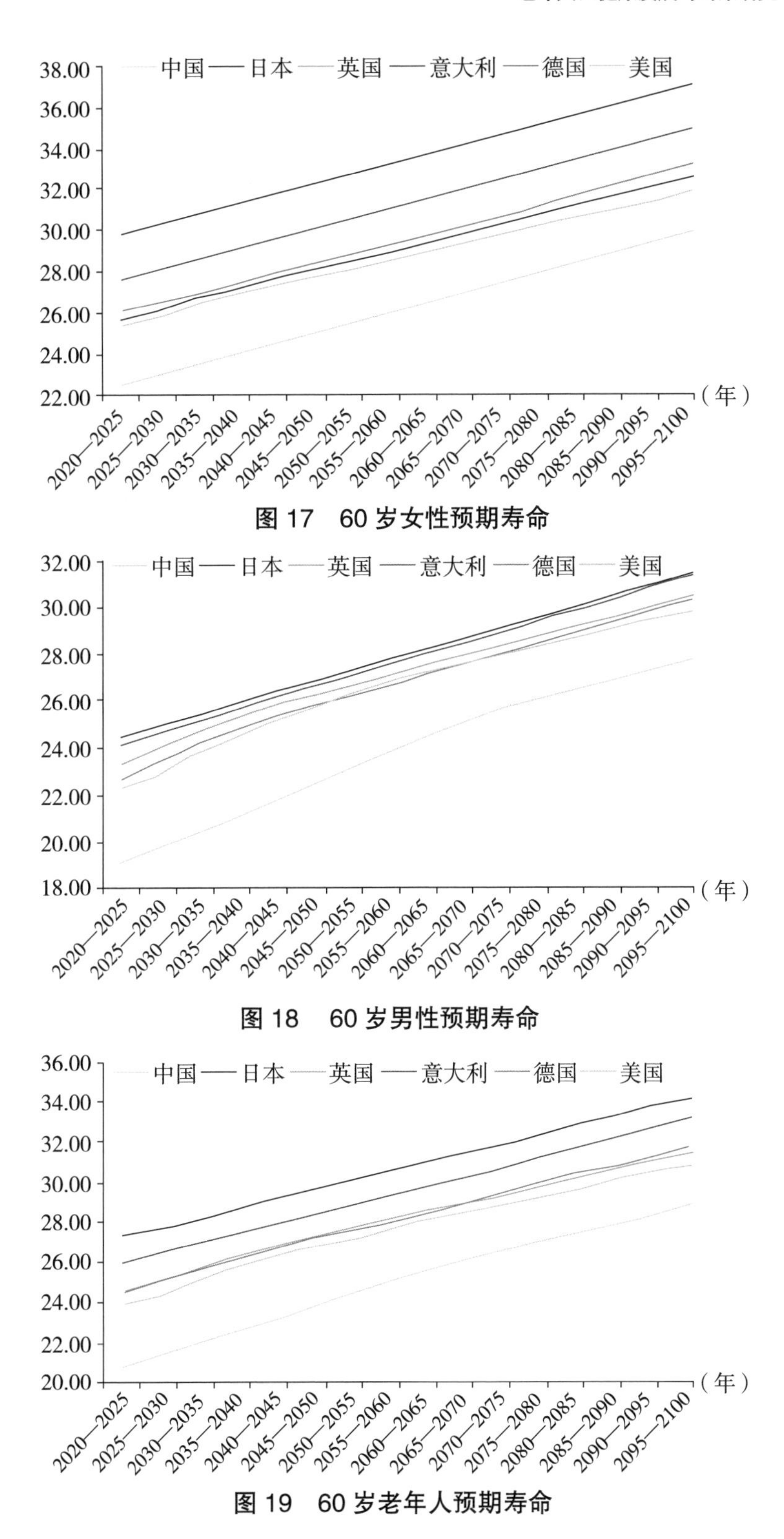

图 17　60 岁女性预期寿命

图 18　60 岁男性预期寿命

图 19　60 岁老年人预期寿命

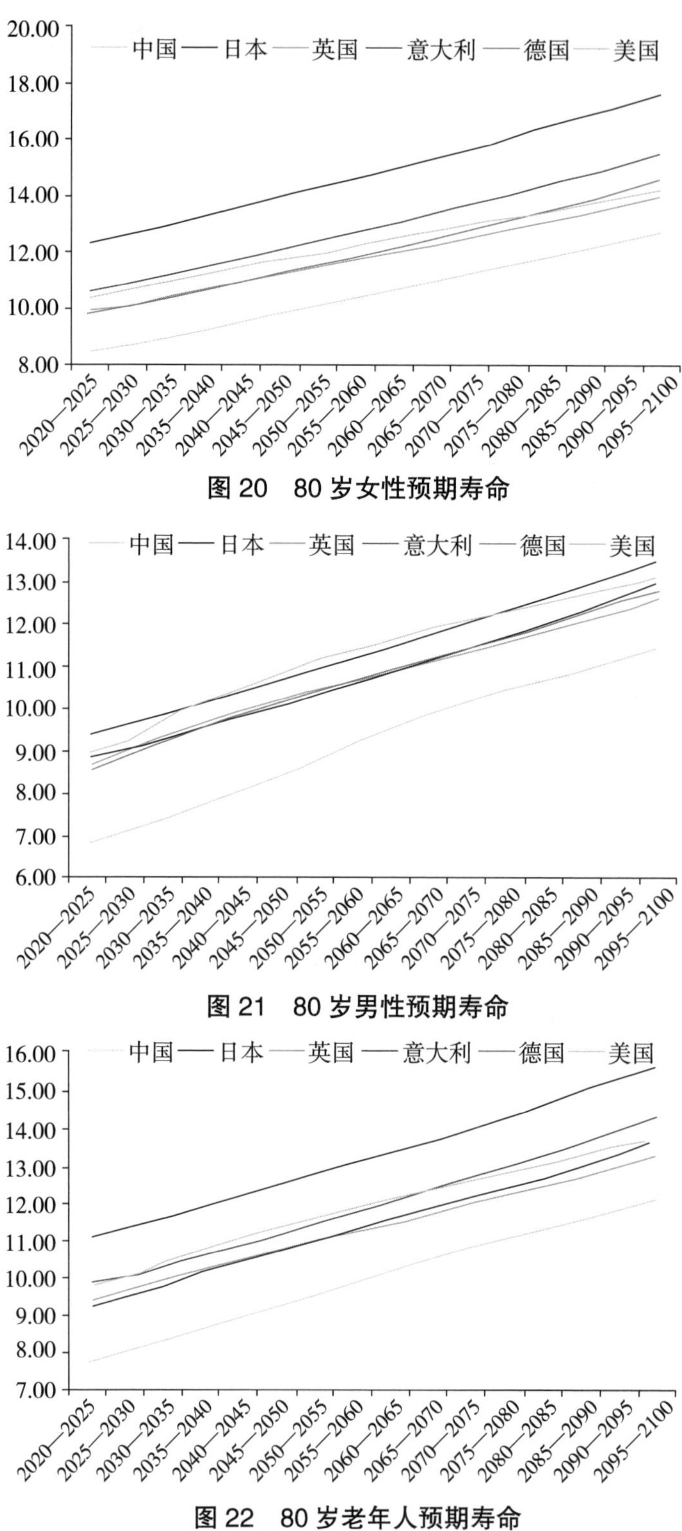

图 20　80 岁女性预期寿命

图 21　80 岁男性预期寿命

图 22　80 岁老年人预期寿命

（2）中国60岁、80岁老年人预期寿命与发达国家的差距存在明显的性别差异。中国60岁女性老年人各年份预期寿命与日本相应老年人相差约8岁，与意大利老年人相差约6岁，与英国、德国和美国的差距相对较小，但也在4岁左右。相对而言，中国60岁老年女性与日本、意大利、德国和英国60岁老年女性的预期寿命差距相对比较稳定，在2060年后随着美国60岁老年女性预期寿命的下降，中美差异逐步减小。各年份中国80岁女性老年人的预期寿命呈上升趋势，与日本、意大利80岁女性老年人的预期寿命分别相差约4岁、2岁，且相应差异有扩大趋势，与德国、美国80岁女性老年人的预期寿命差异约2岁，且呈逐步缩小趋势。

就男性老年人而言，自2020—2100年，中国和五国60岁、80岁男性老年人的预期寿命均呈上升趋势。五国60岁男性老年人的预期寿命差别相对较小，随着中国男性老年人预期寿命的增长，中国与五个发达国家的差距缩小；中国80岁男性老年人的预期寿命低于五国，日本与美国男性老年人的预期寿命差异较小，英国、德国和意大利三国男性老年人的预期寿命也较接近，但中国男性老年人预期寿命的增长相对快于其他几国，总体上中国男性老年人与发达国家男性老年人的预期寿命呈缩小趋势，各年份女性老年人与其他五国女性老年人预期寿命的差距略大于相应年龄的男性老年人。

总体上，虽然新中国成立后中国社会经济的发展和医疗卫生服务水平迅速提高，老年人的预期寿命持续上升，但与世界较早进入老龄化的日本、英国、德国、意大利和美国等发达国家相比，同龄老年人的预期寿命尚存在较大差距。

四、我国老年人口健康存在的问题

人口健康是个体的生理、心理及社会因素共同影响的结果。本文分析发现，总体上，当前80%以上的老年人自评身体健康，处于基本健康、不健康但生活能自理的中间状态的老年人规模扩大；中低龄老年人的健康状况有所提高，高龄老年人健康状况下降。随年龄的增大，体质健康的老年人比例下降，偏瘦老年人比例上升，半数以上老年人患慢性病，失能老年人比例上升；老年人的预期寿命、健康寿命均呈降低趋势。随着我国社会经济的发展和医疗卫生水平的提高，老年人的总体健康状况逐步提高，但也存在以下方面问题需要加以关注。

第一，老年人慢性病形势严峻。随着老年人的年龄增大，身体机能下降，患慢性病的老年人比例上升，患病种类增多。我国老年人患高血压、心病 / 冠心病、颈椎 / 腰椎病、关节炎、糖尿病、类风湿病、脑血管病（含中风）、慢性支气管炎 / 其他呼吸道疾病等慢性病比例均在 10% 以上。老龄化时期保持健康的关键在很大程度上取决于老化速度和依赖于年龄的疾病，特别是那些无法治愈和容易导致长期残疾而不是早期死亡的疾病之间关系的紧密程度。推迟疾病的起始时间，能有效缩短因疾病引起的伤残时间，提高生存质量。故而实现“健康老龄化”的目标任重道远。

第二，城乡老年人健康差距明显。城市老年人体质健康状况、自评健康状况优于镇和乡村老年人。城市老年人中处于健康体重的比例高于镇和乡村老年人，乡村老年人中偏瘦的比例最高。城市、镇和乡村老年人的失能率随时间推移均呈上升趋势。城乡老年人体质上的差异，除受骨骼、肌肉和脂肪等在人体内的分布的差别影响外，城乡社会经济发展水平与家庭收入的差异而引起的老年人生活环境、营养摄入等的差别也不容忽视。

第三，老年人健康状况的性别差异明显。男性老年人的体质健康状况、自评身体健康状况好于女性。女性老年人的失能率高于相应年龄组男性老年人，随着时间的推移，女性和男性老年人失能率差异逐步扩大。各年龄女性老年人的预期寿命、健康寿命均高于同龄的男性老年人。老年人带残生存时长随年龄随增大而减小，女性带残生存时长高于男性；男性老年人余寿期的生存质量高于女性老年人。中国男性老年人与发达国家男性老年人的预期寿命呈缩小趋势，各年份女性老年人与发达国家女性老年人预期寿命的差距略大于相应年龄的男性老年人。

五、老年人健康促进的对策与建议

健康促进的目的是促进个人的生活能力，包括朝向更好的健康，而不仅仅是少生病。老年人的健康促进需要减少致残的慢性疾病，促进老年人功能上的独立性，并提升其全面的生活质量，而不仅仅是延长生命。人的健康水平受社会、经济、环境、卫生服务、个体特征及行为等因素的影响。促进老年人健康需要国家、社会、家庭与个人共同努力。

（一）从制度、财政、人员、设备设施等供给上实现基本公共服务均等化，缩小城乡、区域基本公共卫生服务差距

“基本服务均等化”是新时代提高保障和改善民生水平、推进国家治理体系和治理能力现代化的必然要求。在医疗卫生领域，需要基于“公平”“可及”的基本原则，建立基本医疗卫生服务制度，促进基本卫生服务均等化。将老年人的慢性病、发病率较高等严重影响老年人健康的疾病纳入公共医疗服务的范围，确定公共卫生服务项目，通过普及和免费的服务，缩小城乡和地区间公共卫生服务差距，促进基本公共卫生服务均等化。在城乡基层建立居民健康档案，进行健康教育，设置老年人群高血压、糖尿病等慢性病防治，老年人保健等公共卫生服务项目，明确规定老年人可获得的基本公共医疗卫生服务的保障范围和质量。并通过明确中央和地方在老年人公共医疗卫生服务中应承担的支出责任，合理配置资金、人力资源、设备和设施，提高农村公共医疗服务质量，缩小城乡差距，切实保障城乡老年人应获得的基本医疗卫生服务。

自20世纪90年代推进健康老龄化战略以来，生活环境的改善、生活质量的提高、医疗护理和康复机能的提高，改善了中低龄老年人的健康状况，失能存活期逐步向生命末端压缩。另外，城市、镇

和乡村老年人失能率的差异也在一定程度上表明，相对于镇、乡村，城市相对较好的医疗条件和生活质量也有效地促进了老年人健康状况的提高，缩小城乡社会经济、生活环境等的差距将有助于更好地实现健康公平与健康老龄化。

（二）有效推动健康产业的发展，为老年人健康生活保驾护航

健康产业随着人们健康需求的增长应运而生，具体包括健康食品业、保健品业、健身业、健康信息服务业、健康保险业、健康产品批发零售业、医药制造业、养老养生服务业等。老年群体是健康产业需要重点关注的群体之一。基于满足老年人的健康需求、提高老年人健康水平的基本目标，健康产业需要关注老年健康产品的发展，如保健品、营养食品、康复护理产品等，同时加快老年家庭病床护理、健康咨询、老年康复中心，以及提供医疗护理、保健器材等服务业的发展，满足老年人健康生活需求。

（三）完善顶层制度建设和养老保障系统，建立长期照护制度

随着我国人口老龄化的加重，失能老年人的规模将迅速扩大，失能老年人口占总人口的比重也将不断提高，未来失能老年人长期照护负担会加重。欧美等西方发达国家应对老龄化挑战的经验表明，长期照护制度对满足失能老年人的照护需求、促进社会化养老服务业的发展发挥了主要作用[①]。在日本、韩国等国家，长期照护制度在降低失能老年人家庭照料负担、提高老年人的生存质量方面也发挥了显著作用[②]。为避免“一人失能，全家失衡”的现象，需要全方面综合考虑不同失能老年人口类型的照护需求，分阶段、分人群地探

---

① 王德文等：《发达国家老年人口健康照护的经验与启示》，《卫生经济研究》2013 年第 7 期；施巍巍：《发达国家长期照护制度比较与路径选择》，《新远见》2012 年第 4 期。

② 张小娟、朱坤：《日本长期照护政策及对我国的启示》，《中国卫生政策研究》2014 年第 4 期；田杨：《日韩老年长期照护保险政策对我国的启示》，《老龄科学研究》2014 年第 1 期。

索建立多元化的照护服务制度。在尊重老年人对养老服务的选择权的前提下，在当前服务资源有限的条件下，重点保障失能、半失能老年人的基本服务需求，并确保孤老孤残优抚对象、城市“三无”老年人和农村“五保”老人得到必要的服务。进而逐步向贫困 / 失独老年人提供看护 / 护理服务；完善社区养老服务体系，逐步满足家庭照料资源不足的老年人的居家照料服务；进一步扩大长期照护制度保障支持的广度，降低家庭对失能老年人的照护负担。

（四）家庭层面，有效地保障老年人的家庭养老支持，提高老年人生活质量

当前居家养老仍然是中国城乡老年人的主要养老方式，即使选择机构养老的老年人也需要来自家庭成员的物质、居家与精神支持。为此，需要在全社会倡导敬老、养老，奉行孝道，为老年人提供力所能及的家庭养老支持，重视老年人的营养和健康，提高老年人的生活质量。

（五）个人层面，引导老年人树立良好的健康观念，倡导健康生活行为

个体健康强调个人的健康责任意识，老年人需要建立健康的生活意识，注重营养，适量运动。提高全民健康素养，引导群众形成自主自律的健康生活方式，合理膳食、适量运动、戒烟戒酒、心理平衡，实现人人热爱健康、人人追求健康、人人生活健康，为未来健康养老奠定基础。

（作者：伍海霞，中国社会科学院人口与劳动经济研究所副研究员）

中国老年人旅游频度特征及其影响因素

一、引言

21世纪中国将长期面对人口老龄化的挑战。据保守估计，中国65岁及以上老人占全部人口的比例将从2010年的8.9%增加到2050年的25.6%，最需照料的80岁及以上高龄老人将从2010年的2000万增加到2050年的1.2亿[①]。人口老龄化给经济社会发展带来重大挑战的同时也为旅游产业发展提供了新机遇。当前“健康中国”上升为国家战略，健康产业将成为国家支柱型战略产业，而旅游业或旅游产业是国家大健康产业的重要组成部分。作为一个整体，老年人的健康水平在提升、平均预期寿命在延长、受教育水平在增高、养老保障待遇在提高、经济消费能力在增强，同时，低生育水平人口环境下，老年人协助子女照料孙辈的时间在缩短，他们拥有更加充裕的闲暇时间，这些因素都为老年人旅游消费扩张和银发旅游产业发展创造了良好条件。尽管现有银发旅游、老年人旅游市场等问题的文献较为丰富，但是从人口学视角考察老年人旅游频度及其影响因素的研究尚不多见。鉴于此，本文采用2010年第三期中国妇女社会地位调查（老年人专卷）数据，分析了老年人的诸多特征，包括：（1）年龄、性别、城乡、教育程度、收入和政治面貌等人口统计学特征；（2）健康自评、照料需求、患病状况和心理健康等人口健康特征；（3）婚姻状态、儿子数量、女儿数量、是否独居、是否空巢

① 曾毅：《资源整合与人口流动》，《河南社会科学》2016年第9期。

等婚姻家庭特征；（4）老年人所处行政地理区域特征对老年人旅游频度的影响，以期从需求侧为老年人旅游市场开发和老年旅游产业发展提供对策建议。

二、文献综述

国外有关老年人旅游的研究较早且较为深入，老年人的旅游动机、旅游障碍和旅游偏好等是主要研究方面。这些研究发现：老年人对外界的强烈兴趣[①]和感受自然[②]的需求是其主要的旅游动机；身体健康与收入是老年人旅游的主要障碍[③]；老年人的旅游偏好是安全性高、运动强度小的旅游产品和服务[④]，他们更倾向于参与温和的户外旅游活动[⑤]。

国内研究通常将老年人旅游称为银发旅游，研究老年人的旅游需求、旅游偏好、旅游动机、旅游制约和旅游行为特征的主要目的是服务于银发旅游市场营销。国内银发旅游研究主要针对老年人旅游市场的现状、旅游产品的开发、营销策略的研究以及老年人旅游行为的区域研究等[⑥]。如针对广州老年旅游市场的研究，考察了年龄、健康状况、月收入、教育程度和闲暇时间等个人因素，以及环

---

① Muller T, "Baby boomer, lifestyle segments and the imminence of eight trends," *New Zealand journal of business*, 1996, 18(2):1–24.

② Swarbrook J,*Consumer behavior in tourism*,Oxford: Butterworth–Heineman, 1999:37.

③ Hawes D K, "Travel–related lifestyle profiles of older people," *Journal of travel researeh*,1988,27(2):22–32.

Alfred S B, "Marketing segmentation by personal values and salient product attributes," *Journal of advertising research*, 1981,21(1):29–35.

④ Teaff J D,*Leisure sciences with the elderly* ,London: PITMAN, 1985:23.

⑤ Romsa G and Blenman M, "Visitors pattern of elderly Germans," *Annals of tourism research*,1989,16(2):178–188.

Blazey M A, "The differences between participants and nonparticipants in a senior travel program," *Journal of leisure researeh*,1987,26(1):7–12.

⑥ 王艳婷、张鲁彬：《老年人旅游消费与影响因素关联度分析——基于京津冀地区2006—2013年面板数据》，《中国人口·资源与环境》2016年第11期。

境文化、家庭群体与旅行社服务等社会因素对老年人旅游的影响①。针对江西省老年人旅游市场的分析，探查了人口学特征（性别、年龄、职业、月收入、文化）、行为决策（旅游目的、信息来源、出游喜好、旅游方式）等老年旅游者出游行为的一般规律性特征，发现：老年旅游者的出游目的以游览观光为主，其健康疗养、度假等方面的需求比一般旅游者大②。针对上海老年人旅游行为特征的实证分析发现，身体和经济状况较好的老年人出游频度高，出游时间长短适中，出游的目的以游览观光为主，外出旅游不太追求单纯的奢侈与豪华③。针对安徽省老年人旅游行为的研究发现，丰富生活和健康是老年人最主要的两个旅游动机，负面认知、缺少同伴、费用约束、家庭责任和时间约束是制约老年人外出旅游的五大因素；此外，性别、年龄、家庭结构、教育水平、工作状态和个人月收入等人口统计学特征都是影响老年人旅游参与的重要因素④。针对北京中老年人的市场调查发现，比以往老年人更加积极的消费理念等决定了当代及下一代老年人的出国旅游需求特征；除了自身、外在、惯常生活和消费理念等制约因素以外，老年人出国旅游更容易受到安全因素，特别是心理安全因素的制约；主观年龄与老年人出国旅游活动之间产生交互影响⑤。这些研究都初步涉及了老年人旅游群体的人口统计学特征对其出游的影响。但是，这些研究对老年人的年龄界定并不一致，部分 60 岁以下年龄人口也被视为老年人。此外，这些研究所依赖的调查普遍样本量较小，存在规范性和代表性欠缺的问题，对老年人人口统计学特征和社会经济特征如何影响其旅游行为的实证

① 梁滔滔：《老年旅游市场分析与开发策略——以广州老年旅游客源地为例》，暨南大学 2011 年硕士论文。

② 余颖、张捷、任黎秀：《老年旅游者的出游行为决策研究——以江西省老年旅游市场为例》，《旅游学刊》2003 年第 3 期。

③ 侯国林、尹贻梅、陈兢：《上海老年人旅游行为特征及市场开发策略探讨》，《人口与经济》2005 年第 5 期。

④ 刘力：《老年人旅游动机与制约因素》，《社会科学家》2016 年第 3 期。

⑤ 李享，Mark Banning-Taylor，Phoebe Bai Alexander，Cliff Picton：《中国老年人出国旅游需求与制约——基于北京中老年人市场调查》，《旅游学刊》2014 年第 9 期。

分析还比较薄弱。

而另一项以全国代表性调查为基础的，关于中国老年家庭出游限制因素的经验分析发现：身体状况会限制以家庭为单位的老年人的出游参与，但仅仅是在以走路能力、爬楼梯能力等为代表的基本日常活动能力出现困难时，老年人出游参与的概率会降低；大多数慢性病对老年人出游参与的影响不显著。与身体状况相比，心理状况的稳定影响着老年人的出游参与概率，且无城乡差异，表现出无论是个体还是家庭，心态越积极乐观、对未来越充满期待的老年人出游参与的概率越大的特征[①]。该研究直接聚焦老年旅游群体的身体和心理特征及对其旅游参与的影响，但是，该研究的主要问题是因变量（家庭出游决策行为）是二分类变量：其中 1 代表家庭在过去一年有出游行为，0 代表过去一年家庭没有出游行为。一方面旅游参与概率或旅游频度的区分过于简单，不利于老年旅游群体更为细致的市场细分；另一方面过分强调家庭的旅游行为决策，或多或少地忽视了老年人个体因素对其旅游决策的影响。

综上所述，与国外老年人旅游研究相比，国内研究缺乏较为深入的实证分析，没有针对老年人旅游行为（比如旅游频度）综合影响因素的分析。旅游频度是衡量旅游潜在群体参与旅游活动特征的重要指标，也是影响旅游消费市场规模的重要因素。因此，通过使用全国代表性调查数据对我国老年人旅游频度及其影响机制进行分析具有重要现实意义。另外，现有国内老年人旅游研究主要从地理学、旅游管理和旅游市场营销角度，聚焦旅游目的地或客源地老年人旅游者的特征，很少见到从人口学和社会学视角采用全国代表性调查数据对我国老年人旅游频度及其影响机制进行分析的研究。

---

① 任明丽、李群绩、何建民：《身体状况还是积极心态？——关于中国老年家庭出游限制因素的经验分析》，《旅游学刊》2018 年第 5 期。

三、研究设计

（一）分析框架与研究假设

本研究认为，老年人旅游行为（包括旅游频度）受到包括人口统计学特征、人口健康特征、婚姻家庭特征和所生活地区的行政地理特征在内的诸多因素多层次和多维度的综合影响。人口统计学特征包括：性别、年龄、教育程度、收入和政治面貌。人口健康特征包括：健康自评、照料需求、患病状况、心理特征。婚姻家庭特征包括：婚姻状态、儿子数量、女儿数量、是否独居（只有老年人一个人居住）、是否空巢（只有老年人夫妻两人居住）。行政地理特征包括老年人所居住生活的四类地区：京津沪、东部 8 省、中部 8 省和西部 12 省。

吃、住、行、游、购、娱是旅游六大基本要素，而闲暇时间、身体健康和经济条件宽裕是旅游行为发生的三个前提。由于绝大部分老年人已经退出劳动力市场，因此闲暇时间较多是老年人旅游区别于其他群体旅游的关键特征之一。同样与年龄密切相关，老年群体的身体健康状况对其参与旅游具有更加直接和显著的影响，身体健康水平较差、需要他人照料的老年人在参与旅游时面临诸多阻碍。

一般情况下，更高的受教育程度、更高的收入水平、非群众（中共党员或其他政治团体身份）与更高的经济社会地位密切相关，更高的经济社会地位与更高的旅游频度密切相关。同时，年龄对于老年人旅游行为存在重要影响，与高龄老年人相比，低龄老年人参与旅游的限制性因素（尤其在身体健康方面）较少。据此，提出研究假设 1：在其他约束条件相同的情况下，老年人的人口统计学特征对其旅游频度有显著影响，其中，年龄越小、受教育程度和收入越高、政治面貌为非群众的老年人拥有更高的旅游频度。

身体健康是旅游行为发生的前提条件之一。老年人的健康状况可以结合主观和客观两个方面来综合衡量。主观健康状况可以通过健康自评和照料需求状况来测量，客观健康状况可以通过患病状况

（所患疾病类别）和心理特征（心理健康维度）来衡量。据此，提出研究假设 2：在其他约束条件相同的情况下，老年人的人口健康特征对其旅游频度有显著影响，其中，健康自评越好、照料需求越少的老年人拥有更高的旅游频度，身患疾病、心理特征消极的老年人拥有更低的旅游频度。

基于我国社会生活现实，很多情况下，老年人旅游并不是独自出行，或者老年人旅游并不仅仅受其个体因素的影响，婚姻、家庭、子女和居住模式等状况都可能通过直接（家庭成员与老年人共同出游）或间接（家庭成员对老年人旅游的支持、漠视或反对等）的方式影响到老年人的旅游频度。据此，提出研究假设 3：在其他约束条件相同的情况下，老年人的婚姻家庭特征对其旅游频度有显著影响，其中，在婚有配偶、更多儿子、更多女儿、非独居、空巢的老年人拥有更高的旅游频度。

地区不同，旅游产业发达程度不一，老年人旅游受到所处地区旅游产业发展水平的影响。据此，提出研究假设 4：在其他约束条件相同的情况下，老年人所生活行政地理区域特征对其旅游频度有显著影响，与其他地区相比，经济更加发达的京津沪地区的老年人拥有更高的旅游频度。

（二）模型设定

本模型设计中被解释变量——老年人外出旅游频度为四分类：从不、偶尔、有时和经常，分类间有序次关系，针对被解释变量为分类型数据的情况选用 Logistic 回归，所以模型设计采用有序多分类逻辑斯蒂回归 (Ordered Logistic Regression)。有序多分类 Logistic 模型（简称有序 Logit 模型）不仅可以测算解释变量变化引起被解释变量的发生风险比变动，还可以计算解释变量变动对被解释变量各分类影响的边际效应。被解释变量老年人外出旅游频度的四种分类，分别用“0”“1”“2”“3”表示。有序 Logit 模型的累积概率可以写为：

$$C_{ij}=\Pr(y_i\leq j \mid x_\mathrm{i})=\frac{\exp(\alpha_j+\beta_i x_i^{'})}{1+\exp(\alpha_j+\beta_i x_i^{'})}$$

令 $\mathrm{l_j}(x_i)$ 表示 $y_i\leq$j 相对于 $y_i>$j 的累积 logit，那么

$$\mathrm{l}_j(x_i)=\ln\left[\frac{\Pr(y_i\leq j \mid x_i)}{\Pr(y_i>j \mid x_i)}\right]\alpha_j+\beta_i x_i^{'}$$

其中，j 表示老年人的旅游频度，j=0、1、2、3，分别代表老年人“从不”、“偶尔”、“有时”和“经常”外出旅游。x_i 表示一系列影响老年人外出旅游频度的变量，本研究中包括人口统计学特征、人口健康特征、婚姻家庭特征和行政地理特征等一系列变量。β_i 表示影响因素的回归系数。

（三）数据来源

第三期中国妇女社会地位调查是全国妇联和国家统计局继 1990 年、2000 年第一、第二期中国妇女社会地位调查后组织的第三次全国规模的调查，调查问卷分为个人调查问卷和社区 (村、居委会) 调查问卷。个人调查除了针对调查标准时点上 (2010 年 12 月 1 日) 全国除港澳台以外居住在家庭户内的 18 至 64 周岁的男女两性中国公民的主问卷之外，还包括老年人在内的 5 类典型群体调查，老年调查的对象为调查户内 65 周岁及以上老年人。抽样设计采用按地区发展水平分层的三阶段不等概率 (PPS) 抽样方法。调查具有较好的代表性和可信性。本研究以该调查（老年人专卷）样本为基础，有效样本 3522 人。该调查老年人口年龄分布与 2010 年第六次人口普查结果较为接近（详见图 1）。

（四）变量说明

1. 被解释变量

老年人旅游频度是本研究的被解释变量。“从不”、“偶尔”、“有时”和“经常”分别代表过去一年中旅游的次数为 0 次、1 次、2—3 次和 4 次及以上。本研究的被解释变量、解释变量和控制变量的

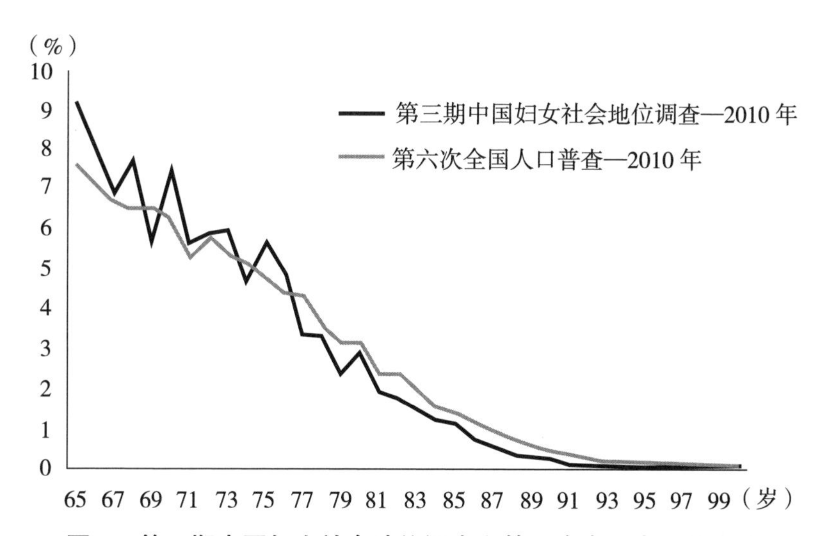

图 1　第三期中国妇女社会地位调查和第六次全国人口普查的老年人年龄结构比较

定义、描述性统计（均值和标准差）和预期影响如表 1 所示。

2. 解释变量

（1）人口统计学特征包括年龄、性别、户籍、受教育程度、年收入和政治面貌等 6 个变量。研究预期老年人受教育程度、年收入和政治面貌对其旅游频度有显著正向影响。年龄越大、农村户籍的老年人旅游频度显著更小。

（2）人口健康特征包括老年人的自评健康状况、自评照料需求、患病状况和心理特征等 4 个方面。其中，患病状况包含：心脑血管 / 高血压、糖尿病、呼吸系统疾病、白内障青光眼等眼病、骨关节病 / 腿脚不便、妇科病 / 男科疾病、尿失禁和耳聋等 8 类。心理特征包括：遇到什么事都能想得开、经常感到紧张害怕、经常觉得孤独、自己的事情自己说了算、觉得自己没用、喜欢与人交往 / 相处、愿意并能够帮助别人和愿意了解 / 学习新东西等 8 个方面。研究预期老年人的自评健康状况和自评照料需求对其旅游频度有显著负向影响，老年人所患疾病类别和心理特征对其旅游频度总体上有影响、但具体类型疾病和心理特征的影响不确定。

（3）婚姻家庭特征包括婚姻状态、儿子数量、女儿数量、是否独居和是否空巢等5个方面。研究预期有配偶、儿子数量和女儿数量越多、非独居、空巢老年人的旅游频度更高。

（4）行政地理特征主要区域为京津沪、东部8省、中部8省（区、市）和西部12省（区、市）。研究预期与其他地区相比，京津沪老年人拥有更高的旅游频度。

表1　变量定义、描述性统计与预期影响

变量	变量定义	均值	标准差	预期影响
被解释变量				
旅游频度	0= 从不；1= 偶尔；2= 有时；3= 经常	0.208	0.538	/
解释变量				
人口统计学特征				
年龄	65—98 岁	72.4	5.850	–
性别	0= 男性；1= 女性	0.487	0.500	?
户籍	0= 城市；1= 农村	0.524	0.500	–
教育程度	0= 不识字或识字很少；1= 小学；2= 初中；3= 高中；4= 中专 / 中技；5= 大学专科；6= 大学本科	1.257	1.450	+
年收入	单位：千元	10.378	15.158	+
政治面貌	0= 群众；1= 非群众	0.195	0.396	+
人口健康特征				
自评健康状况	0= 很好；1 较好；2= 一般；3= 较差；4= 很差	1.842	1.031	–
自评照料需求	0= 不需要；1= 需要	0.261	0.439	–
患病状况	0= 没有；1= 有	\	\	–
心理特征	0= 非常符合；1= 比较符合；2= 不太符合；3= 很不符合	\	\	?
婚姻家庭特征				
婚姻状态	0= 未婚 / 离婚 / 丧偶；1= 有配偶	0.643	0.479	+
有无儿子	0=0 个；1=1 个；2=2 个；3=3 个；4=4 个及以上	1.884	1.035	+
有无女儿	0=0 个；1=1 个；2=2 个；3=3 个；4=4 个及以上	1.782	1.100	+

续表

变量	变量定义	均值	标准差	预期影响
独居	0= 非独居；1= 独居	0.162	0.368	-
空巢	0= 非空巢；2= 空巢	0.335	0.472	+
行政地理特征				
区域	0= 京津沪；1= 东部 8 省；2= 中部 8 省；3= 西部 12 省	1.751	0.964	-

注：患病情况和心理特征都是一组变量，具体见表 2，此处从略；"+""-""？"分别代表正影响、负影响和不确定。

四、分析结果

老年人旅游频度的有序逻辑斯蒂回归结果如表 2 所示。模型 1、模型 2、模型 3 采取逐步增加变量的方式测度各个解释变量对老年人旅游频度影响的一致性和稳定性。模型 4、模型 5、模型 6 采取将老年人分为低龄（65—69 岁）、中龄（70—79 岁）和高龄（80 岁及以上）三组的方式测度各个解释变量对老年人旅游频度影响的一致性和稳定性。

模型 1 中年龄、户籍的回归系数为负，教育程度、年收入、政治面貌的回归系数为正，并且均在 1‰的水平上显著，说明年龄、户籍对老年人的旅游频度具有显著的负向影响，而教育程度、年收入和政治面貌对老年人的旅游频度具有显著的正向影响。模型的伪 R2 为 0.1437，模型总体解释能力较强。LRchi2 检验在 1‰显著性水平上显著，说明模型整体拟合效果较好。模型 1 的结果验证了第一个研究假设：在其他约束条件相同的情况下，老年人的人口统计学特征对其旅游频度有显著影响，其中，年龄越小、教育程度和收入越高、政治面貌为非群众的老年人拥有更高的旅游频度。

模型 2 中加入了老年人的人口健康特征。模型的伪 R2 增大为 0.1788，模型解释力进一步增强。年龄、户籍、教育程度、年收入和政治面貌等人口统计学特征变量的回归系数符合和显著性基本保持不变。自评健康状况、自评照料需求的回归系数为负，并且分别在 1‰和 1% 的水平上显著，说明老年人的自评健康状况、自评照料需求状况对其旅游频度有显著负向影响。即，自评健康越差、自评照料需求越强的老年人拥有显著更低的旅游频度。

同时，老年人所患疾病类别和心理健康特征的影响总体上不明显，部分疾病和心理特征存在显著影响。比如，患有白内障青光眼等眼病的老年人拥有明显更高的旅游频度，而耳聋的老年人旅游频度更高的可能性则更低。越不认同“自己没用”、越认同“喜欢与人交往 / 相处”和“愿意了解 / 学习新东西”的老年人拥有明显更高的旅游频度。即，心理特征属于更加积极乐观和社交型的老年人旅游频度更高的可能性更大。模型 2 的结果除了继续验证了第一个研究假设之外，还验证了第二个研究假设：在其他约束条件相同情况下，老年人的人口健康特征对其旅游频度有显著影响，其中，健康自评越好、照料需求越少的老年人拥有更高的旅游频度，身患疾病、心理特征消极的老年人拥有更低的旅游频度。

模型 3 中继续加入了老年人的婚姻家庭特征。但是，婚姻状态、儿子数量、女儿数量、是否独居和是否空巢等变量都没有统计显著性。这些婚姻家庭特征变量在模型 4、模型 5、模型 6 里也绝大部分没有统计显著性。只有模型 6 里面，婚姻状态和独居的回归系数为负、在 10% 水平上显著，与研究预期一致。即，对于 80 岁及以上高龄老人而言，有配偶、独居的老年人拥有更高旅游频度的可能性更低。

表 2　老年人旅游频度的有序逻辑斯蒂回归结果

解释变量：	模型 1	模型 2	模型 3	模型 4	模型 5	模型 6
	65 岁 +	65 岁 +	65 岁 +	65–69 岁	70–79 岁	80 岁 +
人口统计学特征						
年龄	–0.068***	–0.042***	–0.047***	– 0.075	– 0.019	– 0.211

续表

解释变量：	模型 1	模型 2	模型 3	模型 4	模型 5	模型 6
	65 岁 +	65 岁 +	65 岁 +	65–69 岁	70–79 岁	80 岁 +
性别	0.163	0.150	0.181	0.362*	0.134	– 1.614*
户籍	–0.861***	–0.79***1	–0.683***	–0.772**	– 0.372	– 3.134*
教育程度	0.278***	0.212***	0.170***	0.360***	0.065	0.454
年收入	0.017***	0.012***	0.021***	0.008	0.035***	– 0.032
政治面貌	0.450***	0.367**	0.366**	0.366*	0.237	0.717
人口健康特征						
自评健康状况		–0.392***	–0.359***	–0.291**	–0.442***	– 0.606
自评照料需求		– 0.549**	– 0.532**	– 0.433	– 0.313	-3.394**
患病状况						
心脑血管 / 高血压		0.088	– 0.039	0.030	– 0.152	1.708*
糖尿病		0.046	– 0.013	– 0.031	– 0.076	0.707
呼吸系统疾病		– 0.024	– 0.111	0.045	– 0.159	0.430
白内障青光眼等眼病		0.292*	0.283*	– 0.207	0.448*	1.817*
骨关节病 / 腿脚不便		0.169	0.219*	0.248	0.121	0.169
妇科病 / 男科疾病		0.445	0.535**	0.712*	0.335	1.221
尿失禁		– 0.271	– 0.399	– 0.663	– 0.129	– 0.979
耳聋		–0.686***	–0.684***	–1.065***	– 0.424*	– 1.754*
心理特征						
遇到什么事都能想得开		0.071	0.060	0.123	0.020	0.777
经常感到紧张、害怕		– 0.018	– 0.017	0.102	– 0.206	1.429*
经常觉得孤独		0.018	0.011	– 0.027	0.148	– 0.305
自己的事情自己说了算		– 0.007	– 0.035	– 0.021	0.002	0.452
觉得自己没用		0.173*	0.171*	0.083	0.206	– 0.422

续表

解释变量：	模型 1	模型 2	模型 3	模型 4	模型 5	模型 6
	65 岁 +	65 岁 +	65 岁 +	65–69 岁	70–79 岁	80 岁 +
喜欢与人交往 / 相处		– 0.181*	– 0.156	– 0.124	– 0.029	– 1.881*
愿意并且能够帮助别人		0.027	0.013	– 0.204	0.118	0.802
愿意了解 / 学习新东西		– 0.222**	– 0.217*	– 0.139	– 0.344**	– 0.582
婚姻家庭特征						
婚姻状态			0.045	0.543	0.069	– 3.370*
有无儿子			0.021	– 0.065	– 0.001	0.450
有无女儿			0.006	– 0.020	0.024	– 0.164
独居			0.086	0.538	0.153	– 2.438*
空巢			0.025	0.241	– 0.270	1.515
行政地理特征						
区域	– 0.166**	– 0.138*	– 0.143*	–0.269**	– 0.022	– 0.430
样本量	3338	2905	2633	1020	1300	313
伪 R2	0.1437	0.1788	0.1768	0.1923	0.1627	0.4495
LRchi2 检验值	538.16	610.93	546.44	251.33	250.74	95.55
LRchi2 检验显著性	0.0000	0.0000	0.0000	0.0000	0.0000	0.0000
对数似然值	–1603.1	–1403.4	–1272.5	–527.7	–645.1	–58.5

注：*** 、** 、* 分别表示在 1‰、1% 和 10% 的水平上显著。

模型 1、模型 2、模型 3 中老年人生活区域变量的回归系数都为负，并且分别在 1% 和 10% 水平上显著。这表明，生活在京津沪地区的老年人比其他地区老年人拥有更高旅游频度的可能性更大。这验证了研究假设 4。同时，模型 4、模型 5 和模型 6 中该变量回归系数稳定为负，但是只有在针对低龄老年人的模型 4 中该变量有统计显著性。

综合分析模型 1 至模型 6，可以发现，老年人的年收入、自评健康状况、自评照料需求、白内障青光眼等眼病以及耳聋、愿意了解/学习新东西和区域特征的回归系数正负和显著性具有较高的一致性和稳定性。这表明，体现这些特征的老年人群体拥有更高旅游频度的可能性更大：收入更高、自评健康状况越好、自评照料需求越弱、没有耳聋、更加积极向上和更愿意接触新事物或学习新东西、生活在京津沪地区。

五、结论与政策启示

人口老龄化程度日渐加深的现实给我国老龄工作提出了挑战，发展老年人旅游能够促进老年人健康、提高老年人生活质量，同时也有利于银发旅游产业、旅游产业和大健康产业的发展，研究老年人旅游频度有重要现实意义。

本研究采用第三期中国妇女社会地位调查（老年人专卷）数据，运用有序逻辑斯蒂回归模型方法分析了人口社会学特征、人口健康特征、婚姻家庭特征和所处地域特征对老年人旅游频度的影响。研究发现：（1）更年轻、城市、更高教育程度、更高年收入水平和非群众政治面貌的老年人旅游频度更大的可能性显著更高；（2）自评健康更好、照料需求更低的老年人具有明显更大的旅游频度；（3）老年人的患病类别和心理特征对其旅游频度有显著影响，没有眼病或耳聋、更加愿意了解和学习新东西的老年人具有明显更高的旅游频度；（4）与京津沪地区相比，其他东部、中部和西部地区老年人旅游频度更大的可能性明显更低。总体而言，与其他老年群体相比，年收入更高、自评健康更好、自评照料需求更低、心理上愿意了解/学习新东西、居住在京津沪地区的老年人拥有更大旅游频度的可能性更高。

基于上述实证分析结果，本研究建议包括：从银发旅游需求侧看，国家继续采取措施促进老年人养老与医疗等社会保障水平提高，增加收入水平并提高其消费能力，加大宣传健康生活理念、降低老年人患病风险、提升老年人健康水平和积极乐观生活态度，提振老年人旅游意愿和旅游参与行为；从银发旅游供给侧看，国内旅游目的地和旅游产业组织要加大适老旅游产品的供给、降低老年人旅游的安全风险、提高适老旅游产品的品质。

（作者：王磊，中国社会科学院人口与劳动经济研究所副研究员）

中国银发经济产业链与银发产业集群研究

银发经济涵盖生产、消费、分配和流通所有环节，可分为银发金融产业、银发宜居产业等六大产业。在美国、法国、日本等发达市场，银发经济发展与老龄化进程同步，产业集群各有特色：美国通过银发宜居产业聚集老年人群并促进服务的集群，法国通过企业聚集协作来提高技术含量，日本通过消费场景的整合和机构的整合来促进产品和服务的优化。养老产业链具有环节多、链条长、业务交集多等特征，引入产业龙头企业是发展银发产业集群的重点。应对衰老、失能和慢性疾病的养老服务和医疗健康服务是核心需求，养老医疗服务的提供方，是打通银发经济链条的最主要协调者之一。随着我国20世纪60年代出生的一代人步入老年阶段，国内银发经济潜力也将在2022—2030年间快速释放。对中国银发经济的发展，提出针对性政策建议：政府组织打通上下游产业链，产业园区孵化培育产业需求，支付有效连接需求与供给，人才培养贯穿产业发展周期。

一、银发经济产业集群概览

（一）银发经济定义

银发经济，又称老龄产业，欧盟定义的银发经济是指与人口老龄化和50岁以上人口消费相关的新的经济机会，这些经济机会主要来自50岁以上人口的消费支出，包括为此而增长的公共支出及其个人消费支出。在我国，有关老龄产业的研究起步于20世纪90年代中期，“老龄产业”概念于1997年全国第一届老龄产业座谈会正式提出。国家统计局《养老产业统计分类（2020）》中对养老产业的定义是，以保障和改善老年人生活、健康、安全以及参与社会发展，实现老有所养、老有所医、老有所为、老有所学、老有所乐、老有所安等为目的，为社会公众提供各种养老及相关产品（货物和服务）的生产活动集合，包括专门为养老或老年人提供产品的活动，以及适合老年人的养老用品和相关产品制造活动。银发经济是一个涵盖生产、消费、分配和流通所有环节的系统。

（二）银发经济涉及领域

根据欧盟的经验，银发经济涵盖20个产业领域，包括针对银发人口的医疗健康服务，居家服务和护理服务，教育、旅游、文化娱乐、体育健身和传媒服务，银发金融保险理财服务，上门服务，时装和化妆品提供，出行和公共交通服务，建筑、房地产和智慧居家服务，银发设计服务，当地市场服务，信息创新技术服务，以及机器人服务等[①]。中国银发经济围绕养老居住业态，形成养老服务产业，将上游金融和下游产品串联起来，围绕老年群体的住、衣、食、行、医展开支持产业，不断向外延伸带动。

1. 银发金融产业

银发金融指围绕社会成员的养老需求，以及应对老龄化社会的挑战，所进行的金融活动的总和，包括养老金金融、养老服务金融和养老产业金融三方面[②]。其中，养老金金融指的是为储备制度化的养老金进行的一系列金融活动，包括养老金制度安排和养老金资产管理两个核心环节；养老服务金融指的是社会成员为满足自身养老需求所采取的财富积累、消费及其他衍生的一系列金融活动，包括

---

① Martin Zsarnoczky，“The new hope for EU-Silver Economy”，http://www.regionalstudies.com.

② 中国养老金融50人论坛：《中国养老金融发展报告（2021）》，社会科学文献出版社2021年版。

工作期的养老财富积累和退休期的养老财富消费两个阶段；养老产业金融是为养老相关产业提供投融资支持的金融活动，对象是养老产业，这是因为养老产业具有投资额度大、回报周期长等特征，需要金融行业的大力支持。

表 1　中国养老金融主要参与者

		保险公司	银行	基金公司
		泰康、国寿、太平、合众	中国银行、工商银行、平安银行	华夏基金、南方基金、工银瑞信
第二支柱角色	受托	重点参与	轻度参与	×
	账户管理	轻度参与	重点参与	×
	投资管理	重点参与	×	重点参与
	托管	×	重点参与	×
第三支柱业务	客户获取	重点参与	重点参与	重点参与
	账户管理	×	重点参与	×
	产品提供	重点参与	×	轻度参与
	投资管理	重点参与	×	重点参与

数据来源：中国产业信息网、搜狐网、中文互联网数据资讯网、头豹研究院。

2. 银发宜居产业

银发宜居产业是适应老龄社会、以年龄友好型建设理念为指针的相关行业的总称，其中包括满足老年人特殊需要的养老机构、养老地产、适老化改造等行业，重点是面向不同年龄阶层和不同身体状况的需求去进行通用建设、运营和改造。

银发宜居产业是一种“泛产业地产”[①]，是一种以金融为依托，以地产为载体，通过产业集群、产业链构建，来实现区域经济发展的综合型房地产开发形态，是一种以产业为支撑的“产业公园模式”+“产业综合体模式”的复合体。在这一模式与形态下，养老地产或养老机构会成为养老产业链中的关键平台，成为一个重要的介

① 周建平：《养老地产要泛产业化》，关爱生命网，2014 年 9 月 18 日，www.cnaflc.org/review/10414.jhtml。

入点，只有平台搭建后才能贯穿整个产业链条。养老地产前期投入资金量大、回报周期较长、功能规划复杂、产业相关要素多，而且众多要素需要在养老地产这个关键平台上进行整合，所以养老地产的开发需要强大的资本实力和资源整合能力。现阶段养老地产的发展，还遇到医疗资源不到位、服务体系不配套、专业人才短缺等瓶颈。因此，养老地产的发展必须回到养老产业链的层面来考量，通过养老地产的发展带动产业链中配套产业的发展。

3. 银发服务产业

银发服务是目前我国老龄健康产业中发展最快、需求最大的产业内容。其运营模式由重资产向轻资产转变，由注重国外经验引进向本土化模式创新转变，同时国企、央企进军养老服务产业的趋势更加明显，市场竞争更加激烈。当前，银发服务的形式主要是居家、社区和机构养老。居家和社区养老服务的痛点是服务的分散性和不确定性，养老机构提供的服务则更加标准化和专业化。因此，如何提高社区养老的效率、打造机构如家般温馨的环境，是养老服务需要关注的重点。

4. 银发健康产业

银发健康产业是一个庞大的产业体系，涵盖终身健康教育、健康管理、体育产业、中西医服务、非药物健康服务等，重中之重是体育、养生、抗衰老、预防疾病和失能发生、慢病治疗和康复的产品服务体系。老年保健品市场是我国老龄健康产业中发展较早且发展较快的领域，但其消费认可度不高。新冠疫情之后，中医药及相关保健品开始备受关注与信任，这使得以中医理论为基础的中医药保健品在未来将迎来一个新的发展机遇。康复护理市场是我国老龄健康产业中刚性需求最大的领域。医养结合实际上是“医疗—养护—康复”三者的有机融合，互相协调，缺一不可。按目前我国老年人，特别是患病老人对病后或术后康复的巨大需求，康复与医疗、养护有着同等重要的作用。

5. 银发制造产业

现阶段，中国正在大力推动制造业高质量发展，从制造业大国向制造业强国迈进。在此转变过程中，我国的银发制造业也将迎来很好的发展机遇，特别是已有多年发展基础的康复辅具制造产业。2016 年，《国务院关于加快发展康复辅助器具产业的若干意见》首次以国务院名义对康复辅助器具产业进行顶层设计，极大地促进了康复辅具、医疗器械等市场的发展。许多企业纷纷扩大产品种类和调整经营策略，积极拓展老龄用品市场，欧美、日本等海外企业也都开始纷纷进入中国市场，特别是在助听器等技术门槛较高的市场，外企的市场份额占比很大。

6. 银发文化产业

银发文化产业是老龄产业的顶层领域，既包含了文化引领，又有对人的终极关怀。其中，文化产品涵盖面向中老年的就业培训、健身养生、兴趣爱好、电子娱乐、老年教育、传媒、文化创意、艺术、旅游休闲等产业以及相应综合体文化服务产业。例如开办老年大学、文化旅游、艺术培养等等。而其消费对象不仅仅是老年人，还包含规模庞大的“新新一代”中年人群体，产业发展潜力巨大。随着我国文化产业的快速发展，老年人的精神文化需求也呈现出蓬勃发展态势。根据 Questmobile 数据显示，50 岁以上移动网民用户规模快速增长，网络使用程度也在稳步加深，平均每天用网 4 个多小时，银发人群已成为数字化发展中的重要群体。

二、银发经济产业集群的国外经验

在美国、法国、日本等发达国家，银发经济发展与老龄化进程同步，老年人的消费需求拉动了市场规模的扩张。在日本，支撑银发经济蓬勃迅猛发展的正是在 60 年代中期推动日本经济腾飞的团块世代老人；在美国，二战结束后婴儿潮一代人积累了可观的财富，他们强大的购买力在 20 世纪末促成了超大规模商业养老社区的兴起。

（一）美国以养老社区驱动银发经济产业集群

美国养老产业已经发展出丰富业态，其中以持续照料养老社区（CCRC）、活力养老社区（AAC）为代表的带有生活场景的细分业态，服务跨度最大，也具有最高的产业资源整合性。图1显示了不同类型老年人护理服务的重叠关系，及其与护理水平、成本的关系。

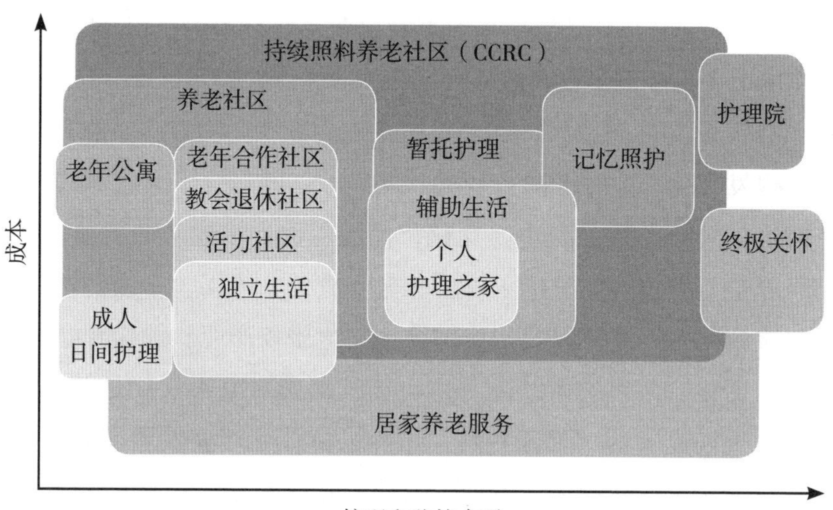

图1　美国养老服务图谱（The Senior Living Spectrum）

数据来源：泰康保险集团根据美国公开资料整理。

美国的养老行业目前以住房、养老服务、健康医疗为核心领域，此外也呈现出对跨行业发展的极高要求。美国最大的机构养老服务集团布鲁克代尔（Brookdale），在全美布局养老设施近700个，提供养老床位5.8万张，涵盖的服务类型包括长期居住、短期康复、专业护理、居家护理（包括家务处理、饮食、购物、穿衣、药物管理、专业护理、物理治疗、职业治疗、语言障碍矫正等）、临终关怀服务、门诊治疗服务等。美国的养老机构、活力养老社区，是满足老年人养老需求的核心场景之一，是能够令医养结合高效落地的载体，更是养老护理服务的标准引领者和老龄产品的企业端最大需求方，对孵化创新老龄产品和服务起到了重要作用。

在美国，佛罗里达州的群村（The Villages）是活力养老社区的代表。群村是围绕活力养老而兴起的城镇，在商业地产的带动下，群村在 3 个郡超过 100 平方公里的范围内建立了超大规模的养老社区，从全国各地吸引了超过 10 万退休老人居住。群村内部规划有 3 个商业中心，每个商业中心围绕一个小广场辐射出几条商业街，沿街商铺有餐馆、咖啡馆、酒吧、服装店、书店、家居饰品店、药店等，能够满足社区居民的日常生活需求。同时，群村周边还聚集了大量商业、服务业设施，美国国内主要的大型连锁超市、银行、餐馆等均有布局。在医疗配套上，群村内有 1 家拥有 223 张床位、提供 24 小时急诊和手术的区域综合医院，还有 5 家基本医护中心和 1 家特别医护中心。为满足部分失能老人的需求，群村中也有少量提供医疗看护服务的介护式公寓可供出售，购买介护式公寓房屋的老年人可以得到 24 小时居家看护的专业付费服务。通常，养老社区的建设方通过与政府或提供市场化服务的医疗机构合作，以此提供一定级别和规模的医疗设施来增加项目的吸引力。

综上所述，银发宜居产业在三方面起到带动当地产业链发展的作用，一是为老年人营造了核心的生活消费场景，消费者集聚效应会拉动适老化产品创新和银发零售制造业；二是银发宜居产业需要整合养老服务、健康服务以强化自身养老属性，由此带动了养老服务业的区域聚集；三是养老机构或养老地产运营方在项目全周期都将是适老化建设和银发产品的最大需求方，在建设期主要涉及资本融通、工程建筑、装修改造等需求，在运营期主要涉及重型资产（如护理床 / 监测设备 / 康复机器人等）、轻型耗材的集中采购。

（二）法国以企业联盟驱动银发产业集群

法国在发达国家中属于启动银发经济产业稍晚的国家。2013 年，法国政府启动了应对人口老龄化的行动，由政府牵头全面发展

“银发经济产业”。法国发展银发经济产业的主要方式，是通过在法国构建银发经济特殊企业集群，增强对业内企业的扶助：一是设立银发经济产业集群国家级网络；二是创建法—德“银谷”，组织并推动数码产品相关应用成果的集中开发攻关活动。

法国银发经济的主体主要是企业和国家、地方科研机构及创新产业集群。2013 年底，时任法国产业振兴部部长和法国社会事务及卫生部负责老年人和自理能力事务的部长级代表，银发经济产业联盟委员会副主席 Gilles SCHNEPP，以及产业联盟委员会各成员的代表，共同签署了银发经济产业契约。参与签署契约的企业包括罗格朗集团、橙色电信集团、大众与储蓄银行等领衔的多家跨国集团，若干中等规模企业及大量小企业，其经营范围涵盖电子、电器、移动通信、金融、保险、家居、旅游、养生等领域。国家和地区科研及创新产业集群有各类竞争集群、科技平台、孵化器、老龄科技中心及医学社会学机构等。为了消除在供给、需求、分销、组织、融资、沟通和品牌保护等七个方面影响银发产业发展的制约因素，银发经济产业契约分阶段构建和部署了一系列工作，包括推动产品和技术出口、加强老年群体和经销商教育、筛选重大创新项目参与法国创新国际大赛获取高额资助等。

法国还在巴黎大区的马恩河谷区域设立了“银谷”，一批专门为老年人服务的企业汇聚其中，在积极适应老龄化社会、提高老年人生活质量的同时，增加巴黎大区的就业，促进该区域的经济发展，该区域的年产值已经接近 1.5 亿欧元。“银谷”是按照美国加利福尼亚州尖端工业企业集群“硅谷”的形象建立的，这些企业主要生产助理机器人、失能老人机能恢复系统和居家养老智能监控系统等针对老年人的创新产品和服务。“银谷”占地 5000 平方米，集中了数十家创新企业，有一个陈列室、几个实验室集聚 300 家企业，雇佣 8000 名员工，实现 10 亿到 20 亿欧元的营业额。

（三）日本以构建消费场景和龙头企业驱动银发产业集群

日本老年人的消费观念也经历了逐渐开放的转型过程，在很大程度上需要依靠前期政府采购及企业采购去孵化银发产业。日本社会养老制度中的介护保险制度对适老化产品的支付，对日本银发产业作用很大。日本介护保险所对应的介护养老服务里，有着非常周全的居家养老服务选项，第一块是适老化改造的部分内容，如扶手、防滑等设施的住宅改装；第二块是居家服务和日托服务；第三块是养老产品的购买（如尿不湿、拐杖轮椅）和大型辅具的租赁（如护理床、洗护机器等），分别对应着银发服务业与银发制造业。此外，日本通过构建产业生态圈，围绕老年人需求，将各类专业服务商集聚在同一系统中，形成服务闭环。产业生态圈构建的两个维度，在小循环中是将护理、康复、医疗等刚需型服务模块纳入运营体系；在大循环中是将旅游、培训、娱乐、金融等非刚需服务交给专业服务商，优化服务供给体系。

下面两类案例介绍了日本两种通过带动银发经济需求拉动产业链整合发展的思路，一是建造面向城市老年社群的商业综合体（即银发消费场景），通过聚拢老年群体的需求来支撑精细化的适老产品；二是建造养老地产或养老机构，以此为载体聚拢养老服务业和制造业需求。

1. 京王百货和永旺葛西 G.G Mall：针对老龄群体的社群化运营

新宿京王百货成立于 1964 年，位于东京最繁华的商业区，是日本最早以老龄群体为主要客源的百货商场。早在 1996 年，京王就将顾客细分为四类：65 岁以上、55—64 岁、40—54 岁、40 岁以下。其中 55—64 岁人群是战后第一代婴儿潮，消费力巨大；40—54 岁人群出生在后婴儿潮时期，对国际化、年轻风格的名牌产品较为喜好，个人消费单价水平远高于其他人群。京王将 55—64 岁人群定为最重要的目标人群，将 40—54 岁人群定为战略目标人群。这一定位得到市场的认可，40 岁以上的消费者数量增长明显，每年 70% 以上的销售额都是由50岁以上的消费者贡献的。百货商场配备了更加宽敞的通道、大字的价格显示、每楼都有的休息座椅和饮水机、配置扶手的卫生间等，处处体现对老龄群体的关注。除了硬件设备，在人力调度与安排上，京王百货针对70岁以上银发族女性设置的服饰卖场里，安排年约四五十岁的员工，也就是相当于顾客女儿年龄者来担任销售员。而针对五六十岁熟龄女性设计的百货自有品牌京王Only Art，则聘用二三十岁的女性职员担任品牌设计与采购。

永旺葛西购物中心成立于1982年，位于东京都江户川区。2013年，因周围2公里内的65—74岁老龄人群比例超过40%，购物中心四层被改造成专门面向55岁及以上老龄人群的G.G Mall。G.G（Grand Generation）一词指的是日本战后婴儿潮、目前年龄已经超过55岁的一代人，有“最重要、最高级”的意思。G.G Mall的设计理念是“一起从老龄人群出发”，要把所有老龄人群想做的事都搬进商场。如针对起床早的老龄者，这里从早上7点就开始营业；针对想锻炼的老龄者，这里每天早上有免费的健身操课程；针对有能力或认知障碍的老龄者，这里有免费班车接送，提供康复中心；针对有金融需求的老龄者，这里有各类金融机构的服务网点，提供储蓄、理财、贷款、保险等业务。通过这种高黏度的社群化运营，G.G Mall的月客流量达到15万人，老龄人群的日均停留时间达到3小时。高度适老化的商场有效聚集起了旺盛的老年消费需求，永旺葛西也凭此得以对供应链能力和价格竞争力持续地进行优化。

2. 藤泽小镇：由银发宜居带动银发制造业发展

松下集团是日本由制造业、地产业向银发产业跨界发展的典型企业。作为全球领先的电子产品制造商，日本最大的电机厂商、建材供应商，同时也是日本排行前十的地产公司，松下主要为住宅空间、非住宅空间、移动领域以及个人领域的消费者提供先进的电子技术和系统解决方案。1998年，松下设立养老产业子公司“松下Age free服务”，并于2016年4月更名为“松下Age free株式会社”。随后松下将在能源、家电、科技、建筑等方面的积累整合在城镇场景中，依靠特有的硬件优势，提出打造健康养老品牌 No.1 的目标。2014 年，松下联合 20 家企业建设运营可持续发展智慧社区（SST）藤泽小镇 (Fujisawa)，将其打造成为日本绿色智慧城镇的样板。其后又在 2018 年推出 TsunashimaSST，并计划在 2022 年推出 SuitaSST，这为其进军养老地产打下了坚实基础。凭借多年电器研发技术实力，松下在产品设计方面取得众多突破，致力于为消费者提供专业性养老生活解决方案，其适老化改造的范围遍布整个住所，每一处生活场景里都能提供有细节、有质感的适老化产品。截至 2020 年 8 月，松下已完成适老化改造 2.9 万件，为日本老人提供高品质关怀服务。

三、中国银发经济产业集群的典型案例

我国老年人口规模庞大，自 2000 年进入老龄化社会后，人口老龄化程度持续加深。2021 年，我国 65 岁及以上人口突破 2 亿，占全国总人口的 14.2%，从轻度老龄化进入到中度老龄化阶段。2021 年，全国老年人口抚养比为 19.7%，比 2010 年提高 7.8 个百分点。中国老龄协会副会长吴玉韶预测，“十四五”时期，我国老年人口从 2022 年开始每年将增加超过 1000 万，“十四五”时期共增加 5300 万。除此之外，2020 年全国 60 岁以上独居和空巢老年人口为 1.18 亿，达到全部老年人口的 46%；预计未来五年，空巢老人将达 1.45 亿。

自 2013 年“养老产业元年”以来，政策利好频出，促进银发经济的蓬勃发展。特别是 2021 年 11 月国务院出台的《关于加强新时代老龄工作的意见》提出：对老龄产业加强引导，发展特色老龄产业；建立老龄产业标准、行业规范；健全产学研一体化创新机制等。银发经济发展方向愈发明确。

目前，我国的银发经济已经初步形成四大聚集区域，分别是环渤海地区、长三角地区、珠三角地区以及西南地区。环渤海地区是我国养老产业政策的策源地，政策影响大、落实快，医疗条件也较好，同时老年用品生产企业集聚。如大连建立了国内首个老年用品

产业园区，布局老年电动代步车、老年洗浴设备、老年康复仪器等用品的研发与生产，年产值预计可达百亿元。长三角地区是我国经济基础条件最好的区域，外商投资吸引力强，国际合作的养老项目多。珠三角地区是我国老年医疗器械、康复器具与保健药品的生产基地，产业集聚程度高。如由优博集团主办的“中国（深圳）国际养老产业博览会”对整个华南地区都具有强辐射效应。西南地区是我国老年旅游的主要目的地，旅游资源丰富，环境宜人，生活成本低，同时在老年医疗药品上具有特色。

2022 年，上海市康复辅助器具产业园（张江园区）、上海市浦东新区智能养老产业园在张江科学城上海国际医学园区揭牌。园区已集聚包括百度、傅利叶智能、司羿智能、傲意科技、声佗医疗、绿谷制药、玛士撒拉、先施健康、优爱宝、上海国际医学中心、上海健康医学院等在内的养老产品研发、创新服务企业。值得一提的是，上海自 2019 年起开始在 16 个区 150 个街镇建立康复辅具租赁试点，并给予老年人辅具租赁服务价格 50%、最多不超过 3000 元的政府补贴。通过政府端支付的方式拉动个人端消费，充分激发了上海辅具租赁的市场需求，在此背景下建立的张江辅具产业园也将拥有更大的发展空间。

为了推动老龄产业集群的有序发展，有必要成立相关的行业协会，让它们成为产业研究与信息发布、人才培训、公共平台建设、标准制定、市场开拓、品牌推广等方面行动的最合适提供者。行业协会作为非正式的社会制度形式，对企业间的合作起着重要的促进作用。目前国内较为成功的养老产业联盟有长三角地区的苏州市养老产业联合会、长三角国资养老产业发展联盟等。2019 年 8 月，上海国有资本运营研究院倡议发起“长三角国资养老产业发展联盟”，上海绿地康养健康产业有限公司、上海地产养老产业投资有限公司、上海实业养老投资有限公司、上海红日家园企业管理有限公司、安徽中安健康投资管理有限公司、南京金陵饭店集团有限公司、浙江中大金石集团、杭州萧山区国有资产经营总公司、长三角乡村振兴基金等长三角区域内参与养老产业的国资国企作为联盟首批发起单位。

2020 年 9 月，苏州市养老产业联合会正式成立，该联合会是由苏州全市范围内从事养老产业的生产、开发、服务以及与养老产业相关的科研、教学、培训、金融保险等的企事业单位、社会团体，初期拥有 56 家会员单位和有关行业的专家自愿组成的行业非营利性社会组织，业务主管单位是苏州市工商业联合会。2021 年 9 月，苏州市健康养老产业发展集团有限公司揭牌（简称“苏康养”），拟整合市属国企现有养老资源，积极培育“医疗健康 + 养老”“健康公寓 + 养老”“养老 + 金融”等新业态，重点打造认知症照护中心、长三角辅具展示中心、精品老年公寓、综合为老服务中心、康复医院兼老年病医院、长三角养老人才培训基地等精品工程，目标在“十四五”期间投资总额达 50 亿元，管理床位数达 17000 张。苏康养已与德国胜拓辅具、日本松下辅具、日本美邸养老、美国魅力花园、中海企业发展集团、香港远东宏信健康、苏高新集团、上海颐家养老、上海恒研乐邦养老、九如城集团、复星康养集团、旭辉集团等企业及建设银行苏州分行、苏大附一院、德颐善社会工作发展中心等机构完成了 13 项意向合作项目签约。此外，苏康养还与苏州高新区管委会①、张家港市政府、吴江区政府、国家开发银行苏州分行、金浦产业投资基金、太平保利投资、中康养健康产业投资、北京健康（控股）、苏州卫生职业技术学院等单位签约成为战略合作伙伴。

2021 年，长三角国际健康养老产业交易会在苏州国际博览中心举行。交易会 1 万平方米的展出面积中设置了老年用品、适老化改造、康养服务、智慧养老、老年健康医疗等多个展区，吸引了 155 家健康养老领域龙头企业参展，同时举办了康养和护理院长高峰论

① 苏康养与苏州高新区管委会的战略合作协议指出，苏州康养集团将总部设在高新区，集团将以“一区七平台”为发展重点，建立养老资产投资管理平台、国内项目运营管理平台、国外合作项目运营管理平台、居家养老平台、养老创新业务平台、康复医院兼老年病专科医院、养老培训学校等“七大样板工程”。

坛、老年人家庭适老化改造高峰论坛、养老服务创新产品发布会等一系列丰富多彩的研讨活动。

银发经济是面向老年人群及其家庭的综合消费型经济，其中应对衰老、失能和慢性疾病的养老服务和医疗健康服务是核心需求。而这种核心需求的满足实际上是依托于居家养老、社区养老和机构养老的生活场景。可以说，养老医疗服务的提供方，是打通银发经济链条的最主要协调者之一。欧洲、日本、美国的头部养老企业均为机构养老（或融合居家及社区养老）服务提供方，部分头部养老企业由教育、安保、地产、电器领域产业集团跨界融合发展而来。全球排名第二的养老机构克里安（Korian）2021 年年报显示，其在全球布局医养设施 741 个，提供床位 8.9 万张，其中 89% 参与了当地的社区委员会，本地供应链采购占比高达 78%（其中小微企业供应商 36%），其对当地养老服务业、制造业的发展与就业带动作用可见一斑。国内养老服务行业呈混业竞争特点，目前上下游头部企业如险资、互联网、地产商甚至电信运营商等大型企业，多通过自建或合作的形式纵向延伸，建立自身服务能力。国内规模最大的高品质连锁养老社区品牌泰康之家，是综合保险金融集团泰康保险集团的自建养老品牌，截至 2022 年 11 月，在全国已运营 13 家养老社区。在社区日常经营中，涉及战略合作供应商超过 110 家，其配套二级康复医院与医疗资源配备，涉及的大型医疗设备、药品生产、耗材生产、污水处理等战略合作供应商超过 120 家。此商业模式以养老社区为中心串联起银发经济产业链，既推动产品需求孵化，也同产业链中的企业结成长期利益共同体，起到以点带面的拉动辐射作用。

四、促进银发经济产业集群发展的政策建议

在经济新旧动能转换过程中，康养产业因其关联性强、覆盖领域广等特征，正在成为地方政府培育的战略性支柱产业。未来 10—

20 年养老产业的竞争格局将会主要呈现两类市场参与者：一类是拥有雄厚资金流、大市场规模的民营实力集团和国有大型企业，另外一类则是康复医疗、失智照护、互联网、人工智能等以技术创新为核心竞争力的养老服务企业，前者侧重资本的并购重组与资源整合，后者侧重一线的服务和创新，两者共同推动养老服务向前发展。资源互补型的企业之间合作仍是市场主流。

银发经济产业体系是整个国民经济体系重要一环，但其规模总体不大，且产业体系尚不成熟。随着中国老龄化进程的不断推进，老年人需求不断释放，提升老年人生活质量的问题已经迫在眉睫，显然提前培育银发经济产业体系是破题之策。然而让市场自主培育银发经济的产业体系是漫长的过程，无法及时有效地应对人口老龄化带来的挑战、及时完成健康中国的发展任务。此时，制定对银发经济的支持和刺激政策以及贯穿全产业链条的产业引导政策，尤为重要。

（一）政府组织打通上下游产业链，是银发经济发展的破题之策

银发经济发展有赖于上下游所有产业协力发展，政府可以通过组织引导产业链上下游企业尤其是龙头企业结成产业联盟或者战略合作，实现金融、服务、制造、流通、人才等产业要素的串联与融合；同时，重点发挥政策性资金的引导作用和杠杆作用，强化产业链各环节之间的联系，提高效率，激发创新。

在产业联盟内实现龙头企业和优质企业聚集，政府政策性资金的引导作用和杠杆作用可以得到进一步释放，形成示范效应和带动效应。面向产业联盟内企业，进一步支持通过中央及地方财政贴息、央行专项再贷款等政策工具提高商业金融机构对银发经济产业的融资意愿和融资能力；鼓励各类金融机构支持联盟内企业探索试点银发经济产业的专项投资基金、信托计划及资产支持证券融资（ABS）及房地产信托投资基金（REITs）等融资项目，并引导国家开发银行

等政策性金融机构积极参与。

（二）产业园区孵化培育产业需求，是银发经济发展的襁褓之地

银发经济产业园区对培育银发经济产业有较大的帮助，园区内部应该有丰富的银发经济消费聚集场景，这样能够充分挖掘老年人的各种需求。在规划选址时，优先考虑养老社区、以康复和老年病为特色的医院、老年特色的商场等消费集中的场景，充分吸引老年客群，并通过这些消费场景的聚集来孵化和拉动产业发展。产业园区内部引入各细分领域的龙头，并给予一定的政策支持，针对产业园区龙头企业的一些共性诉求，制定相关的“普适性政策”，对于能够为龙头企业带来重大发展机会的特殊需求，制定“特殊性政策”，做大龙头企业示范效应，以点带面带动银发经济整体的蓬勃发展。

目前产业园的发展正在向多业态融合迈进，银发经济产业又独具特点，其C端老年消费者的支付能力有待培育，缺少充足的、精细化的银发消费需求，另一方面银发经济的服务属性非常高，老年消费者与适老化产品间多需要生活场景、服务场景去衔接。基于这种特性，我们认为局限于物理空间的产业园区主要是为银发企业的聚集提供优质生产要素，但银发经济产业集群的成熟更依赖于同一城市或城市群内银发经济市场的繁荣。

对于银发经济产业集群的规划，除划定产业园区外还需注意几点，一是需要与城市群中的银发产品支付方网络同步规划（初期可能以政府、企业作为支付方，逐步带动个人支付意愿）；二是需要在同一区域内匹配相当体量的银发经济消费的聚集场景（即老年生命产业链，如养老机构、老年康复机构、临终关怀病房、老年商业综合体等）；三是需要引进有雄厚能力、有企业责任的龙头企业或产业集团，承担起整合产业链资源的角色；四是需要通过鼓励产业联盟、引导建立分销体系等方式，将同一区域内的银发生产企业与银发服务企业进行有效衔接，这样才能够真正根据实践发掘出的精细化养

老需求研发适老化产品，并开展高频次的迭代优化（目前阶段的养老服务企业比老年群体本身更了解老年人的差异化需求，而养老机构也是适老化产品开发的最佳试验场）。

（三）支付有效连接需求与供给，是银发经济发展的源头之水

保险产品是提升老年人支付能力的重要手段，为切实提升老年人的支付能力，建议政府积极引导和鼓励商业金融产品和服务模式创新，扩大养老筹资的选择范围，同时提供政策性的支付支持，大力发展长期护理保险等政策性金融产品。

适当鼓励开发复合型的养老保险产品，如将养老服务、健康管理、长期护理与传统人寿养老疾病保险功能整合起来的创新型保险产品或保险方案。适当鼓励服务模式创新，在养老、照护等服务产业衔接方面进行延伸尝试，通过养老保险产品与养老服务的有机融合，将支付端与服务端连通，相互协同，打造“产品 + 服务”的一站式供给。为鼓励养老服务方面创新，可考虑给予一定政策优惠，如免征营业税、保险保障基金、业务管理费等政策支持。

大力发展长期护理保险这种类型的政策性保险产品，扩大长期护理保险制度试点，重点向老龄化水平高、失智失能人员比例大、对长期护理需求旺盛的地区倾斜。同时，加紧推进失能等级评估标准化、覆盖人群扩容和支付标准的适度提高，提升刚需人群支付能力，以满足老年群体长周期财富规划的需求。

（四）人才培养贯穿产业发展周期，是银发经济发展的持久之力

目前银发经济的从业人员尤其是老年服务人才队伍需求量大但供应紧缺、发展后劲不足，是行业面临的现实挑战。教育部门应采取切实措施鼓励各地普通高校开设养老相关的学历教育，基于高校现有学科基础，建议开设养老相关学历科目包括健康管理服务、养

老行业供应链、中医养生学、老年康复学、养老社区运营与管理、适老化建筑改造等相关专业。同时开展职业培训，开设“养老护理”专业，区别于普通护理专业，更侧重老年护理实务，毕业后就业直接对口敬老院及养老院，从供给侧扩大养老护理专业人才的培养规模。适时启动“示范性养老学院”培育工程，支持行业龙头企业建设示范性养老学院，可采取企业大学、职业技术学院、合作办学等形式，可定向培养或社会招生。

（作者：李明强，泰康保险集团战略发展部总经理；王梦真，泰康保险集团战略发展部研究员；孙旋旋，泰康保险集团战略发展部研究员）

智慧老龄产业：机遇、创新与展望

在人口老龄化加速发展和新一代产业技术革命方兴未艾的背景下，“智慧老龄”愈发成为新时代应对养老服务需求的新解决方案。在积极应对人口老龄化战略和“健康老龄化”理念的指引下，智慧老龄产业的行业探索和创新实践已成星火燎原之势。本文从九个应用场景对近些年智慧老龄产业领域的各类产品研发和服务创新进行系统梳理和深入总结，旨在详细呈现以科技手段助推养老问题解决的多层次尝试，从而为促进社会、行业、政府相关部门形成对于智慧老龄产业的全面认识提供有益参考和价值判断。

一、机遇与挑战：人口老龄化趋势

（一）当前我国人口老龄化的形势与挑战

随着全球经济社会的发展、医疗技术的进步和生产生活环境的改善，人均预期寿命得到普遍提升，人口死亡率和生育率则持续降低，因此人口老龄化已经成为当今世界各国面临的趋势化、常态化现象。而改革开放以来，我国生产力水平和城镇化进程同步快速发展，加之计划生育国策的有效实施，导致人口年龄结构迅速转变，人口老龄化也不可逆转地成为我国当前阶段的基本国情之一，呈现出绝对规模大、进程加速快、深度高龄化、慢病化失能化叠加、抚养比上升、未富先老等阶段性特征。

第一，老龄人口规模大、老龄化进程明显加快已经成为我国人口老龄化趋势的显著特征。根据第七次全国人口普查结果，截至

2020年末，我国总人口约为14.1亿，60岁及以上老年人口达到2.64亿，占总人口的18.7%，相当于日本全国人口的两倍。与上一个十年相比，60岁及以上人口上升幅度提高了2.51个百分点，65岁及以上老年人口占比已经达到14.2%，相当于我国仅用四十余年就走完了英、法、美等西方发达国家经历上百年的人口老龄化进程，我国成为除日本外世界人口大国老龄化速度最快的国家 。

第二，伴随疾病谱转型态势，“慢病化、失能化”也形成了与老龄化的风险叠加。由于我国人口老龄化加深、预期寿命延长和生活方式的改变，慢性病逐渐成为威胁老年人健康的主要隐患。根据国家卫健委老龄健康司提供的数据，2021年，我国大致1.9亿老年人有慢性病。也有研究显示，慢性病共病（指2种或2种以上慢性病共存于同一个老年人的现象）在老年群体中愈发常见，目前我国中老年人慢性病共病发生率为55.77% 。除此以外，失能既是影响老年人群生活自理能力和健康水平的重要风险，同时也深刻影响老年人个人、家庭和社会养老资源的配置。根据第四次中国城乡老年人生活状况抽样调查的结果，2020年，我国失能老年人达到4200万，空巢和独居老年人达到1.18亿。

第三，老年抚养比大幅上升，劳动年龄人口的养老负担日益加重。人口老龄化和少子化的双重压力很大程度上将导致劳动年龄人口数量相对乃至绝对减少，同时劳动年龄人口中大龄劳动力的比重也在相对提高，我国老年抚养比和抚养压力逐年提升。根据国家老龄事业发展公报数据，2020年，我国老年抚养比为19.7%，相较2010年的11.9%大幅上升了7.8个百分点，相当于平均5名劳动年龄人口要抚养1位老人。伴随着当前我国“4—2—1”基本家庭结构规模的增大，我国劳动年龄人口的养老负担和支出将日益加重。

第四，人口老龄化城乡、地区差距明显且进一步扩大，增加了应对策略的复杂性。根据第七次全国人口普查结果，我国乡村60岁、65岁及以上老年人的比重分别为23.81%、17.72%，比城镇分别高出7.99个、6.61个百分点。与2010年相比，60岁、65岁及以上老年人口比重的城乡差异分别扩大了 4.99 个和 4.35 个百分点。城乡差异的扩大将进一步凸显应对农村人口老龄化的紧迫性。同时，中西部劳动年龄人口向东部较发达地区的迁移也将带来中西部老龄化的进一步加剧。

第五，“高龄少子”“未富先老”“未备先老”等现象在老龄化阶段集中显现。从老龄社会形态的表现来看，人口增长逐渐减速、生育意愿降低，高龄少子现象在老龄化阶段集中显现，七普数据显示 2020 年我国平均家庭户规模为 2.62 人，比 2010 年减少了 0.48 人，预估 2050 年无子女的老年人家庭将达到 4000 万户，家庭小型化、少子化将弱化家庭养老的功能 。同时我国仍处于社会主义现代化建设初级阶段，面临着经济上的“未富先老”和制度上的“未备先老”问题。

（二）人口老龄化趋势中蕴含的产业机遇

老龄化加速发展的趋势和养老服务事业不平衡不充分发展的现状，使中国与其他国家相比，在应对养老问题上面临更大的挑战和考验。当前我国老龄化呈现出的复杂特征及随之带来的严峻挑战，必然使社会保障、医疗保健事业的高质量发展和政府养老治理能力的现代化成为长期战略性议题，以满足人民群众日益增长的多层次、多样化养老服务与健康服务需求。

第一，随着预期寿命的提高，出现慢性疾病及相关并发症的老年人口数量将明显增加。通过技术创新和模式创新，提高健康管理和慢病管理的质量，实现“带病长期生存”将成为一大产业机遇。

第二，预期寿命的提高和经济能力的提升将推动老年人的多元化康养需求。我国目前以治疗为核心的传统医疗模式，应向以人为本、全生命周期管理为核心的健康模式转变，加快落地医养结合和康养结合的新模式。

第三，家庭结构变化和居家养老模式的兴起，将推动未来居家、社区和机构的养老照护模式升级。例如，如何利用科技手段在独居老人的居家环境中，引入无障碍理念、提供日常生活能力的辅助和改善、提高生活质量以及保障安全。养老服务需要采用新的信息技术和更为灵活的模式，以提高服务效率和服务质量，促进养老产业结构调整升级。

第四，伴随我国养老保险体系的健全，养老保险基金将不断发展壮大，同时老年健康险产品也在积极发展中，这将为未来的老年人健康和照护服务市场带来长期稳定的资金来源。如何更合理高效地开展相关的资金筹集、待遇设计，以及评估和支付，也是保险行业面临的重要发展机遇。

二、产业内涵与政策基调：智慧老龄

（一）智慧老龄的内涵

智慧老龄具备以下几个特征和内涵：（1）利用互联网、物联网、移动计算等信息技术，赋能传统养老场景和模式的升级；（2）依托先进信息技术构建平台，聚集人、物、信息及服务，综合利用政府、社区、医疗机构、医护人员等资源为老年人提供养老服务；（3）将养老服务由传统的人工化向智能化、自动化转变，提高养老服务的便捷性与精准性，及时、有效地满足老年人的多样性养老需求。智慧老龄的概念最早由英国生命信托基金提出，原名为“全智能老年系统”（Intelligent Older System），即老年人可以脱离时间和空间的束缚享受到高质量的老年生活，主要通过先进的管理技术、计算机技术、无线传感网络，将老人和社区、医护人员、政府机构等紧密联系起来。智慧养老能够帮助养老机构、社区服务大幅提升管理效率，提高老年人的自主性，从而使得居家养老、社区养老更为可行。

（二）我国智慧老龄相关政策趋势

1. 一系列支持政策积极推动行业发展

2011 年，国务院印发《中国老龄事业发展“十二五”规划》，提出要加快居家养老服务信息系统建设，建立老龄事业信息化协同推进机制，建立老龄信息采集、分析数据平台，健全城乡老年人生活状况跟踪监测系统。《社会养老服务体系建设规划（2011—2015）》提出，在养老机构中推广建立老年人基本信息电子档案，通过网上办公实现对养老机构的日常管理，实现居家、社区与机构养老服务的有效衔接”。2012 年，全国老龄办首先提出“智能化养老”的理念，鼓励支持开展智慧养老的实践探索。2013 年，国务院印发《关于加快发展养老服务业的若干意见》，提出“发展居家网络信息服务”，要求“地方政府要支持企业和机构运用互联网、物联网等技术手段创新居家养老服务模式”等内容。2015 年，国务院印发《关于积极推进“互联网 +”行动的指导意见》，首次明确提出了促进智慧健康养老产业发展的工作任务，确定了智慧养老产业作为国家新兴产业的定位，标志着我国养老由信息化向智慧化发展。

2017 年，国务院印发《“十三五”国家老龄事业发展和养老体系建设规划》，提出将“互联网 +”养老工程的建立作为完善我国养老体系的重要工作，将“互联网 +”养老的发展上升至国家高度。该政策还提出支持社区、养老服务机构、社会组织和企业开发智能终端，重点拓展远程提醒和控制、自动报警和处置、动态监测和记录等功能，规范数据接口，建设虚拟养老院。同年发布的《智慧健康养老产业发展行动计划（2017—2020 年）》明确提出充分发挥信息技术对智慧健康养老产业的提质增效支撑作用，促进现有医疗、健康、养老资源优化配置和使用效率提升，满足家庭和个人多层次、多样化的健康养老服务需求，发挥新消费引领作用，促进产业转型升级，建立智慧健康养老应用示范基地，并对三年内的智慧养老产业发展作出了规划部署，最终到 2020 年基本形成覆盖全生命周期的智慧健康养老产业体系。这些利好政策与信息，意味着智慧养老已经上升到国家战略层面。

2019 年是智慧养老支持政策密集发布的一年。国务院办公厅《关于推进养老服务发展的意见》明确了“互联网 + 养老”和“智慧养老院”的核心方针。指出其核心手段是信息技术，具体如人工智能、物联网、云计算、大数据、生物识别等；主要方向包括制定智慧健康养老产品及服务推广目录、大力开展智慧健康养老应用试点示范、在全国建设一批“智慧养老院”、推广物联网和远程智能安防监控技术、探索建立老年人补贴远程申报审核机制、加强老人身份识别等。除此以外，《关于建立完善老年健康服务体系的指导意见》和《国家积极应对人口老龄化中长期规划》等政策中均提及加大智慧养老产业发展的支持力度，其中《国家积极应对人口老龄化中长期规划》中更是明确强调加大老年健康科技支撑力度，加强老年辅助技术研发和应用，这也给智慧养老产业提供了前所未有的发展机遇。

2020 年，国务院办公厅印发《关于切实解决老年人运用智能技术困难实施方案的通知》等文件，拓展了开发设计适老智能应用、开展老年人智能技术教育等内容；《关于促进养老托育服务健康发展的意见》指出培育智慧养老托育新业态；住房和城乡建设部等部门《关于推动物业服务企业发展居家社区养老服务的意见》提出积极推进智慧社区居家养老服务，建设智慧养老信息平台、配置智慧养老服务设施、丰富智慧养老服务形式、创新智慧养老产品供给。

2021 年，工信部、民政部和国家卫生健康委发布《智慧健康养老产业发展行动计划（2021—2025 年）》，提出要进一步促进智慧健康养老产业发展，制定一系列智能养老产业发展目标，建立智慧健康养老标准体系。民政部、国开行印发的《关于“十四五”期间利用开发性金融支持养老服务体系建设的通知》提出，支持智慧养老服务发展和智慧养老产品研发应用。

2022 年，国务院发布的《“十四五”国家老龄事业发展和养老服务体系规划》中明确提出推进“互联网 + 医疗健康”“互联网 + 护理服务”“互联网 + 康复服务”，开展智慧健康养老应用试点示范建设。

2. 地方政府的积极响应和落地

目前，我国已经有 31 个省市地区就智能养老的发展给出了相关的落地规划和配套措施，并陆续出台具体的地方性政策和试点项目，来扶持行业发展。例如：在智慧养老的社区模式方面，上海以“智慧养老”作为重点内容，试点推进 10 个左右智慧养老社区建设；在智慧养老的机构模式方面，北京市昌平区汇晨老年公寓与日本电气股份有限公司（NEC）（中国）合作建立的首个智能老年公寓信息化系统为公寓内的 700 多位老年人提供智慧养老服务；在智慧养老的线上线下结合模式方面，兰州市城关区虚拟养老院通过“信息服务 + 居家养老上门服务”平台以及“智能养老信息化”管理平台，服务于所在区域的 12 万余名老人的养老需求。

三、产业实践与发展空间：科技赋能创新机遇

以下通过中老年就业 / 创业、慢性期康复、认知症照护、身心整合健康、智慧宜老居家、创新健康检测、中老年旅游旅居、中老年餐饮营养、创新康养金融九个应用场景来分享智慧老龄产业创新不同领域的国内外实践案例，并探讨我国未来智慧老龄产业的发展空间及可行方向。

（一）中老年就业 / 创业

中国人退休年龄相对早，平均寿命长，且退休人口规模具有较高的增长率。目前 60—80 岁人口比已经达到 15.1%，2050 年将达到 26.3%，未来中老年就业 / 创业人群基数巨大。与此同时，长寿带来了个体财务压力增长，养老金在未来可能会出现告急问题。因此挖掘中老年劳动人口的潜力是未来必然的政策趋势。此外，就业对于中老年的健康也有积极促进作用。随着抖音、快手等短视频平台崛起，2018 年下半年以来，我国依托于短视频平台的中老年网红市场兴起。但是，仍然面临差异化的内容打造、热度运营、变现途径较为欠缺等挑战。对比于老龄化开始较早的发达国家，我国对于老年就业支持方面的政策相对欠缺，需要更有力的举措推动企业环境、老年就业意愿及能力的改善。

当前中老年就业 / 创业比较成熟的领域有资深专家网络、简单工种人才服务平台、专业技术型人才服务平台等。以下通过列举国内外典型案例，初步分析我国在中老年就业 / 创业领域的发展空间：

1. 资深专家网络

服务于企业，以项目外包形式协助企业对接资深专家（以有丰富经验 / 人脉的资深高管 / 专家为主要群体），完成既定业务目标，业务形态可以是“猎头 + 咨询”的形式，也可以是搭建资深专家和企业之间的灵活用工平台。

案例：日本 Pasona 顾问网络

日本 Pasona 顾问网络于 2019 年成立，总部在东京，大阪有分公司，是日本最大的人才派遣公司 Pasona 集团的子公司，资本金 5000 万日元，登录顾问目前有 6000 多名。以上市公司的原董事、特定领域专家，及专门从事互联网、IT、营销的自由职业者为主，通过项目制的方式，发挥既往经验和人脉帮企业解决问题。Pasona 顾问网络员工的年龄在 35 岁至 60 多岁，高端人才通过和公司签订业务委托协议开展课题导向型咨询和项目管理，其业务本质是高端人才的时间共享和供需匹配及协调。

2. 简单工种人才服务平台

以收入 / 教育程度较低，特别是大城市的外来务工人口为主要用户群体，为企业提供线上中介平台、劳务派遣、劳务外包等服务，工种范围包括保洁、保安、快递、家政、社区行政、超市 / 企业杂务等。

案例一：日本 Career 株式会社

日本 Career 株式会社于 2009 年设立，总部在东京，全日本有 28 个分店。东京创业板市场 Mothers 上市，2019 年营收为 116 亿日元（约合 7.7 亿元人民币）。人才的募集以网址登录为会员为主，工作内容偏低收入工种，不要求太高的技术性，除了养老人才派遣外，其他是 50—70 岁的中高年劳务派遣，主要派往 Call center（52%），其他还有车站打扫、大楼维护、办公室杂务、数据输入等。

案例二：中国闲不住

闲不住公司 2019 年初成立，总部设在杭州，目前主要运营区域在上海。是以 45—65 岁退休人员为核心用户群体的一站式灵活用工管理平台。公司利用平台优势构建人才大数据，智能化地进行人才精准匹配和精细管理。向企业收费，平台内以虚拟货币交易。

3. 专业技术型人才服务平台

以过去从事会计、工程师、律师、医生、艺术家、学者、教师等工作的中老年专业人才为核心用户，为企业提供线上中介平台、劳务派遣等服务。目前中国内地还没有大平台做，且有一定规模的人口基数。但是，对该类型人才的需求已经存在，市场培育较容易。

案例：中国香港 Wise at work

2017 年在香港成立，主要为企业提供在财务、会计、法律、人力资源、教育和其他各个领域有经验的资深专业人员，也有针对熟年人群的持续提升培训（特别是 IT 工具），也为使用该类人才的企业提供咨询和培训。盈利模式是向企业收费（入职人员的第一年年薪作为中介费，或空缺岗位刊登费）。据 2018 年 7 月的报道：Wise at work 有 500 多个用户，包括保险业巨头友邦保险集团、利丰集团和 Dragon Law 等初创企业。

（二）慢性期康复

中国有康复需求的人群总体基数大、增长快，参照不同机构的推测，2018 年，我国康复市场服务人群约有 1.7 亿人，2022 年将达到 2.37 亿人。中国目前慢性病患者超过 2.6 亿，预计 2030 年将超过 9 亿，逾 7 亿慢性病患者需要康复治疗，其中康复需求最大的为衰老人群，对听力、视力、运动能力训练有较高需求。我国从 2010 年前后开始陆续出台康复相关政策，从明确康复在医疗中的重要性，到体系化、标准化建设，再到鼓励社会资本的参与，前 5 年奠定了迈向现代化康复分级诊疗体系的基本基础，近 5 年的政策则从医保覆盖范围、慢性期 / 社区康复的强化与规范化、前沿技术创新等角度进行鼓励。

我国出现了一些“互联网 + 护理康复”的特色企业，这些居家养老公司提供慢病管理、康复护理、专家会诊、健康知识普及等一体化的养老康护服务，医保覆盖部分项目，但是提供的服务中康复类占比较小。我国慢性病康复服务领域方兴未艾，信息化赋能还处于早期阶段，仍有着很多的发展空间。

1. 远程康复护理

远程康复护理的应用以运用硬件设备作为抓手，通过信息化手段提供评估和精准匹配康复方案，并通过游戏化的方式指导康复训练，提高患者的依存性以实现良好的康复效果。

案例：以色列 WizeCare

这是一款集评估、门诊、训练、随访于一体的远程康复平台，可在任意硬件设备使用。公司前身为 2011 年在以色列成立的理疗诊所，2016 年转型为远程医疗服务供应商，同年获种子轮融资，投资方为美国资本 ICONYC lab。

该平台目前业务在以色列，面向居家患者和医疗服务商。通过自研技术和高校临床合作相结合为居家患者提供智能化的物理治疗和远程康复支持，确保可测量、可负担且标准化的护理质量。目前已触达超过 1000 名物理治疗师和 1.5 万名患者，临床测试显示患者依从性增加 75%，83% 显示康复效果。

2. 运动、骨科类康复门诊连锁 + 社区居家延伸

以有运动损伤、骨科损伤、脊椎变形 / 疼痛、关节疼痛、术后康复（如脑卒中术后、PCI 术后）等明确慢性期康复诉求的用户为服务对象，通过线下连锁康复门诊为用户提供诊疗服务，并以“设备 +IT”的方式将服务场景延展到周边社区和居家。

案例：中国源自在康复

源自在康复 2018 年 1 月成立，定位为骨科康复，提出骨科康复一体化，提供“骨科手术 + 康复”的一揽子方案给消费者。以 300 平方米左右的门诊为中心，搭配社区的迷你点，借助信息化和标准化降低对执业人员的要求，进一步地向精英以外的受众人群延伸、下沉。

3. 居家养老兼康复服务

为有专业护理和康复服务需求的居家中老年客户提供带有较高专业性的居家上门护理和专业康复服务。

案例：中国金牌护士

金牌护士 2015 年成立于北京，互联网护理服务品牌，平台服务网点覆盖全国 400 多个城市，注册护士 18 万，与 300 多家医养机构、多地政府、保险公司签约合作。业务内容包括：（1）OMO 居家上门护理（App+ 居家养老康复护理服务，美鑫医疗连锁护理站）；（2）为医院搭建互联网护理软件运营服务（SaaS）平台，提供院后服务，形成"平台搭建 + 科室建设 + 耗材供应 + 延伸护理 + 社区医养 + 保险支付"的互联网护理服务闭环。

（三）认知症照护

我国认知症群体的基数大且增速快，社会、家庭经济负担大。自 2017 年起，国家和地方政府从顶层设计、配套落地等方面开始出台相关政策以推动认知症照护工作。我国已有个别企业开始利用大数据、人工智能等技术在筛查评估及预防干预、照护等环节探索实践。

案例一：中国六六脑

智精灵科技（六六脑）于 2013 年启动，专注前沿脑科学的研发，把脑科学研究成果中的认知测评和科学健脑程序通过云平台以及电子游戏的形式呈现，提供在线认知训练和检测，主要面向医疗市场，与全国顶尖医院及科室合作，自上而下逐步打开用户市场。

案例二：中国织生科技

织生科技 2020 年成立，主要创始团队来自认知科学、认知症社会组织、养老机构。研发了 30 余项专业评估量表，运用人脸识别等先进评估技术，开展智能化筛查，并提供个性化干预方案。其运营模式是基于脑科学大数据、AI 等技术为评估系统建立核心模型，面向企业（养老服务、康复干预、保险金融）和个人用户，提供精准的子评估解决方案。

案例三：中国爱照护长者照护之家

爱照护长者照护之家 2007 年成立，基于"知识 + 人工智能 + 物联网 + 大数据融合技术"，提供智能化管理，现已成功覆盖上海大部分地区。长者照护之家内设认知症专区，提供认知症短期住养服务，打通了机构照护和社区居家照护，为老人提供日间照料服务，正在探索居家上门服务。

案例四：中国银康老年公寓内设认知症照护专区

银康老年公寓成立于 2011 年，位于上海虹口区。公寓内设有面向认知障碍老人的专区，通过银康长者照护之家和居家养老服务中心提供社区、居家照护服务，使用智能化器具（电子围栏等）辅助提高照护服务效率。

（四）身心整合健康

由于身体机能和个人角色的改变，老年人往往会产生心理障碍，如睡眠障碍、老年抑郁、老年焦虑、老年疑病等，影响生活水平和精神水平，需要积极调节以维护其心理健康。根据中国科学院心理研究所发布的《我国老年人的心理健康现状》，近三分之一的老年人存在抑郁状态，老年人的幸福感和自尊水平处于中等偏上水平。可见，我国老年人对于身心整合健康有着大量需求，但是信息化赋能老年人身心健康产业领域还存在空白。

案例一：美国 LifeBio

LifeBio 运用叙事疗法和回忆疗法开发出新产品——老年回忆录，起到对老年抑郁干预的效果。其回忆录业务依托网络，为老年人提供三种线上和线下相结合的制作方式，还开发了相关 App，将老年人口述内容转化为文字。通过回忆录帮助老年人述说自己的故事，审视自己的人生或者重新感受自己的人生，有利于干预老年抑郁。

案例二：中国枫网

枫网由中南传媒集团创办，是国内的中老年人网络媒体和互动平台，关注中老年退休生活，为中老年网友在线提供情感咨询、法律援助、老年理财、在线学习等实用性服务。枫网正在开发中的一款中老年在线知识付费 App，为中老年用户提供在线课堂在线学习的服务。枫网致力于提升中国中老年群体的生存幸福感，帮助他们自主命运、享有尊严和快乐。

（五）智慧宜老居家环境

居家养老是中国养老方式的主体，互联网及人工智能技术为减轻老龄化所带来的社会压力提供了新手段。智慧养老产品在我国一线城市的中老年群体中已有一定的市场认知及需求。2015 年，智能养老正式被列入国家工程，2017 年之后开始批量试点，针对家庭、社区、机构等不同应用环境，发展健康管理类可穿戴设备、便携式健康监测设备、自助式健康检测设备、智能养老监护设备、家庭服务机器人等，满足多样化、个性化的健康养老需求。在我国智慧养老领域，健康信息检测、适老化改造、养老机器人、物联网家居等方向潜力巨大。

1. 健康信息监测

案例：中国术康

术康 2014 年成立于成都，是中国首家心肺及骨科康复联动的医疗服务机构，业务在中国和美国均有覆盖，以线上为主，在成都、重庆、上海都有诊所。其主要业务内容有：（1）服务和产品：通过可穿戴智能设备 +App，构建了运动康复和慢病管理体系，为患者开具“运动处方”，主要包括营养方案 / 营养品供应和运动方案 / 个性化运动视频，改善患者的心血管状态、提高心肺功能，治疗或辅助治疗糖尿病、三高、乳腺癌术后等疾病。也有线下诊所，门店面积 300—1000 平方米，主要作为研发中心。（2）应用范围广泛：生活干预方式治疗大量适用于慢性病早期、慢病及亚健康人群。术康

App 上提供了远程评估、居家训练、视频指导、远程监控、实时收集训练数据、智能随访等多个功能。现已对医生开放的随访系统包含了 8000 多个病种和 13000 多个手术方式的随访模板，为医生的评估治疗工作做了极大的智能化准备。（3）支付方式：国内以个人付费为主，价格和治疗周期、结算频次取决于病种，一般疗程为 1—3 个月，按周或按月结算。

2. 适老化改造

案例：中国朗力养老

朗力养老 2010 年开始做传统养老服务，2016 年探索适老化改造项目，现已完成适老化改造家庭 52000 多户。公司使用“评估 + 产品 + 服务”的商业模式提供居家适老化服务，提炼出了六大评估体系、七大适老化改造系统，为家庭提供个性化解决方案，包括防滑系统、无障碍系统、照明系统、智能监测系统等服务。同时朗力自主研发适老化产品，以刚需产品为切入点推动适老化改造业务。

3. 养老机器人

目前我国养老机器人市场仍处于起步阶段，远未实现大规模普及。现阶段投身于养老机器人市场的公司大多以生产康复医疗设备为主，注重解决半失能患者的身体恢复问题；其次是护理机器人，主要在于解决失能老人的排泄问题。

案例：中国大艾机器人

北京大艾机器人科技有限公司于 2016 年 4 月成立，是国内康复机器人软、硬件产品研发、生产、销售和服务的一体化提供商，产品包括 AiLegs 系列、AiWalker 系列、步态检测分析系统、动态足底压力检测分析系统和智能病案收集系统。2022 年北京冬残奥会，火炬手杨淑亭穿戴大艾外骨骼机器人直立行走传递火炬，邵海朋穿戴着全新一代大艾 AI 外骨骼机器人轻松自然地完成九天圣火火炬汇集。

4. 物联网家居

案例：中国紫光物联 UIOT

2011 年，紫光物联创始，2018 年，品牌升级为 UIOT。通过物联网、云计算、语音识别、AI 技术打造全场景物联网智慧生活方式，通过家庭物联网连接家庭电工、暖通舒适、安全和影音等家居子系统，致力于为消费者创造可持续发展的智慧美好新生活。

（六）创新健康检测

健康检测能够指导民众提前进行科学的健康管理，是提早控制慢性病和重大疾病医疗费用支出增加的手段之一，能有效缓解今后伴随着人口老龄化而日趋沉重的医保基金压力。其中，健康体检作为健康检测的成熟领域，借助互联网平台促进了健康老龄化的发展。

案例：中国众维健康

众维健康成立于 2015 年，针对卫健部门监督效果差、基层医疗卫生机构质量难把控、基层医疗卫生服务人员工作效率低等公卫领域核心痛点，通过软件运营服务平台为主、硬件为辅的方式协助基层医生为辖区居民提供包括建立健康档案、慢病随访、老年人体检在内的基本公共卫生服务，帮助地方政府大幅提升公共卫生资源投入产出效率。

（七）中老年旅游旅居

近年来，我国老年人口不断增加，且老年人的收入水平持续提升。拥有充裕的闲暇时间和消费能力的中老年群体推动了我国中老年旅游旅居市场需求的增长。自 2012 年提出部分文娱场所和景区应施行老年人优惠政策以来，中央连续出台多项政策支持老年旅游行业发展，鼓励开发多样化的老年旅游产品，中国老年旅游市场持续稳定增长，2018 年已经突破万亿元规模。虽然 2020 年的新冠疫情给旅游市场带来了很大的打击，但长期来看，老年旅游旅居，以及医疗旅游还是有很好的发展前景。

1. 老年旅游

案例：中国退休俱乐部

俱乐部 2015 年 4 月成立于上海，2019 年其中老年旅游板块在上海就实现营收 4 个亿，成为公司收入的主要来源。公司通过“电视节目＋报纸＋公众号＋线下旅游门店＋社区活动＋文化讲座＋文艺演出＋腾讯直播”等多方渠道迅速获取流量后，再以旅游/产品为主要模式变现。公司的中老年旅游以跟团游为主，主题游、自驾游、旅居等其他模式也有开展，十分重视与中老年群体的信任建设。

2. 医疗旅游

中国的医疗旅游起步较晚，目前仍以客源输出为主。海南、北京、上海等是我国率先开始医疗旅游领域探索的城市。海南省以建设国际旅游岛为契机，打造健康岛的服务品牌，国际医疗旅游先行区已经成为海南新名片。因我国发展医疗旅游领域的第三方平台相对缺乏，故此处通过分析美国医疗旅游第三方平台案例，助推我国“互联网＋医疗旅游”行业发展。

案例：美国 More Health

More Health 成立于 2011 年，通过整合美国高端医疗资源，帮助美国国内患者提供诊疗方案和跨境医疗服务。2014 年，More Health 进入中国，截至 2019 年底，已经完成上万例患者的中美会诊。More Health 拥有 30000+ 美国医生资源库，为全球 180 多个国家和地区的用户提供医疗服务。立足于互联网技术和优秀的人工智能算法，通过远程诊疗的形式降低海外就医门槛，推出“虚拟跨境医院”的理念，基于远程会诊平台，配备了医疗影像浏览器、数字病理图浏览器等专业的医学影像工具，保证会诊医生可以快速地浏览医学影像的原片，提高跨境医疗患者初诊海外就医的有效性和成功率。此外，在平台的基础上，More Health 延伸出其他数字化工具，增加对医生和患者的吸引力。比如使用人工智能算法，帮助医生迅速找到与患者情况最接近的病例资料，并由此获得诊疗参考；比如为中国的医学工作者提供提升试验效率的科研工具；比如为患者提供互相交流的社区功能等。

（八）中老年餐饮营养

随着我国老龄化进程的加速，老年人口不断增加，整体市场对于老年餐饮服务的需求也随之增长，且需求存在个体差异性。借助互联网技术和电商平台，可以向老年人提供便捷、周到的营养餐递送服务和营养健康管理服务。考虑到老年群体以及有营养管理刚需的中、重度慢病患者的庞大基数和增长速度，养老供餐服务、餐饮营养在线管理服务产业将成为“蓝海”，互联网电商参与银发服务产业的路也会越走越宽广。

1. 老年餐配送

老年餐配送领域主要以互联网公司跨界提供平台和配送，以及专注于老年餐配送的社会企业为主力，以精益化的订单管理和物流配送为核心竞争点。

案例：中国老友记

老友记成立于2017年，以“互联网 + 养老产业”的模式切入市场，通过融合“餐饮 + 配送 + 公益 + 社区营造 + 标准化服务 + 垂直养老运营”突破原有养老行业困局。客户涵盖上海35个街道镇、700多个社区的5000多位老人。老友记专注为老助餐领域，为上海社区的居家老人提供基础 / 营养老年餐的配送服务，通过强运营、重服务的模式和精英化、扁平化的管理方式打造核心竞争力，进而衍生出健康、生活等其他增值业态，如水果、药品配送及上门护理等便捷生活服务，解决老人生活中遇到的问题。

2. 餐饮赋能

案例：中国济众健康

2019年创建的济众健康，定位为全生命周期（侧重母婴）营养管理解决方案服务商。其主营业务有：（1）针对医院的2B端技术赋能。将多家顶级医院的母婴童专科专家的营养经验处方数字化，开发出营养管理系统，帮助医院为患者快速提供精准、有效的营养解决方案；同时提供与营养管理系统相匹配的营养检测设备和辅助技术支持；营养管理系统也帮助医院持续跟踪病人营养管理状态、复诊效果及营养方案调整建议；通过病历数据积累以及系统深度学习建立不同地区人群饮食画像，打造营养生态平台。（2）针对院外的

2C端综合服务。通过医院便民服务机为患者提供院内处方支持的特医、特膳食品，打造闭合营养管理链；提供营养健康检测仪器，如可穿戴设备及健康辅助工具；提供健康咨询及相关课程。

（九）创新康养金融

受人口老龄化加速、重大疾病和慢性病高发、医疗开支快速增长等因素影响，我国基本医保基金负担逐年递增。基本医保基金的压力及其有限的保障深度，以及民众对于健康保障潜在需求的不断增加，亟待商业健康险、医疗互助等产品来进一步补充强化人们的医疗健康保障。我国的商业健康险在保险行业中是发展最迅速的业务板块，其中专业健康险公司和互联网保险公司的增长最快。在商业健康险以外的创新康养金融领域，网络互助从2016年开始迅速发展，覆盖人群已达1.5亿。养老目标基金从2018年开始设立，截至2022年第一季度，基金规模已达到1047.34亿元。商业护理险出现较晚，推动难度大，还处于方兴未艾的阶段。

当前，我国在健康险第三方管理机构（TPA）领域涌现出不少创新企业，这些企业根据各自的资源和核心技术优势，在具体的创新模式上有多种呈现形式，主要可以分为以技术手段提升健康类保险在投保和理赔流程上的效率，进而降低风险的“效率提升类”，以及通过与健康管理/医疗/药品等不同服务衔接，协助打造保险产品的差异化竞争优势的“服务增值类”。

1. 第三方管理机构效率提升

案例：中国因数云

因数云成立于2016年，是一家向保险公司及经纪公司提供保险科技和疾病管理解决方案的第三方管理机构，通过人工智能和大数据等手段帮助保险公司及经纪公司开发创新的保险产品，实现更快和更精准地承保，并加快理赔流程。其主要业务内容是为保险公司提供智能核保、智能理赔、健康管理、创新险设计和智能化转型咨询服务。

2. 第三方管理机构服务增值

案例：中国善诊网

善诊成立于2015年，是专注于中老年人健康服务和风险管理的平台。其主要业务是为中老年群体提供定制体检产品及家庭健康顾问等一系列收费健康服务；并基于已有的覆盖全国的健康服务网络，面向企业提供健康管理方案定制，系统运营支持。2019年善诊涉足保险第三方管理机构业务，为保险公司提供中老年客户医疗、行为数据，控制风险，赋能保险产品设计；同时为老年投保人提供风险报告，将健康管理服务嵌入保险产品中。

3. 健康险营销创新

案例：中国慧择保险网

慧择保险网2006年成立，总部位于深圳，是保监会批准的最早获得保险网销资格的网站之一。网站提供保险需求咨询、风险评估、定制保险方案、在线垂直交易、快捷保全、协助理赔等一站式服务，销售产品涵盖长期健康险、短期健康险和人寿保险；财产及意外伤害险，包括旅游保险、个人意外伤害保险及企业保险。

4. 商业护理险

案例：中国大树保

大树保成立于2016年，是目前中国领先的护理保险智能服务平台。大树保将跟护理挂钩的保险设计、精算作为核心竞争力，同时通过建立综合性护理、家政服务平台，来为保险产品的差异化增值。不仅是进行护理相关保险设计，更重要的是进行服务端的供应链建设，通过培训、标准化流程管理、智能订单匹配等实现护理服务“产品化”，让消费者获得有确定性的满足。

5. 养老目标基金

案例：中国华夏基金

华夏基金是我国境内最早从事养老金资产管理的基金公司之一，当前成立的5只养老目标日期基金可以覆盖2030—2060年退休的投资者，实现了养老人群全覆盖。3只养老目标风险基金风险等级较低，以持有期相对较短的类固收 + 产品为主。截至 2021 年底，华夏基金管理的各项养老金规模合计约 3500 亿元，持有人户数超 300 万户。

四、未来展望与解决方案：跨产业发展的建议

智慧老龄产业的创新需要政策的支持和产业的积极参与。政府方面，需要通过政策规范、行业引导，以及相关资金和项目的支持，推动智慧老龄产业的创新突破。产业方面，企业是未来养老市场参与的主体，其技术和业务模式创新将持续推动养老服务智能化的进步。因此，本文针对政府和产业两方面均提出了相应的建议。

（一）政策层面的建议

政府方面，应推动相应的产业引导政策鼓励社会资本的参与，鼓励各地各级政府与企业积极合作进行创新模式试点探索，制定行业标准推动信息技术的落地应用，并进行合理的监管和数据保护以杜绝不合规行为。

第一，提供产业政策和财税支持，以推动智慧老龄的社会资本参与和产业创新。智慧养老产业的创新依靠多元主体尤其是社会力量的共同参与，各地政府需要承担引导的责任，积极通过产业规划和财税优惠政策，鼓励企业和机构参与智慧养老产品的研发，推动智慧老龄产业持续发展。在老年人口占比较高的城市，重点出台税收、金融等优惠政策，开展智慧家庭居家养老应用试点。

第二，推动政府与企业的合作，尤其是在社区和居家养老场景中，共同推动智慧养老的技术应用和模式创新。在老龄化比较严重的地区，鼓励社区与企业积极合作，探索智慧老龄的技术应用和模式试点。根据各地情况，可聚焦在社区老年慢病干预、居家照护、医养结合等重点领域，通过政府采购服务或者共建试点的模式，引入创新企业和技术，并对相应的服务结果进行透明和

深入的评估。

第三，研究编制智慧老龄的产品和服务标准，并形成标识认证体系。推动智慧老龄领域的技术创新，需要政府在此过程中进一步加强顶层设计，强化标准建设和应用推广。推动老年人数字化服务尽快纳入国家信息化基础设施建设，指导建立智能技术适老化标准体系，推动智能技术适老场景与新兴业态融合发展。

第四，加强对企业的服务过程、服务能力和服务质量的监督和监管。政府应对智慧老龄的技术应用和服务模式创新进行合理监管，监督不合规的市场主体和市场行为，在政企合作试点中淘汰创新水平较低、服务模式落后的项目，确保老年人权益保护和产业健康发展。

第五，制定行业隐私保护和数据安全的规范。智慧养老技术需要采集或监控老年人的生活和活动信息，制定相关的隐私保护和数据安全的规范，对于保护老年人的隐私问题尤其重要。

（二）产业层面的建议

产业方面，应抓住智慧老龄产业的发挥机遇，推动新技术的研发和新商业模式的探索，并与政府积极合作推动技术标准和照护模式的落地，为老龄化社会提供智慧服务。

第一，以信息技术和大数据为基础，建立以老年人真实需求为导向的智慧老龄创新。智慧老龄的技术应用和产品开发，应从人文关怀角度出发，明确老年人群的真实需求，从而以引导产品和服务的定位 , 更好地服务老年人。信息技术和大数据人工智能是智慧老龄创新未来的主要发展方向。就目前的行业发展水平来看，企业需要更好地提升对分散且海量的数据进行挖掘和处理的能力，特别是完善智慧养老数据库的建设，将分散、零碎的数据进行整合，提高信息化和大数据分析能力，促进相关技术的开发和运用，推动技术成果在智慧养老行业内的转化。通过技术能力的提升，精准分析老年人的需求，提供高水平、高质量的养老服务。

第二，合理利用最优技术和科技手段，有效弥补目前养老行业的痛点。解决智能养老产品定价过高的问题，减轻老人使用智能养老设备的经济压力，是当前智慧养老产业的首要任务。最先进的技术不一定是最优的技术，部分智慧养老产品由于技术和制造成本过高，反而无法得到推广和使用。企业应考虑利用现有技术的转化，在养老行业做“微创新”，使用最优的技术解决方案提供最合适的产品和服务。

第三，更积极地参与到与政府的深层次合作中。智慧城市的框架为具体的智慧养老服务提供了发展空间，有利于养老产业整合已有资源，促进养老资源利用的效率最大化。企业要积极参与到政府倡导的普惠性养老服务中，构建社区居家机构相协调、医养康养相结合的养老服务体系，积极探索与政府可行的合作模式。

第四，利用新媒体的力量，拓展多维度的市场宣传计划。在我国的“互联网 +”浪潮中，涌现了一批新兴的宣传和推广渠道，改变了人们接受信息的方式和速度。老龄领域的相关企业，更加需要跟上时代的步伐，利用好新媒体这一宣传渠道，更好地展现企业优势，扩展潜在客户。

第五，坚持可持续发展的商业模式。最后，企业需要将养老事业作为一个长期的事业，充分认识到在相对自由的市场环境下，只有不断进行技术手段和管理方式的创新，并注重相关的效果评估、隐私保护和数据安全，才能更好地提升养老服务质量，降低服务成本，获得智慧养老的行业红利。

（作者：徐玥，艾社康未来健康社会影响力项目助理总监；李群，艾社康咨询及研究部，高级总监；赵宛秋，北大汇丰高龄社会创研所执行所长；张卉，艾社康未来健康创新平台项目经理；刘畅，艾社康亚洲创始人兼 CEO）

致 谢

本书是中国社会科学院健康业发展研究中心科研团队长期开展调查研究的重要成果，也综合了政策实践者、学术研究者及行业参与方对大健康这一战略新兴产业的丰富观点。在书稿付梓之际，特向参与本书调研、写作、修订、统筹和出版的各位人员致以诚挚的谢意。

首先应该感谢的是中国社会科学院人口与劳动经济研究所、劳动经济学会各位领导长期以来对大健康产业领域研究的关心和全力支持，以及各位同志、同事们的积极参与和不吝赐稿。

感谢中国老龄科学研究中心王莉莉研究员、武汉大学王健教授、浙江工商大学赵连阁教授、泰康保险集团范娟娟博士、企研数据杨奇明博士、艾社康刘畅博士及各位研究人员，为本书提供跨学科、跨领域的多元视角和真知灼见。

同时，感谢谈佳辉、王梦真、刘梦嗣、李璟媛在本书稿件汇总、返修和统筹方面做出的辛勤工作。感谢我的研究生团队承担了文献资料的收集整理和部分稿件的起草工作。感谢进行本书校阅、出版工作的当代中国出版社各位编辑人员，你们专业且细致的工作是必不可少的。

此外，本书编录的研究成果得到了中国社会科学院马克思主义理论研究和建设工程重大项目“中国共产党百年保障人权的理论与实践研究：健康权的视角”、国家疾病预防控制局“应对重大传染病的医防融合和平急转换机制”项目、成都市社会科学院成都研究院“成都市大健康产业高质量发展的路径及政策体系研究”项目的支持，特此鸣谢。

当然，也要特别感谢泰康保险集团和泰康长寿时代研究院的供稿与支持。泰康在健康险、健康老龄化等领域积累了丰富的商业实践和思考，也是推动中国大健康产业发展的重要力量。你们对大健康领域研究工作的重视与参与，加速了这一领域的产学研融合，为大健康领域的长期发展奠定了更坚实的基础。

本书面向的读者群体，可以是各个领域的分析人员，是政策制定者，是致力于推动产业发展和行业变革的先行者，更是所有关心和支持大健康产业发展的朋友们。非常期待能够得到各位读者朋友的批评和建议，让《新时代中国大健康产业发展报告》成为一项可持续、可迭代的研究，为新时代我国大健康产业的高质量发展做出有益贡献。

陈秋霖

2024 年 8 月

支持单位

泰康保险集团

泰康保险集团股份有限公司成立于 1996 年，至今已发展成为一家涵盖保险、资管、医养三大核心业务的大型保险金融服务集团。泰康保险集团旗下拥有泰康人寿、泰康养老、泰康在线、泰康资产、泰康之家、泰康医疗、泰康拜博口腔等机构，业务范围全面涵盖人身保险、互联网财险、资产管理、企业年金、职业年金、医疗养老、健康管理、商业不动产等多个领域。泰康保险集团连续七年荣登《财富》世界 500 强榜单。截至 2024 年 6 月 30 日，泰康管理资产规模超 38000 亿元，累计服务企业超 49 万家。

泰康保险集团面向长寿时代，开创新寿险商业模式，将人身保险与医养康宁服务结合，在传统寿险的“负债端”和“投资端”二维结构中，加入医养康宁的“服务端”，形成“支付 + 服务 + 投资”三端协同的三维模式，打造长寿、健康、财富三大闭环，构建大健康产业生态体系，服务客户全生命周期。未来泰康将始终坚持专业化、市场化、规范化经营，立志成为面向大健康产业的、全球领先的保险金融服务集团。

泰康长寿时代研究院

泰康长寿时代研究院于 2022 年 5 月成立，是泰康保险集团旗下的学术研究机构，立志于将长寿时代与保险公司的使命相结合。研究院聚焦长寿时代下的经济与社会问题，致力于开展具有战略意义的重大理论研究和实践课题，通过将理论研究与企业的商业实践结合，推动保险行业与大健康产业的发展。研究院期望依托长寿时代的思想理论，凝聚共识、激发创新，引领人们积极迎接变局，开启长寿、健康、富足的美好未来。